Menschen mit Demenz durch Kunst und Kreativität aktivieren

Ingrid Kollak

Hrsg.

Menschen mit Demenz durch Kunst und Kreativität aktivieren

Eine Anleitung für Pflege- und Betreuungspersonen

Mit 79 Abbildungen

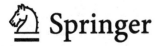 Springer

Herausgeber
Prof. Dr. Ingrid Kollak
Alice Salomon Hochschule
Berlin

ISBN 978-3-662-48824-9   ISBN 978-3-662-48825-6   (ebook)
DOI 10.1007/978-3-662-48825-6

Die Deutsche Nationalbibliothek verzeichnet diese Publikation in der Deutschen Nationalbibliografie;
detaillierte bibliografische Daten sind im Internet über http://dnb.d-nb.de abrufbar.

Springer
© Springer-Verlag Berlin Heidelberg 2016

Umschlaggestaltung: deblik Berlin
Fotonachweis Umschlag: © bilderstoeckchen\fotolia.com

Gedruckt auf säurefreiem und chlorfrei gebleichtem Papier

Springer-Verlag GmbH Berlin Heidelberg ist Teil der Fachverlagsgruppe Springer Science+Business
Media (www.springer.com)

Vorwort

Es ist ein Glücksfall, wenn sich Aufsätze zu so vielen spannenden Angeboten aus Kunst und Kreativität für und mit Menschen mit Demenz in einem Buch versammeln. Es sind günstige Umstände, die so viele Projekt- und Studienleitungen, Selbständige und Mitarbeitende sowie Institutionen und Träger, Praxispartner/-innen und Förderer bei der Erstellung dieses Buchs zusammengeführt haben.

Natürlich gibt es genügend Gründe für ein gemeinsames Auftreten in einem solchen Buch: Zuerst ist da ein großes und immer größer werdendes Klientel von Menschen mit Demenz, die kreative und kulturelle Angebote sehr schätzen – auch, wenn sie das nicht selbst in Aufsätzen publizieren können. Dann besteht ein gemeinsames Interesse an einem größeren Bekanntwerden und einer weiteren Verbreitung der Ideen, Angebote und Erfahrungen, die Erfolge zeigen und von Menschen mit Demenz begeistert aufgenommen werden. Nicht zuletzt gibt es den verbindenden Wunsch, dass aus diesen Projekten und Studien selbstverständliche Angebote für Menschen mit Demenz werden.

Wer sich ein wenig auskennt, weiß aber auch, mit wie wenig Mitteln letztlich Projekte und Studien durchgeführt werden und wie viel Zeit und Energie viele der Beteiligten in diese Arbeit stecken. Nicht zuletzt haben Menschen für dieses Buch geschrieben, die bereits einen vollen Terminkalender haben und sich mit den Aufsätzen und allem Drum und Dran zusätzliche Arbeit gemacht haben. Darum möchte ich den Autorinnen und Autoren an dieser Stelle meinen ganz herzlichen Dank aussprechen.

Die Mühen für dieses Buch haben sich gelohnt, denn es liegen nun detailreiche und gleichzeitig praxisnahe Aufsätze vor, die eine Vielzahl unterschiedlicher, aber immer ideenreicher und kreativer Angebote vorstellen. Denn Kunst und Kreativität eignen sich für Menschen mit Demenz besonders gut. Zum einen, weil sie Emotionen Raum geben, und Menschen mit Demenz trotz eingeschränkter kognitiver Leistungen oft noch sehr lange die Fähigkeit zur emotionalen Wahrnehmung ihrer Umwelt haben: beispielsweise singen sie Liedertexte auswendig, assoziieren frei, sprechen auf Farben an, tanzen, spielen und können Wohlbefinden erleben. Zum anderen sind Kunst und Kreativität flexibel und können auf die Bedürfnisse der Einzelnen und Gruppen eingehen und z. B. kleine Melodien aufgreifen oder Ideen und Assoziationen aufnehmen und in Aktionen, Bewegungen, Texte und Bilder umwandeln. Dabei wird spielerisch das Selbstwertgefühl von Menschen mit Demenz gestärkt – eine gute Grundlage, um kognitive Fähigkeiten, körperliche Funktionen und soziales Verhalten zu erhalten und zu verbessern.

Die in diesem Buch vorgestellten praxisnahen Beispiele sind hilfreich für das Verständnis von Menschen mit Demenz und für die Arbeit und den Umgang mit ihnen. Dieses Buch richtet sich an Fachleute aus Pflege und Therapie, aus der Sozialen Arbeit und Pädagogik sowie an interessierte Angehörige.

Die Leserinnen und Leser erhalten eine Übersicht über eine Vielzahl kreativer und Kunst vermittelnder Angebote mit und für Menschen mit Demenz sowie Hintergrundinformationen, Beobachtungen und praktische Tipps. Aus erster Anschauung wird ein Verständnis für die

Bedingungen, Strukturen und Abläufe vermittelt, das die Leserinnen und Leser dabei unterstützen möchte, eigene Ideen zu konkretisieren und praktisch umzusetzen.

Die hier vorgestellten unterschiedlichen Arten des kunstvollen und kreativen Arbeitens mit und für Menschen mit Demenz umfassen sechs Gebiete. Zunächst geht es um die Märchenerzählung: von der professionellen freien Erzählweise bekannter Texte bei regelmäßigen und strukturierten Märchenveranstaltungen in Seniorenheimen über die Erzählung im Dialog bei gleichzeitiger sinnlicher Erfahrung von Märchen bis hin zu einem Angebot, das Menschen mit Demenz und Kita-Kinder verbindet. Es folgt ein Museumsbesuch mit Führung und Gespräch, an den sich eine Atelierarbeit anschließt, die Menschen mit Demenz und ihre Angehörigen zum gemeinsamen Malen animiert. Bei dem Thema Musik und Tanz geht es zum einen um eine psychologisch fundierte Musiktherapie und welche theoretischen Hintergründe und praktische Formen diese haben kann und zum anderen um Bewegung und Berührung beim Tanz in der Tanzschule, im Pflegeheim und auf der Station. Beim kreativen und biografischen Schreiben werden Erinnerungen wach, führen zu Assoziationen, Erzählungen und kleinen Texten, mit denen die betroffenen Menschen sich selbst und ihren Angehörigen wieder näher kommen. Des Weiteren geht es um Theater mit Menschen mit Demenz, die zusammen mit Laienschauspieler/-innen kurze Improvisationen, aber auch ganze Theaterstücke gestalten. Den Schluss macht eine Körperarbeit, bei der Atmung, Bewegung und Konzentration zusammengehen und auf emotionaler Ebene zur Wahrnehmung des eigenen Befindens anregen und das körperliche Wohlergehen fördern.

Ein Anhang vervollständigt dieses Buch. Darin gibt es weitere Empfehlungen zur Lektüre von Fachartikeln, Fachbüchern, Ratgebern, Broschüren und Romanen. Es werden zudem Webseiten, Videos und Filme zur Ansicht empfohlen.

Ich wünsche allen Leserinnen und Lesern unseres Buchs eine fachlich bereichernde und gleichzeitig anregende und unterhaltsame Lektüre.

Ingrid Kollak
Berlin, Januar 2016

Die Autoren und Autorinnen

Eva Bittner

M.A. Theaterwissenschaft, ist seit 1984 zusammen mit Johanna Kaiser Leiterin des Theaters der Erfahrungen in Berlin. Sie verfolgt seit 2010 den Schwerpunkt Theater-Produktionen in Kooperation mit Einrichtungen im Hospiz- und Demenzbereich. Sie hat zusammen mit Johanna Kaiser den Aufsatz „Die anderen Alten?" für dieses Buch geschrieben.

Knud Eike Buchmann

Prof. (em.) Dr., Dipl.-Psych., Dipl.-Päd., Psychotherapeut, Autor. In der Erwachsenenbildung tätig gewesen, zuletzt im Rahmen der Polizeiarbeit. Reiche Erfahrung mit Menschen in schwierigen Lebenssituationen und im Bereich der Biografiearbeit. Schwerpunkt seiner Arbeit: Seelische Gesundheit. Sein Aufsatz in diesem Buch: „Selbsterkenntnis durch Schreiben: Kreative Schreibansätze für die Biografiearbeit".

Diane Dierking

Diplom-Kauffrau, Unternehmensberaterin und Projektentwicklerin mit dem Schwerpunkt Konzepte im Kontext des demografischen Wandels. Sie ist die Projektleiterin des bundesweiten Modellprojekts „Es war einmal … MÄRCHEN UND DEMENZ" und Mitautorin des Aufsatzes „Es war einmal … und geht noch weiter!".

Christian Fischer

Dr. phil., M.A., Psychologe BDP, Psychotherapie (HP). Studium der Psychologie, Pädagogik und Musikpädagogik. Aktuell psychologische Arbeit mit Kindern und Jugendlichen in einer Einrichtung der Kinder- und Jugendhilfe. Freier wissenschaftlicher Mitarbeiter an der Universität Hamburg. Publikationen in den Feldern Demenz, Angst-und Zwangsstörungen, Autismus. 6 Jahre psychologische Arbeit mit demenziell erkrankten Patienten, Schwerpunkt Musiktherapie. Promotion über die Thematik 2010. Er hat zusammen mit Peter G. Glanzmann den Aufsatz „Psychologisch fundierte Musiktherapie bei Menschen mit Demenz" für dieses Buch verfasst.

Silke Fischer

M.A., Geschäftsführerin und Direktorin von MÄRCHENLAND – Deutsches Zentrum für Märchenkultur. Sie arbeitet und publiziert umfangreich zum Thema Märchen und ist Mitautorin des Aufsatzes „Es war einmal … und geht noch weiter!".

Barbara Fornefeld

Prof. Dr., Professorin an der Universität zu Köln, lehrt, forscht und publiziert zu Themen der Pädagogik und Rehabilitation bei Menschen mit Komplexer Behinderung über die Lebensspanne. Für dieses Buch hat sie den Aufsatz „Teilhabe für die Stadtmusikanten" beigetragen.

Raimund Frings

M.A., derzeit Studierender im Masterstudiengang „Biographisches und Kreatives Schreiben" an der Alice Salomon Hochschule Berlin, arbeitet und forscht zur Kommunikation mit demenzerkrankten Menschen. Sein Aufsatz im vorliegenden Band „Schreiben mit Demenzkranken: Impuls zur Belebung der beeinträchtigten Kommunikation".

Peter G. Glanzmann

Prof. Dr. rer. nat. habil., Verhaltenstherapeut in eigener Praxis, außerplanmäßiger Professor am Psychologischen Institut der Johannes-Gutenberg-Universität Mainz. Publikationen in den Bereichen Stress, Aufmerksamkeit und Musiktherapie. Er setzt die Musiktherapie vorwiegend bei tiefgreifenden Entwicklungsstörungen ein. Für dieses Buch hat er gemeinsam mit Christian Fischer den Aufsatz „Psychologisch fundierte Musiktherapie bei Menschen mit Demenz" verfasst.

Birgit Hägele

Absolventin der Berliner Hochschule für Schauspielkunst „Ernst Busch", arbeitet als Geschichtenerzählerin für Kinder und Erwachsene und ist Dozentin für Erzählkunst an Fachhochschulen und anderen Bildungseinrichtungen. Für dieses Buch hat sie den Aufsatz „Märchen als Türöffner" beigetragen.

Anna Herzog

M.A., wissenschaftliche Mitarbeiterin in der Märchen+Demenz+Studie und selbständige Trainerin für Gewaltfreie Kommunikation. Sie ist Mitautorin des Aufsatzes „Es war einmal … und geht noch weiter!".

Anna Heuvelmann

M.A. (Englische Literaturen und Kulturen), B.A. (English Studies, Germanistik). Arbeitet im Demenz-Servicezentrum Region Köln und das südliche Rheinland in Trägerschaft der Alexianer Köln GmbH. Sie ist Co-Autorin des Aufsatzes „Wir tanzen wieder!' – Tanzen für Menschen mit und ohne Demenz in Tanzschulen".

Jessica Höhn

M.A., freiberufliche Theaterpädagogin (BuT) und Lehrbeauftragte an der FH Düsseldorf und der HS Osnabrück/Lingen. Sie leitet Theatergruppen, inszeniert Theaterstücke für und mit Menschen mit Demenz und ist Mitglied im Vorstand des Bundesverbands Theaterpädagogik (BuT). Sie hat für dieses Buch den Aufsatz „Theaterarbeit von Demenzionen – Theaterprojekte in Einrichtungen der Altenhilfe" beigetragen.

Johanna Kaiser

Dipl.-Soz.päd., M.A. (Literaturwissenschaft), Professorin für Kultur in Sozialen Feldern an der Alice Salomon Hochschule Berlin mit dem Schwerpunkt Theater. Sie ist neben Eva Bittner Leiterin des Theaters der Erfahrungen. Arbeitsschwerpunkte sind Altentheater, trans- und interkulturelles Theater, intergeneratives Theater, über die sie filmisch forscht. Für dieses Buch hat sie gemeinsam mit Eva Bittner den Aufsatz „Die anderen Alten?" geschrieben.

Stefan Kleinstück

Dipl.-Sozialarbeiter, Betriebswirt für soziale Berufe (KA), Krankenpfleger, Tanz-Clown Pfiffikuss. Koordinator Demenz-Servicezentrum Region Köln und das südliche Rheinland in Trägerschaft der Alexianer Köln GmbH im Rahmen der Landesinitiative Demenz-Service NRW. Er ist Ideengeber, Initiator und Koordinator der bundesweiten Initiative „Wir tanzen wieder!" – Tanzen für Menschen mit und ohne Demenz in Tanzschulen. Projektleiter „Wir tanzen wieder!" im Wohnquartier im Rahmen des Bundesmodellprogramms „Lokale Allianzen für Menschen mit Demenz". Er ist Autor des Aufsatzes „Wir tanzen wieder!' – Tanzen für Menschen mit und ohne Demenz in Tanzschulen".

Ingrid Kollak

Prof. Dr. phil., ist Professorin für Pflegewissenschaft an der Alice Salomon Hochschule Berlin. Sie forscht und publiziert umfangreich zu Pflege- und Gesundheitsthemen und hat die Leitung der Märchen+Demenz+Studie: http://www.ash-berlin.eu/hsl/kollak. Sie ist die Herausgeberin dieses Buchs, Mitautorin des Aufsatzes „Es war einmal ... und geht noch weiter!" und hat den Aufsatz „Yoga für Menschen mit Demenz –Von der Kunst, Atmung, Bewegung und Konzentration zu verbinden" geschrieben.

Arthur Schall

Diplom-Psychologe, Musikwissenschaftler und Kunsthistoriker, wissenschaftlicher Mitarbeiter am Institut für Allgemeinmedizin (Arbeitsbereich Altersmedizin) der Goethe-Universität Frankfurt, forscht u. a. zur Kommunikation und Lebensqualität bei Demenz sowie zu psychosozialen Behandlungskonzepten und kreativtherapeutischen Interventionen im Kontext demenzieller Erkrankungen und hat für dieses Buch den Aufsatz: „Sich in der Kunst auf Augenhöhe begegnen ..." verfasst.

Valentina A. Tesky

Dr. rer. med., Diplom-Psychologin, wissenschaftliche Mitarbeiterin am Institut für Allgemeinmedizin (Arbeitsbereich Altersmedizin) der Goethe-Universität Frankfurt, forscht zur Prävention demenzieller Erkrankungen sowie zu psychosozialen Interventionen bei Demenz und war beratende Autorin beim Aufsatz: „Sich in der Kunst auf Augenhöhe begegnen ...".

Marie Wöpking

M.A., Lehrbeauftragte an der Alice Salomon Hochschule Berlin und wissenschaftliche Mitarbeiterin an der Otto-von-Guericke-Universität Magdeburg, forscht und publiziert zu Themen der Alterssoziologie, Migration und zu Fragen psychischer Gesundheit. Sie ist Mitautorin des Aufsatzes „Es war einmal ... und geht noch weiter!".

Inhalt

II   Malen und Museumsbesuch

III   Musik und Tanz

VI   Yoga

Serviceteil

Autorenverzeichnis

Eva Bittner
Werkstatt der alten Talente – Theater der
Erfahrungen
Vorarlberger Damm
12157 Berlin
eva.bittner@nbhs.de

Knud Eike Buchmann, Dr.
Seible 27/3
78073 Bad Dürrheim
eike.buchmann@t-online.de

Diane Dierking
Unternehmensberatung
Landhausstrasse 3
10717 Berlin
dianedierking@t-online.de

Christian Fischer, Dr.
Bacchusstr 5
67550 Worms
christian.fischer07@t-online.de

Silke Fischer
Spreeufer 5
10178 Berlin
fischer@maerchenland-ggmbh.de

Barbara Fornefeld, Prof. Dr.
Humanwissenschaftliche Fakultät
der Universität zu Köln
Klosterstraße 79b
50931 Köln
fornefeld@uni-koeln.de

Raimund Frings
Werderstr. 12
68165 Mannheim
raimund.frings@gmx.de

Peter G. Glanzmann, Prof. Dr.
Stockbornerstr. 18
67688 Rodenbach
peter@glanzmann.de

Birgit Hägele
Gotenstr. 17 II
10829 Berlin
www.birgit-haegele.de

Anna Herzog
Alice Salomon Hochschule Berlin
Alice-Salomon-Platz 5
12627 Berlin
mail@annaherzog.de

Anna Heuvelmann
Demenz-Servicezentrum Region Köln und das
südliche Rheinland
Kölner Str. 64
51149 Köln
demenz-servicezentrum-koeln@alexianer.de

Jessica Höhn
Rolandstr. 61
50677 Köln
info@jessica-hoehn.de

Johanna Kaiser, Prof.
Alice Salomon Hochschule Berlin
Alice-Salomon-Platz 5
12627 Berlin
johanna.kaiser@ash-berlin.eu

Stefan Kleinstück
Koordination „Wir tanzen wieder!" – Tanzen für
Menschen mit und ohne Demenz in Tanzschulen
Kölner Str. 64
51149 Köln
s.kleinstueck@alexianer.de

Ingrid Kollak, Prof. Dr.
Alice Salomon Hochschule Berlin
Alice-Salomon-Platz 5
12627 Berlin
kollak@ash-berlin.eu

Arthur Schall, Dipl.-Psych.
Institut für Allgemeinmedizin
Goethe-Universität Frankfurt am Main
Theodor-Stern-Kai 7
60590 Frankfurt am Main
schall@allgemeinmedizin.uni-frankfurt.de

Valentina Tesky, Dr.
Institut für Allgemeinmedizin
Goethe-Universität Frankfurt am Main
Theodor-Stern-Kai 7
60590 Frankfurt am Main
tesky@allgemeinmedizin.uni-frankfurt.de

Marie Wöpking
Alice Salomon Hochschule Berlin
Alice-Salomon-Platz 5
12627 Berlin
marie.woepking@posteo.de

Märchenerzählung

Es war einmal ... und geht noch weiter!

**Was wir aus dem Projekt „Es war einmal ... MÄRCHEN UND DEMENZ"
gelernt haben und weitergeben möchten**

Anna Herzog, Marie Wöpking, Diane Dierking, Silke Fischer, Ingrid Kollak

© Springer-Verlag Berlin Heidelberg 2016
I. Kollak (Hrsg.), *Menschen mit Demenz durch Kunst und Kreativität aktivieren*,
DOI 10.1007/978-3-662-48825-6_1

1.1 · Vorüberlegungen: Warum überhaupt Märchen für Menschen mit Demenz?

5

1

Eine Frau im goldenen Mantel steht im Kreis einer Gruppe und erzählt im grimmschen Wortlaut vom Fischer und seiner Frau. Sie ruft als Fischer übers immer stürmischer werdende Meer nach dem Butt und bittet zaghaft um die Erfüllung des jeweils nächsten Wunsches. Ein Mann hält regungslos den Blick auf die Erzählerin gerichtet. Seine Nachbarin schaut abwechselnd die Märchenerzählerin und ihn an. Eine Zuhörerin sitzt auf dem Sofa. Sie begleitet die Erzählung mit einem hellen, unaufhörlichen Laut – so etwas wie ein Zustimmungs-Hm, aber ohne Pause und Betonung: „hmhmhmhmhm". Als die Frau den Fischer zum letzten Mal mit dem Wunsch losschickt, Papst werden zu können, ruft der Mann: „Der Arme!" und sieht kurz zu seiner Nachbarin. Die Erzählerin im goldenen Mantel wendet sich in die Runde, geht auf einzelne Teilnehmer/-innen zu, berührt ihre Hände, nimmt Augenkontakt auf. Wer hört alles zu? Sind noch alle dabei? „Ach Gott!", kommentiert eine Zuhörerin, die eine Puppe im Arm hält, als die Frau des Fischers wieder in ihrem alten „Pisspott" endet. Während die eine Zuhörerin weiter „hmhmhmhmhm" murmelt, ist eine andere Teilnehmerin aufgestanden und hat sich neben die Märchenerzählerin gestellt. Diese spricht langsam und getragen: „Und wenn sie nicht gestorben sind …" und wird von zwei Stimmen aus dem Publikum ergänzt: „… dann leben sie noch heute!" (◧ Abb. 1.1).

Die Frau im goldenen Mantel ist professionelle Märchenerzählerin. Ihre Zuhörer/-innen sind an Demenz erkrankt und leben in einer Pflegeeinrichtung. Zusammengebracht hat sie das Projekt „Es war einmal … MÄRCHEN UND DEMENZ". Es wurde von Märchenland – Deutsches Zentrum für Märchenkultur durchgeführt und von einem Team der Alice Salomon Hochschule Berlin wissenschaftlich begleitet.

Dieser Aufsatz stellt das Projekt vor, berichtet von den Erfahrungen der Projekt-Macherinnen[1] und den Ergebnissen und Folgerungen aus der

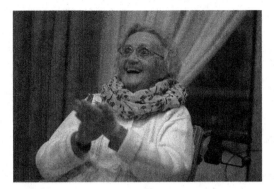
◧ **Abb. 1.1** Eine Zuschauerin bei der Märchenstunde. © Philipp Schumann

wissenschaftlichen Begleitung und stellt eine Weiterbildung zur/-m Demenzerzähler/-in© vor, die aufbauend auf Projekt und wissenschaftliche Begleitung entwickelt wurde.

1.1 Vorüberlegungen: Warum überhaupt Märchen für Menschen mit Demenz?

„Es war einmal …" – mit diesem Satzanfang verbindet nahezu jeder Mensch Kindheitserinnerungen an Märchen. Dies gilt im deutschsprachigen Raum insbesondere für die klassischen Märchen aus den „Kinder- und Hausmärchen" der Brüder Grimm, die vor 200 Jahren in ihrer Erstausgabe in Berlin erschienen sind. Märchen wurden und werden von Generation zu Generation weitergegeben. Sie gehören damit zum allgemeinen Kulturgut und sind gleichzeitig Teil des Lebens und der Erinnerung Einzelner. Menschen, die an Demenz erkrankt sind, büßen zwar häufig kognitive und sprachliche Fähigkeiten, Alltagsfertigkeiten und Orientierungsvermögen sowie Kurzzeitgedächtnis ein, können sich aber noch lange an weit zurückliegende Ereignisse erinnern. Das Erzählen von Märchen will über die Erinnerung einen Zugang zu Menschen mit Demenz finden.

Neben ihrer Bekanntheit ist eine andere Qualität von Märchen, dass sie auf plakative Weise fundamentale menschliche Gefühle wie Angst, Neid und Wut, Liebe, Hoffnung und Glück ansprechen. Gute und böse Märchencharaktere laden zu Identifikation

---

1 Die Initiatorinnen des Projekts bei Märchenland sind ebenso wie die Märchenerzählerinnen und alle Mitglieder des Forschungsteams Frauen. Daher wird im Text dort, wo vom Projekt, den Märchenerzählerinnen und der Studie die Rede ist, auf die ansonsten verwendete, beide Geschlechter ansprechende Schreibweise verzichtet.

und Abgrenzung ein. Die Zuhörenden positionieren sich und können Anteil an der Erzählung nehmen, sie können „mitgehen". Die emotionalen Höhen und Tiefen der Geschichten – vertraute und urtypische Gefühle – bilden dazu die entscheidende Brücke. Das Ziel des Erzählens für Menschen mit Demenz ist, dass sie dadurch Entlastung vom eigenen Leidensdruck verspüren, der sich sonst vielfach in herausforderndem Verhalten äußert. Denn Menschen mit Demenz leiden oft besonders an dem Verlust einer Realität, in der sie sich auskennen und über die sie sich erfolgreich mit anderen Menschen verständigen. Die als „herausfordernd" beschriebenen Verhaltensweisen – Aggressivität und Agitation (wozu auch zielloses Herumwandern gehört), Apathie/Rückzugsverhalten oder vokale Störungen (wie Schreien, Rufen, Geräuschemachen) – sind dann Versuche der Person, ihren unerfüllten Bedürfnissen Ausdruck zu verleihen und mit anderen zu kommunizieren.

Wissenschaftliche Studien zu Märchenerzählungen für Menschen mit Demenz wurden bisher nicht veröffentlicht. Aber die oben angestellten Überlegungen werden gestützt von vorhandenen Berichten über positive Erfahrungen mit dem Einsatz von Märchen in der Arbeit mit Menschen mit Demenz in stationären Pflegeeinrichtungen. Hier ist vor allem die Arbeit der Altentherapeutin Irmgard Wessendorf im Rahmen ihres „Plauderstübchens" zu nennen sowie deren Dokumentation durch Ulrich Lange (Lange 2005). Dieser Ansatz nutzt Märchen oder Märchenelemente, um therapeutisch mit Einzelnen und Gruppen zu arbeiten. Die Autor/-innen berichten, wie Märchen einen individuellen Zugang zu teils schwer erreichbaren Personen und eine Integration Einzelner in eine Gruppe von Pflegeheimbewohner/-innen unterstützen und selbst in der Begleitung im Sterbeprozesses eingesetzt werden (Lange 2005; Wilken 2006). Mathilde Hohmann berichtet vom Projekt der „Märchenstube", dessen Veranstaltungsformat – regelmäßige Erzählungen ganzer Märchen – schon weitgehend dem des Projekts „Märchen und Demenz" entspricht (Hohmann 2010). Sie beobachtete eine Steigerung des allgemeinen Wohnbefindens, der Ausgeglichenheit und Konzentrationsfähigkeit während der Veranstaltungen, ein Zusammengehörigkeitsgefühl in der Gruppe, aktive Beteiligung der Teilnehmer/-innen, die sich im Verlauf steigerte

und einen Rückgang von Aggressionspotenzial und Unruhe (Hohmann 2010).

Aus solchen Überlegungen und Berichten sowie aus den eigenen positiven Vorerfahrungen eines Pilotprojekts von Märchenland speiste sich die Erwartung, dass das Erzählen von Märchen für Menschen mit Demenz und herausfordernden Verhaltensweisen einen Gewinn darstellen würde, und so wurde das Projekt „Es war einmal … MÄRCHEN UND DEMENZ" ins Leben gerufen.

1.2 Projektpartner und Veranstaltungsformat

MÄRCHENLAND – Deutsches Zentrum für Märchenkultur setzt sich mit vielfältigen Aktivitäten und Kompetenzen dafür ein, das Kulturgut Märchen in das Bewusstsein unserer Gesellschaft einzuprägen.

Mit dem Projekt „Es war einmal … MÄRCHEN UND DEMENZ" wollte Märchenland mit ausgewählten, zielgruppengerechten Märchen einen Zugang zum Langzeitgedächtnis von Menschen mit Demenz schaffen und eine Brücke in die Erinnerung bauen. Das Projekt wurde in Kooperation mit den Trägern der Katharinenhof-Gruppe, Agaplesion-Bethanien- und Markus-Diakonie und von öffentlicher Seite durch das Bundesfamilienministerium und die Berliner Senatsverwaltung für Gesundheit und Soziales finanziert und fand von Oktober 2013 bis September 2015 statt.

In zwei 6-monatigen Veranstaltungszyklen – jeweils im Winterhalbjahr – wurden wöchentliche Märchenerzählungen für Bewohner/-innen mit Demenz angeboten. Diese Märchenstunden haben in vier Bundesländern – Berlin, Brandenburg, Hessen und Niedersachsen und in sechs Einrichtungen an fünf Standorten – Berlin Steglitz, Berlin Wilmersdorf, Frankfurt am Main, Fredersdorf und Stade stattgefunden.

Vier professionelle und lokale Märchenerzählerinnen betreuten die fünf Standorte und kamen wöchentlich für die Veranstaltung in die Einrichtungen. Pro Termin fanden jeweils zwei Erzählveranstaltungen für zwei aufeinanderfolgende Gruppen von bis zu 6 Teilnehmer/-innen statt. Insgesamt haben über 60 Teilnehmer/-innen am Projekt

Projekt „Es war einmal … MÄRCHEN UND DEMENZ"

- **Projektträger:** MÄRCHENLAND – Deutsches Zentrum für Märchenkultur gGmbH
- **Projektleitung:** Diane Dierking
- **Zeitraum:** September 2013 – September 2015
- **Team:**
  - Direktorin MÄRCHENLAND: Silke Fischer, Geschäftsführerin MÄRCHENLAND: Monika Panse
  - Projektleitung MÄRCHEN UND DEMENZ: Diane Dierking
  - Öffentlichkeitsarbeit und Veranstaltungsbetreuung: Laura Zier
  - Märchenerzählerinnen: Ellen Engelhardt, Claudia König, Silvia Ladewig und Marlies Ludwig
- **Teilnehmer/-innen:** Über 60 Menschen mit Demenz, die in den kooperierenden Einrichtungen leben
- **Geldgeber und Kooperationspartner:**
  - Bundesministerium für Familie, Senioren, Frauen und Jugend
  - Senatsverwaltung für Gesundheit und Soziales, Berlin
  - Häuser der Katharinenhof-Gruppe
  - Agaplesion-Bethanien Diakonie
  - Agaplesion-Markus Diakonie
- **Projektwebsite:** http://www. maerchenland-ev.de/veranstaltungen/ maerchen_und_demenz.html

Ablauf einer Märchenstunde

- Die Erzählerin legt, bevor sie den Erzählraum betritt, einen goldenen bodenlangen Mantel an, der sich eindeutig von Alltagskleidung und ebenso deutlich von der Kleidung der Pflegepersonen abhebt (◉ Abb. 1.2).
- Es erzählt immer dieselbe Erzählerin, zur gleichen Uhrzeit, am selben Wochentag. Die Erzählerin soll bewusst, schon wenn sie den Erzählbereich betritt, Zugewandtheit und positive Stimmung ausstrahlen. Sie kommt pünktlich und rechtzeitig, um gegebenenfalls das Pflegepersonal dabei zu unterstützen, die Zuhörer/-innen einzuladen, abzuholen und in den Raum zu begleiten.
- Wenn alle Zuhörer/-innen vollständig sind, weckt sie die Aufmerksamkeit der Gruppe, indem sie sich nacheinander jeder Person zuwendet und sie persönlich begrüßt – mit Händedruck und nach Möglichkeit mit Namen. Anschließend nimmt sie eine zentrale Position im Raum ein und eröffnet den Vortrag mit den „magischen" Worten „Es war einmal". Die Erzählerin spricht frei und gibt die ausgewählten Märchen textgetreu, aber mit Interpretationsspielraum wieder. Dadurch hat sie die Möglichkeit, spontan und situativ auf Kommentare,

teilgenommen. Es wurden 220 Veranstaltungen in 44 Wochen durchgeführt.

1.3 Ablauf einer Märchenstunde

Die Erzählveranstaltungen im Projekt hatten feste Strukturen und Rituale. Diese Festlegung erfolgte mit dem Ziel, dass die Erzählerinnen für das Publikum mit Demenz wiedererkennbar sein sollten. Märchenerzählungen nach diesem Muster sahen folgendermaßen aus:

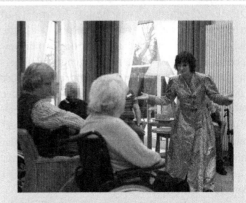

◉ **Abb. 1.2** Die Märchenerzählerin Marlies Ludwig, Berlin. © Philipp Schumann

1

Einwürfe und Ereignisse zu reagieren und gleichzeitig den Faden der Geschichte zu verfolgen.

- Jedes Märchen ist durch wiederkehrende Formeln strukturiert, zusätzlich unterstützen kurze Erzählpausen sowie Mimik und Gestik der Erzählerin das inhaltliche Verständnis und die Aufmerksamkeit. Das Ende eines jeden Vortrags wird mit den Worten „und wenn sie nicht gestorben sind, dann leben sie noch heute" gesetzt.
- Nach der Erzählung verabschiedet sich die Erzählerin persönlich von jeder/-m einzelnen Teilnehmer/-in und fragt, ob es ihm/ihr gefallen habe. Dabei bietet sie Körperkontakt an und verabschiedet sich mit sanftem Händeschütteln.
- Während der gesamten Projektlaufzeit waren bei fast allen Veranstaltungen die Projektleiterin oder die Leiterin des Märchenlands und eine weitere Mitarbeiterin vor Ort.

1.4   Auswahl der Märchen

Eine wesentliche Grundlage für die Veranstaltungen war die Auswahl der passenden Märchen.

Die meisten Menschen aus der Zielgruppe des Projekts „Es war einmal … MÄRCHEN UND DEMENZ" wurden zwischen 1920 und 1940 geboren. In dieser Zeit war es mehr noch als heute üblich, (Märchen-)Bücher innerhalb der Familie weiterzugeben. Daher wurden Auflagen mit Erscheinungsdaten im Bereich der 1920er und frühen 1930er Jahre gesucht. Gewählt wurden somit Versionen der Märchen, die zeitgemäß für unsere Zuhörer/-innen waren und mit denen sie aus ihrer Kindheit vertraut sein konnten. Es waren vornehmlich Märchen aus der Sammlung der Brüder Grimm (Grimm u. Grimm 1910) sowie die Märchen von Hans Christian Andersen (Andersen 1930).

Zudem war zu bedenken, dass alle Teilnehmer/-innen in der Kriegszeit geboren wurden. Eventuell verbrachten sie Schreckensstunden in

Luftschutzkellern, viele verloren Angehörige. Deshalb wurden Märchen, die klaustrophobische Assoziationen hervorrufen konnten – wie z. B. Rapunzel, die im Turm eingesperrt lebt, oder Hänsel und Gretel, die als Kinder allein im Wald umherirren – aus dem Kreis der zu erzählenden Märchen herausgenommen.

Liste der für „Es war einmal … MÄRCHEN UND DEMENZ" ausgewählten Märchen

- Brüder Grimm
  - Allerleihrau
  - Aschenputtel
  - Bremer Stadtmusikanten
  - Das tapfere Schneiderlein
  - Der Froschkönig
  - Der gestiefelte Kater
  - Die Goldene Gans
  - Die Sterntaler
  - Die Wichtelmänner
  - Die zertanzten Schuhe
  - Dornröschen
  - Frau Holle
  - Rumpelstilzchen
  - Schneeweißchen und Rosenrot
  - Schneewittchen
  - Vom Fischer und seiner Frau
- Hans Christian Andersen
  - Das Feuerzeug
  - Das hässliche Entlein
  - Der Schweinehirt
  - Des Kaisers neue Kleider
  - Die Nachtigall
- Sowie einige kurze Märchen, wie z. B. die „Prinzessin auf der Erbse", „Der süße Brei" oder lokal bekannte Sagen – teilweise in Mundart, die sich in wenigen Minuten als Zugaben erzählen lassen

1.5   Erfahrungen der Projekt-Macherinnen

Das MÄRCHENLAND existiert seit 2004 und realisiert jährlich über 1500 Veranstaltungen bundesweit und international. So gibt es Aktivitäten, die vom freien Erzählen in Kitas über Lesestunden mit Prominenten bis hin zur Durchführung von Symposien zum Verfassen von Konzepten reichen, ebenso wie die bekannten und regelmäßig stattfindenden Berliner Märchentage mit der Verleihung der Goldenen Erbse, die Sächsischen Märchentage oder das Festival „Alles was erzählt!" in Baden-Württemberg. Internationale Beispiele sind das Comic-Projekt Tel Aviv – Berlin und das deutsch-französische Märchenfestival. Alle Veranstaltungen benötigen eine gute Vorarbeit, damit die Inhalte der Märchen zu ihren Zuhörenden passen und alles glatt läuft. So war es auch beim Projekt „Es war einmal … MÄRCHEN UND DEMENZ".

1.5.1 Passende Märchenerzählerinnen finden und anleiten

Eine Erzählerin, die sich ganz und gar in den Dienst der Sache stellt, ist grundlegend für das erfolgreiche Erzählen vor Menschen mit Demenz. Die professionellen und erfahrenen Schauspielerinnen und Erzählerinnen sind durch ihre Berufsausbildung darauf orientiert, sich gut in Erscheinung zu setzen und mit der eigenen Darstellung im Vordergrund zu stehen. Dagegen ging es im Projekt „Es war einmal … MÄRCHEN UND DEMENZ" darum, sich als Erzählerin zurückzunehmen und sich auf das Publikum einzulassen, das zudem eine ganz eigene Art hat, Interesse und Teilnahme zu äußern.

> ❯ Die Erzählerinnen sollten während ihrer Erzählungen mit ihrer ganzen Aufmerksamkeit beim Publikum sein. Ihr Auftrag war, sich vollkommen auf die Förderung des Wohlbefindens der zuhörenden Gruppe einerseits und jedes einzelnen Teilnehmenden andererseits zu konzentrieren.

Zudem sollten die Erzählerinnen verinnerlichen, dass die Veranstaltungen regelmäßig und wenn irgend möglich ohne Ausfälle stattfinden. Ihnen musste klar sein, dass es keine Vertretung geben würde, da sich die Menschen mit Demenz nicht flexibel auf andere Personen einstellen könnten. Es sollte rasch ein enger Bezug zwischen ihnen und ihrer Zuhörerschaft aufgebaut werden ebenso wie eine klare Struktur der Organisation. Das alles sollte

gelebt und eingehalten werden. Somit kamen nur Erzählerinnen in Frage, die absolut verlässlich und professionell im Erzählen und im Umgang mit ihrer Zuhörerschaft waren.

Bei der Auswahl konnten die Frauen vom MÄRCHENLAND einerseits auf Erzählerinnen zurückgreifen, mit denen sie schon seit Langem zusammenarbeiteten und die sie für geeignet hielten. Andererseits erfolgten Auswahlgespräche mit Erzählerinnen, die in Brandenburg, Hessen und Niedersachsen ansässig waren und die Veranstaltungen in Frankfurt am Main, Fredersdorf und Stade durchführen konnten.

Die vier ausgewählten Erzählerinnen sind aktive Schauspielerinnen und Schauspieldozentinnen sowie Sprachcoaches und Erzählerinnen – die zum Teil schon lange als professionelle Märchenerzählerinnen für alle Altersgruppen arbeiten.

> ❯ Alle vier Erzählerinnen hatten schon Umgang mit älterem Publikum und liebten die Märchen und das Erzählen. Sie hatten allerdings keinerlei Erfahrungen mit dem Pflegealltag sowie mit Menschen mit Demenz. Deshalb besuchten sie vorab einen entsprechenden Workshop, in dem sie Grundlagenkenntnisse der Altenpflege – Schwerpunkt: Pflege von Menschen mit Demenz – erwarben.

Nach dem Besuch des Workshops war klar, dass die Erzählerinnen im wahrsten Sinne des Wortes keine Berührungsängste haben durften. Sie durften sich außerdem nicht von Äußerlichkeiten wie Gerüchen oder unkonventionellen Verhaltensweisen aus dem Konzept bringen lassen. Sie durften keine Angst vor überraschenden Reaktionen haben und es nicht persönlich nehmen, wenn einige der Zuhörer/-innen apathisch oder gar nicht auf den Vortrag reagierten. Alle hatten verstanden: Märchen zu erzählen für Menschen mit Demenz bedeutet auch, Zuwendung zu schenken und Körperkontakt anzubieten (◗ Abb. 1.3).

1.5.2 Die Teilnehmer/-innen

Die Teilnehmer/-innen hatten verschiedene biografische Hintergründe und gehörten unterschiedlichen Milieus an. Unter den Zuhörer/-innen befanden sich

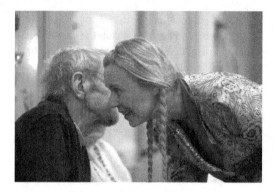

Abb. 1.3 Die Märchenerzählerin Silvia Ladewig, Fredersdorf. © Philipp Schumann

Hausfrauen genauso wie eine Straßenbahnschaffnerin, eine Apothekerin und ein Zahnarzt, ein Pilot oder ein Professor für Käferkunde. Trotz der Unterschiede im persönlichen Werdegang verband viele von ihnen das Interesse an Märchenerzählungen.

1.5.3 Die beste Zeit für Märchen

Als Veranstaltungszeitraum wurde die Zeit von Oktober bis März gewählt. Insbesondere die Jahreszeit, in der es früh dunkel wird, ist traditionell die Zeit für Märchen und Geschichten aus alten Zeiten. Zudem gibt es in dieser Zeit weniger Aktivitäten im Freien.

> Der Tageszeitpunkt für die Erzählungen wurde dem jeweiligen Ablauf der Einrichtungen angepasst, Überschneidungen mit anderen Angeboten wurden vermieden. Erzählt wurde regelmäßig am festgelegten Wochentag um 15.00 Uhr – in einem Haus auch um 16.00 Uhr.

1.5.4 Einbettung in den Alltag der Einrichtungen

Für die Einbettung in den Alltag der Einrichtungen waren ein verlässlicher, immer gleich bleibender Zeitpunkt und der pünktliche Beginn besonders wichtig. Der pünktliche Beginn war insbesondere dort von großer Bedeutung, wo Teilnehmer/-innen aus verschiedenen Wohngruppen in den

Veranstaltungsraum gebracht wurden. Mussten die ersten Gäste zu lange warten, verstärkten sich deren Unruhe und Tendenzen des Umherlaufens.

Nach der Märchenstunde waren die Teilnehmenden in einem gewissen Ruhemodus, der gerade bei unruhigen Bewohnern/-innen erwünscht war. Darauf haben sich die Häuser schnell eingerichtet, und Kaffee und Kuchen wurden in geselliger Runde nach den Märchen genossen. Mitunter kamen auch Besucher/-innen dazu, die beim Märchenerzählen dabei saßen oder danach bei Kaffee und Kuchen mit ihren Angehörigen über die Märchenstunde sprachen. In dem Haus, in dem die Märchenstunde später stattfand, wurde von der Veranstaltung langsam in die Abendbrotzeit übergeleitet.

1.5.5 Unterschiedliche Wohnformen wirken sich unterschiedlich aus

In vier der sechs Einrichtungen wurden die Märchen in geschützten Wohnbereichen mit insgesamt 20–35 Bewohnern/-innen mit Demenz erzählt. In einem Haus wird integriert gepflegt, d. h. Menschen mit und ohne Demenz leben gemeinsam. Ein Haus ist als Kompetenzzentrum ausschließlich auf die Pflege von Menschen mit Demenz ausgerichtet. Dort leben die Bewohner/-innen in offenen Wohngruppen zusammen. Diese unterschiedlichen Konzepte haben sich auch im Verlauf der Veranstaltungen bemerkbar gemacht. Es war ein deutlicher Unterschied spürbar, ob die Teilnehmer/-innen miteinander leben oder für diese Veranstaltung zusammenkommen. Für die Bereitschaft, an den Veranstaltungen teilzunehmen, bedeutete es weiterhin einen Unterschied, ob die Teilnehmer/-innen bei der Frage, ob sie teilnehmen möchten, die Märchenerzählerin in ihrem Märchenmantel gesehen hatten oder nicht.

Einerseits war zu beobachten, dass Bewohner/-innen geschützter Wohnbereiche, die aus dem täglichen Umgang aneinander gewöhnt sind, leichter aufeinander zugingen und sich mitteilten. Ausrufe des Erstaunens, ein „ach was" oder ein freudiges „ach, wie schön" waren eher und häufiger zu vernehmen, als bei Teilnehmer/-innen, die sich nicht täglich begegneten. Dabei wurde auch untereinander Körperkontakt aufgenommen. Später im Verlauf der Veranstaltungen wurden regelmäßig Sitzpositionen ausgewählt, die große Nähe erzeugten, indem

z. B. drei Personen auf einem zweisitzigen Sofa Platz nahmen. Wenn es besonders spannend wurde oder Unglaubliches erzählt wurde, lag gelegentlich die Hand der Einen auf dem Unterarm der Anderen.

Beispiel

So lag beim Rumpelstilzchen auch einmal eine Hand mit erstaunlich festem Griff auf dem Unterarm der Projektleiterin – begleitet von der Frage: „Stroh zu Gold! Glaubst Du das?" Nein, hat sie nicht geglaubt, den Kopf geschüttelt und gelacht.

Andererseits reagierten Bewohner/-innen, die sich untereinander kannten, mit deutlich geringerer Toleranz auf herausforderndes Verhalten, die das Erzählen oder Zuhören störten. Dann wurde ein Teilnehmer, der durch brabbelnde Laute auffiel, zurechtgewiesen oder eine Teilnehmerin, die längere Zeit überlegte, ob sie denn nun Platz nehmen oder stehen wollte, ob sie zur Tür gehen oder lieber im Raum bleiben wollte, von anderen Zuhörenden angewiesen, sich endlich zu entscheiden. In den Häusern, in denen die Teilnehmer/-innen zu den Veranstaltungen aus unterschiedlichen Wohnbereichen zusammenkamen, war die Hemmschwelle, Störungen während der Märchenerzählung anzusprechen, oftmals höher.

1.5.6 Gewöhnungszeit

Die Anfangszeit gestaltete sich in den verschiedenen Einrichtungen unterschiedlich. Das Spektrum reichte von sehr schwierig bis völlig problemlos.

In dem Haus, in dem die Menschen mit Demenz in verschiedenen Wohngruppen zusammen mit Menschen ohne Demenz leben, zeigten die Teilnehmer/-innen tendenziell leichtere Formen kognitiver Einschränkungen. Dort wurde das Veranstaltungsformat sehr schnell erinnert und anstatt dass die Teilnehmer/-innen aus den Wohngruppen abgeholt werden mussten, saß die Hälfte des „Stammpublikums" schon nach wenigen Veranstaltungswochen erwartungsvoll im Eingangsbereich, wenn die Märchenstunde nahte.

Beispiel

In den vier geschützten Wohnbereichen gab es durchgängig eine Eingewöhnungszeit von etwa 3 Wochen. Wenn eine Gewöhnung eingetreten war,

zeigte sich das beispielsweise darin, dass die Projektleiterin oder die Märchenerzählerin vertrauensvoll an die Hand genommen und gefragt wurden: „Nimmst Du mich mit?" Das passierte oft und nicht nur vereinzelt.

Begonnen wurden die Erzählzyklen mit kurzen Märchen, die eine Erzähldauer von 15 Minuten nicht überschritten. Eine langsame Steigerung folgte über die folgenden Veranstaltungen, bis dann durchgängig 25 – zum Teil 28 Minuten – Erzähldauer realisiert werden konnten.

Sehr schwierig war der Anfang in dem Haus, in dem die Bewohner/-innen in offenen Wohngruppen leben und zum Großteil stark kognitiv eingeschränkt sind. Sie schienen sich untereinander nicht zu kennen und waren schwierig zu finden, wenn sie in der Wohnanlage gerade „unterwegs" waren. Dadurch dauerte eine Gewöhnung an das Veranstaltungsformat länger und wurde immer wieder unterbrochen. Dennoch gab es auch hier ein Stammpublikum, das nach 3 Monaten begeistert dabei war.

1.5.7 Gruppengröße

Die Initiatorinnen waren von möglichen 4–6 Teilnehmer/-innen ausgegangen. Jedoch waren in dem Haus, in dem integriert gepflegt wurde und tendenziell die Teilnehmer/-innen weniger kognitiv eingeschränkt waren sowie in den geschützten Wohnbereichen durchschnittlich 8–10 Teilnehmer/-innen anwesend. In einzelnen Veranstaltungen waren es nach einigen Monaten Veranstaltungsdauer bis zu 17 und einmal sogar 19 Zuhörer/-innen.

In dem Haus mit offenen Wohngruppen blieb der Kreis auf durchschnittlich 4 Teilnehmer/-innen begrenzt. Die Ursachen dafür waren vielfältig: die Teilnehmer/-innen waren stärker kognitiv eingeschränkt und häufiger in der Anlage „unterwegs". Das sind wesentliche Faktoren, die das Märchenerzählen erschwerten.

1.5.8 Einteilung in feste Gruppen?

Das Projekt war von Beginn an so aufgebaut, dass es zwei aufeinander folgende Märchenstunden in jeder Einrichtung für zwei Gruppen geben sollte.

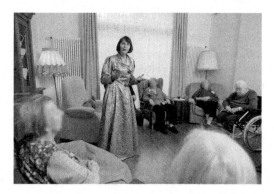

❏ Abb. 1.4 Die Märchenerzählerin Claudia König, Frankfurt am Main. © Rolf Oesser

Das stellte sich in den geschützten Wohnbereichen als Herausforderung dar, denn ganz schnell bemerkten die Teilnehmer/-innen, dass die Märchen zweimal erzählt wurden. Weil viele Teilnehmer/-innen ein Interesse hatten, bei beiden Märchenerzählungen anwesend zu sein, kam es zu einer Durchmischung beider Gruppen. Trotz der Wiederholung des Märchens wurde die Geschichte von vielen Teilnehmer/-innen mit gleichbleibender Aufmerksamkeit verfolgt. Bei einigen kam es gerade dadurch zu Wiedererkennungsmomenten.

Als die Erzählerinnen im weiteren Verlauf darauf eingerichtet waren, für eine Gruppe von 8–12 Teilnehmer/-innen zwei – dann unterschiedliche – Märchen in voller Länge zu erzählen, stellte sich heraus, dass die Teilnehmer/-innen zu einem großen Teil zwei Erzählungen hintereinander mit einer Gesamtdauer von bis zu 60 Minuten verfolgen konnten. Im Anschluss gab es oft noch eine kleine Zugabe, z. B. die „Prinzessin auf der Erbse", Grimms „Der süße Brei" oder Sagen in Mundart – alles kurze Texte, die sich in wenigen Minuten erzählen ließen (❏ Abb. 1.4).

1.5.9 Die Zusammenarbeit im Projekt

Bei der Organisation der Veranstaltungen hat sich einmal mehr gezeigt, dass die Einbindung aller Beteiligten von großer Bedeutung ist. Die Geschäftsführungen bzw. die Unternehmensleitungen hatten die Teilnahme an dem Projekt in der Regel mit der Einrichtungsleitung und den Pflegedienstleitungen abgestimmt. Diese trugen die Idee in die Einrichtung zu allen Mitarbeitenden. Eben diese Kommunikationskette galt es im Projektverlauf in beide Richtungen zu beachten.

Ebenso wichtig war die Einhaltung der „Single-Point-of-Contact-Regel". Welche Kommunikationsebene auch immer betroffen war, ob Pflegedienstleitung zu Märchenerzählerin, Forscherinnen zu Einrichtungsleitung, Pflegende zu Forscherinnen – es war immer für alle Beteiligten eindeutig, dass die zentrale Ansprechpartnerin die Projektleitung war. Bei einer Projektlaufzeit von 2 Jahren und mit rund 60 Beteiligten war eine geregelte Kommunikationsstruktur wichtig.

1.5.10 Angehörige einbeziehen

Einen wichtigen Raum nahm auch die Kommunikation mit Angehörigen ein. Diese war vorrangig auf der Ebene der Einrichtung zu leisten – aber auch in direktem Kontakt zwischen MÄRCHENLAND und Angehörigen kam es zu Kommunikation und interessanten Synergieeffekten. Einige Angehörige nahmen an den Veranstaltungen teil, und anfängliche Skepsis wich einer großen Begeisterung. Eine Befürchtung der Angehörigen war, dass es im Kontext des Märchenerzählens zu einer Infantilisierung kommen könnte. Angehörige, die zuerst aus Sorge um eine solche Verkindlichung an den Veranstaltungen teilnahmen, kamen dann wieder, weil sie begeistert vom gemeinsamen Erleben waren, das es manchmal schon länger nicht mehr mit ihren Angehörigen gegeben hatte. So konnten die Märchenstunden den Besuchen die Sprachlosigkeit nehmen. Diese Wirkung war hoch geschätzt und wurde in den Gesprächen der Angehörigen mit der Einrichtungs- oder Pflegedienstleitung als positiv angesprochen.

> ❯ Einige Angehörige hatten zudem bemerkt, dass sich herausforderndes Verhalten durch die Märchenerzählung reduzierte und legten ihre Besuche gezielt auf die Zeit nach den Märchenstunden.

1.6 Wissenschaftliche Begleitung

Im Februar 2014 übernahm ein Team der Alice Salomon Hochschule Berlin (ASH) unter dem Titel „Märchen+Demenz+Studie" die wissenschaftliche Begleitung des Projekts. Da die ASH nach der Trennung vom ursprünglichen wissenschaftlichen Begleitteam einstieg, mussten die Forscherinnen in einer ersten Phase das bereits laufende Projekt und alle Beteiligten kennenlernen. Dazu gingen sie in die Pflegeeinrichtungen, sprachen mit den Bewohner/-innen, die das Märchenerzählen besuchten, beobachteten sie im Alltag und nahmen deren Daten aus den Dokumentationen auf. Ebenso sprachen sie mit den Heim- und Pflegedienstleitungen und führten Interviews über die bereits vorhandenen Erfahrungen mit dem Projekt.

Eine Ausgangsbedingung der Studie war das bisherige Fehlen von veröffentlichten Studien über Märchenerzählungen als Angebot für Menschen mit Demenz. Generell ließ sich eine bisher noch geringe Forschungslage zum gesamten Feld der psychosozialen Interventionen – zu denen Märchenerzählungen auch zählen – feststellen, auch wenn diese als wichtiger Baustein in der Therapie und Pflege von Menschen mit Demenz eingeschätzt werden (Deutsche Gesellschaft für Psychiatrie, Psychotherapie und Nervenheilkunde 2010). Das machte ein qualitatives Forschungsdesign notwendig.

Skizze des Projekts „Märchen+Demenz+Studie"
- **Hochschule:** Alice Salomon Hochschule Berlin
- **Projektleitung:** Prof. Dr. Ingrid Kollak
- **Team:**
  - Wissenschaftliche Mitarbeiterinnen: Anna Herzog, M.A. und Marie Wöpking, M.A.
  - Studentische Mitarbeiterin: Gisela Fahlbusch und Aylin Quack
  - Masterstudentin: Janet Jordan
  - Praktikantin: Susanne Gebauer

- **Zeitraum:** Februar 2014 bis August 2015
- **Geldgeber und Kooperationspartner:**
  - MÄRCHENLAND – Deutsches Zentrum für Märchenkultur gGmbH
  - Bundesministerium für Familie, Senioren, Frauen und Jugend
  - Senatsverwaltung für Gesundheit und Soziales, Berlin
  - Häuser der Katharinenhof-Gruppe
  - Agaplesion-Bethanien Diakonie
  - Agaplesion-Markus Diakonie
- **Projektwebsite:**http://www.ash-berlin. eu/forschung/forschungsprojekte/ maerchen-demenz/

1.6.1 Forschungsfragen der Märchen+Demenz+Studie

Die zentralen Forschungsfragen lauteten:
- Wie reagieren Pflegeheimbewohner/-innen mit Demenz auf verschiedene Ebenen von Märchenerzählungen?
- Wie interagieren sie?
- Lassen sich die Reaktionen und Interaktionen typisieren und können sie als Beitrag zur Verbesserung der Lebensqualität verstanden werden?
- Gibt es Bedingungen für das Gelingen von Märchenerzählungen?

Die Studie fragte aber auch:
- Welche Erfahrungen haben die am Projekt beteiligten Märchenerzählerinnen und die Mitarbeiter/-innen und Leitungspersonen in den kooperierenden Einrichtungen mit dem Angebot gemacht?
- Wie schätzen sie den möglichen Gewinn für die Teilnehmer/-innen ein?
- Welche Bedingungen waren aus ihrer Sicht wichtig, damit die Märchenerzählungen erfolgreich stattfinden konnten.

1

1.6.2 Methodisches Vorgehen

Um die Fragen zu beantworten, wurden zu Beginn, in der Mitte und am Ende des Winterhalbjahrs 2014/15 insgesamt 24 Erzählveranstaltungen mit jeweils zwei Videokameras aufgezeichnet. Diese Aufzeichnungen erfassten eine Gruppe der Zuhörenden sowie die jeweilige Märchenerzählerin parallel, um die Interaktionen zwischen Gruppe und der Märchenerzählerin sowie der Gruppenmitglieder untereinander beobachten zu können.

Außerdem wurden Interviews mit den vier am Projekt beteiligten Märchenerzählerinnen sowie insgesamt 16 Leitungs-, Pflege- und Betreuungspersonen der kooperierenden Einrichtungen geführt und diese nach ihren Erfahrungen und Bewertungen des Projekts befragt.

Dazu wurden im Vorfeld die Bevollmächtigten der Teilnehmer/-innen umfassend über die Studie informiert und deren Einverständnis zu allen Teilschritten eingeholt. Da die Teilnehmer/-innen aufgrund ihrer Erkrankung nicht selbst einwilligungsfähig waren, wurde besonders auf Zeichen von Ablehnung geachtet und diese als Ausschlussgrund gewertet, um auf diese Weise die Freiwilligkeit der Teilnahme zu sichern.

1.6.3 Ergebnisse

Videoaufzeichnungen von insgesamt 30 Teilnehmer/-innen mit vorwiegend mittelschwerer oder schwerer Demenz standen zur Auswertung zur Verfügung. Über diese Teilnehmer/-innen gab es zudem weitere Informationen durch das persönliche Kennenlernen und die Beobachtung im Alltag vor Beginn der zweiten Veranstaltungsreihe, durch die Interviews mit den Pflege- und Betreuungspersonen und in Form spezifischer Daten aus der Pflegedokumentation. Die Auswertung der Videoaufzeichnungen bezog sich auf Aspekte wie Mimik und Gestik, Körpersprache und Interaktion.

> ❯ Ein professionelles, regelmäßiges und strukturiertes Märchenerzählen ermöglicht Menschen mit Demenz und herausfordernden Verhaltensweisen Wohlbefinden und aktiviert

Verhaltenskompetenzen. Ein solches Märchenerzählen ist bedürfnisorientiert und steigert die Lebensqualität bei Menschen mit Demenz und sollte in Pflegeeinrichtungen angeboten werden.

So lautet das Fazit im Abschlussbericht der Märchen+Demenz+Studie (zu finden auf den Webseiten der Alice Salomon Hochschule unter http://www.ash-berlin.eu/forschung/forschungsprojekte/maerchen-demenz/ oder auf der Website von MÄRCHENLAND unter http://maerchenland-ev.de/veranstaltungen/maerchen_und_demenz.html). Im Detail zeigte die Videoauswertung, dass die Teilnehmer/-innen mit Demenz und herausforderndem Verhalten unterschiedlich aktiv und unterschiedlich gestimmt auf die Darbietung der Märchenerzählerin, die präsentierten Inhalte und auf die Gruppe selbst (z. B. auf Störungen durch andere) reagierten und untereinander und mit der Märchenerzählerin interagierten.

Es konnten drei Muster unterschieden werden: Während es nur vereinzelt und zeitweise vorkam, dass Teilnehmer/-innen keinen beobachtbaren Bezug zur Märchenerzählung herstellten, verfolgte ein kleinerer Teil der Zuhörer/-innen auf eine eher zurückgezogene, passive und introvertierte Weise die Erzählung. Mehr als die Hälfte der Teilnehmer/-innen verfolgten die Erzählung aktiv. Das heißt, sie folgten beispielsweise der Darbietung der Erzählerin mit emotionaler Mimik und Gestik. Sie reagierten mit Ausrufen auf bestimmte Inhalte der Geschichten, sprachen Sätze der Märchenerzählerin mit oder vervollständigten sie (❏ Abb. 1.5). Die Zuhörenden gingen auch in Interaktion miteinander, schauten sich an, ahmten in den Reaktionen einander nach. Sie klatschten aus eigener Initiative, lobten die Märchenerzählerin und/oder die Erzählung. Es wurde deutlich, dass die Mehrheit der Teilnehmer/-innen die Veranstaltung als positiv erlebte.

Die Teilnehmer/-innen zeigten während der Märchenstunden neue oder wiedererlangte Verhaltenskompetenzen (Becker et al. 2006). Teilnehmer/-innen, die als apathisch, zurückgezogen und passiv beschrieben wurden, interagierten aktiv und mit Freude. Als agitiert beschriebene Teilnehmer/-innen blieben in der Veranstaltung ruhig und präsent. Vokale Störungen waren reduziert und

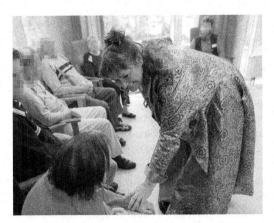

Abb. 1.5 Die Märchenerzählerin Ellen Engelhard, Stade.
© Michael Hagedorn

konnten integriert werden. Ängstliche Besorgnis war minimiert, Aggressionen waren nicht zu beobachten.

Die Auswertung der Interviews ergab, dass die Leitungs- und Pflegepersonen in den Partnereinrichtungen die Märchenerzählungen weitgehend positiv bewerteten, nachdem sie Erfahrungen damit gemacht hatten. Sie schätzten die Professionalität des Angebots und sahen es als eine Bereicherung des vorhandenen Angebots an. Im Vordergrund stand für die Interviewpartner/-innen vor allem der Zugewinn für die Teilnehmer/-innen, den sie facettenreich beschrieben. Eine ausführlichere Darstellung der Ergebnisse der Märchen+Demenz+Studie gibt es im Internet unter den oben genannten Adressen. Veröffentlichungen in Fachzeitschriften sind zum Zeitpunkt dieser Aufsatzerstellung erst in Arbeit und können darum noch nicht angegeben werden.

1.7 Praktische Hinweise

Im Folgenden werden Hinweise gegeben, wie Märchenerzählungen in Einrichtungen erfolgreich ein- und durchgeführt werden können und wie interessierte Praktiker/-innen sich dem Märchenerzählen für Menschen mit Demenz nähern können. Sie stammen aus dem Studienbericht sowie aus der Beschreibung des Zertifikatskurses DemenzerzählerIn©. Die Praxistipps sind daher allgemein zu den Bedingungen einer gelingenden Märchenstunde und persönlich aus den Erfahrungen der professionellen Märchenerzählerinnen. Die Märchenerzählerinnen

werden im weiteren Text als Demenzerzählerinnen bezeichnet, denn sie sind wichtige Vorbilder für die weiter unten beschriebene Weiterbildung im Zertifikatskurs.

1.7.1 Was ist wichtig für Einrichtungen, die Märchenerzählungen anbieten wollen?

Hier werden Praxistipps gegeben, die sich auf Pflegeeinrichtungen beziehen, die eine stationäre Versorgung anbieten. Natürlich lassen sich Märchenstunden auch für akut erkrankte Menschen mit Demenz in Krankenhäusern und Reha-Einrichtungen gestalten ebenso wie für Klient/-innen der häuslichen Pflege.

- **Feste Zeiten vereinbaren**

Der regelmäßige Beginn und das angestrebte Ende sollten mit der Märchenerzählerin/dem Märchenerzähler verbindlich festgesetzt werden.

» Man braucht für längere Märchen Ruhe und Sicherheit, damit man sie auch in einem Fluss erzählen kann. Was da schädlich ist, sind viele Unterbrechungen oder Unruhe, die durch die Organisation, die Hausstruktur entstehen können: zum Beispiel zu frühes Bringen der Teilnehmer oder ungenaue Absprachen. (Silvia Ladewig, Demenzerzählerin)

- **Individuelle Auswahl der Teilnehmer/-innen**

Die Zusammensetzung der Zuhörenden sollte im Hinblick auf das Interesse an Märchen (Angebot machen und beobachten, ob die einzelnen Personen es annehmen), der Fähigkeiten des Zuhörens und Zusehens sowie der Sympathien und Antipathien von Zuhörenden untereinander geleitet werden.

» Ich als Erzählerin bin die Brücke zwischen dem Märchen, das Emotionen auslöst und den Zuhörern. Und weil es nicht um mich geht, sondern um das Märchen, hab' ich immer wieder festgestellt, dass demenziell erkrankte Menschen sich darauf einlassen können. Plötzlich können sich die Emotionen ordnen, für eine Zeit. Und es wird das empfunden, was im Märchen erzählt wird. (Ellen Engelhard, Demenzerzählerin)

- **Informationen weitergeben**

Die Märchenerzählerin/der Märchenerzähler sollte über die Besonderheiten (Vorlieben, Probleme usw.) der Gruppenmitglieder informiert sein.

- **Verlässlicher Transport der Teilnehmer/-innen**

Zur Durchführung der Märchenveranstaltung sollten die Teilnehmer/-innen rechtzeitig vorbereitet, zusammengeholt und ihren Wünschen entsprechend platziert werden. Ebenso sollten diese zum vereinbarten Zeitpunkt wieder abgeholt werden.

- **Passenden Raum bereitstellen**

Um ein ungestörtes Sehen und Zuhören ermöglichen zu können, sollte für einen ruhigen Ort mit ausreichend Platz und frischer Luft gesorgt werden. Der Raum sollte – wenn nötig – schon rechtzeitig vor Beginn der Veranstaltung entsprechend umgebaut werden (z. B. Tische beiseite schieben und Stühle in Halbkreis stellen).

- **Routinen entwickeln**

Um den Nutzen für die Teilnehmenden, aber auch für deren Angehörige und die professionell Pflegenden möglichst groß zu halten, sollten alle notwendigen Tätigkeiten routiniert werden. Ein sicherer Umgang und ein gleichmäßiger Ablauf minimieren den Aufwand und erhöhen die Zeit, in der sich die Zuhörenden sicher und geborgen fühlen. So lange die Zuhörenden in der Obhut der Märchenerzählerin/des Märchenerzähler sind, können sich die Fachpersonen anderen wichtigen Aufgaben widmen.

1.7.2 Was ist wichtig für Menschen, die gerne Märchen für Menschen mit Demenz erzählen möchten?

Interessierte mit einem pflegerischen, sozialen oder therapeutischen Berufshintergrund sollten sich vorbereitend aktiv mit dem Thema „Märchen" und dem Erzählen als Kunstform auseinandersetzen. Dazu gehört Wissen zu den Bereichen Märchenkultur, geschichtlicher Entwicklung, spezifischen Inhalten, Strukturen, globaler Verbreitung.

- **Repertoire aufbauen**

Zur persönlichen Entwicklung und Auseinandersetzung mit Märchen sollte ein Repertoire von Märchen erarbeitet und durchgearbeitet werden. Zur Erarbeitung sind Inhalte und Strukturen der Märchen zu erfassen. Zur Durcharbeitung sollte eine persönliche Auseinandersetzung mit den Märchen erfolgen: Welche Gefühle lösen bestimmte Märchen in mir aus, wie gehe ich mit diesen um, wie helfen oder behindern sie mich darin, anderen Menschen Märchen zu erzählen?

» Man muss sein sicheres Repertoire erweitern, sodass man es „gut in der Hand hat". Zum einen um die Werktreue zu garantieren und zum anderen, um auf unvorhergesehene Dinge zu reagieren. Also so, dass man beispielsweise sagt: „Gut, jetzt mache ich eine Pause" und dann aber trotzdem wieder einsetzen und vielleicht einen Scherz draus machen oder eine eventuelle Eskalation abwenden kann. (Marlies Ludwig, Demenzerzählerin)

- **Einen eigenen Stil entwickeln**

Die persönliche Entwicklung umfasst auch die eigene Stilbildung. Hierbei geht es um Stimm- und Lautbildung von der Atmung bis zum Umgang mit der stimmlichen Belastung. Ebenso geht es in diesem Kontext um die (Weiter-)Entwicklung einer persönlichen Gestik und Mimik sowie einer eigenen Sprech- und Erzählweise.

» Ich achte darauf, dass mein Erzählen nicht zu schnell ist und dass ich jede Reaktion mitkriege. Zum Beispiel falls jemand hinaus möchte oder sich nicht wohlfühlt. (Claudia König, Demenzerzählerin)

- **Der Zielgruppe annähern**

Menschen, die bereits Märchenerzähler/-in sind, aber keine Erfahrung im Umgang mit Menschen mit Demenz haben, sollten sich Wissen über die Besonderheiten der Zielgruppe erarbeiten und praktische Erfahrungen sammeln. So stellen sie fest, ob ihnen dieses Erzählen liegt und Freude bereitet.

» Ich muss die Menschen mit Demenz gern haben. Ein anderes Publikum muss ich achten. Aber die Menschen mit Demenz muss ich wirklich gern haben können! Das ist für mich der Unterschied. (Marlies Ludwig, Demenzerzählerin)

■ **Mit Unerwartetem umgehen**

Wesentlicher Teil der persönlichen Entwicklung für alle Erzähler/-innen ist ein Umgang mit der eigenen Unsicherheit in unterschiedlichen Situationen des Märchenerzählens. Ziel sollte eine für die Zuhörerschaft bedürfnisorientierte Performance sein, die Unterbrechungen nicht fürchtet.

» Zum Gelingen einer Märchenerzählung gehören viele Parameter: Die Stimmung der Menschen, die Anwesenden, die Geschichte selbst. Wie ist meine Disposition dazu? Ich bemühe mich da um eine professionelle Haltung, um jedes Mal mit dem gleichen Esprit, der gleichen Frische in die Veranstaltung hineinzugehen. (Silvia Ladewig, Demenzerzählerin)

■ **Erzählen lernen**

Praktisches Üben – am besten in einer Zuhörer/-innengruppe – ist unerlässlich. Freies Erzählen erfordert Textsicherheit ebenso wie einen individuellen und gleichzeitig kreativ-spielerischen Erzählstil. Damit wird niemand geboren. Sicherheit und Eigenheit im Ausdruck beim Märchenerzählen entstehen durch Übung und Erfahrung und erlauben eine für die Zuhörenden inspirierende und dialogische Erzählweise, die auf Bedürfnisse und Störungen eingehen kann.

» Was am Anfang anders war als jetzt, war die Unsicherheit, was mich erwartet. Wie viel Kraft kann ich investieren? Wie laut darf ich sein? Wie ziehe ich die Aufmerksamkeit auf mich? Wie reagiere ich? Und das mit der normalen Darstellerenergie zu verbinden, das muss man lernen. (Marlies Ludwig, Demenzerzählerin)

■ **Informationen einholen**

Märchenerzähler/-innen benötigen Informationen über ihre Zuhörerschaft und sollten sich zur

Zusammensetzung ihrer Teilnehmer/-innen mit nahestehenden professionellen und informellen Helfenden beraten.

» Märchen erzählen für Menschen mit Demenz heißt „Wir machen das miteinander". Nicht, dass die Menschen mit Demenz selbst erzählen – denn sie sitzen ja oft recht passiv da. Sondern das hat etwas damit zu tun, dass ich den Draht zu ihnen bekommen muss. Und das macht man ja nicht allein! Da ist man darauf angewiesen, dass auch etwas zurückkommt. (Claudia König, Demenzerzählerin)

■ **Verlässliche Präsenz bieten**

Märchenerzählungen sollten regelmäßig und im immer gleichen Rahmen stattfinden, um den Nutzen für die Zuhörer/-innen mit Demenz sowie für die Einrichtungen zu gewährleisten. Märchenerzähler/-innen sollten hierfür klare Absprachen mit den Einrichtungen treffen und selbst ein Höchstmaß an Zuverlässigkeit und Präsenz für jede Veranstaltung aufbringen. Sie sollten zeitig, gut vorbereitet und entspannt zu den Veranstaltungsterminen erscheinen, um pünktlich und mit voller Aufmerksamkeit jede Veranstaltung zu beginnen.

» Viel stärker als in anderen Gruppen hab ich gemerkt, dass ich meine Stimmung, meine Gefühle hineintrage in die Gruppe und sie mir widergespiegelt werden. Ich fand das sehr spannend. Ich hab mir dann vorgenommen, jedes Mal bevor ich aus dem Auto steige, mich wirklich zu sammeln, sodass etwas Neues entstehen kann und ich möglichst unbelastet von irgendwelchem „Alltagskram" in diese Märchenerzählungen gehe. (Ellen Engelhard, Demenzerzählerin)

1.8 Ausbildung DemenzerzählerIn©

Ein auf die Studienerkenntnisse und Projekterfahrungen aufbauendes Ergebnis der Zusammenarbeit von MÄRCHENLAND und Alice Salomon Hochschule ist die Entwicklung des Zertifikatskurses DemenzerzählerIn©.

1

Durch diese Ausbildung soll ein Beitrag zur Qualitätsentwicklung von psychosozialen und kreativen Angeboten für Menschen mit Demenz geleistet werden. Denn es ist wichtig, dass die Komplexität der Märchenerzählung für Menschen mit Demenz erfasst und den Besonderheiten dieser Intervention Rechnung getragen wird. Wesentliche Komponenten sind dabei, herausforderndes Verhalten bei der Auswahl der Märchen, der Art des Vortrags und der Gruppenzusammensetzung zu berücksichtigen. Ebenso wesentlich ist, eine persönliche Stilbildung und individuelle Profilierung als DemenzerzählerIn© zu entwickeln. Da DemenzerzählerInnen© vielfach selbständig tätig sein werden, ist auch eine Schulung administrativer und unternehmerischer Kenntnisse und Fähigkeiten vorgesehen.

Hier eine Übersicht von fachlichen, methodischen, sozialen und persönlichen Kompetenzen, die Absolvent/-innen im Rahmen der Weiterbildung entwickeln sollen.

Zu erwerbende Kompetenzen

DemenzerzählerInnen© können:

- Märchenveranstaltungen für Menschen mit Demenz planen, durchführen und evaluieren
- frei Märchen erzählen (von Stimm- und Lautbildung bis zur eigenen Stilbildung)
- aus einem breiten Repertoire geeignete Märchen und passende Methoden des Erzählens auswählen
- geeignete Teilnehmer/-innen identifizieren und Teilnehmer/-innengruppen zusammenstellen
- Teilnehmer/-innengruppen leiten und ggf. Angehörige einbeziehen
- das Märchenerzählen in den (Pflege-)Alltag einbinden
- sich kontinuierlich in einem professionellen Dialog weiter schulen
- die Märchenveranstaltungen administrativ und organisatorisch verwalten
- ein eigenes Kostenbudget managen.

Der Zertifikatskurs richtet sich an Interessierte mit pflegerischem, sozialem und therapeutischem oder aber künstlerischem Ausbildungshintergrund. Menschen, die als Pflegefachpersonen in stationären, ambulanten und häuslichen Versorgungsbereichen arbeiten, erfahrene Alltagsbegleiter/-innen oder Künstler/-innen können sich also als Märchenerzähler/-in für Menschen mit Demenz weiterbilden lassen. Entsprechend ihrer Grundausbildung stärkt der Zertifikatskurs den jeweils weniger ausgebildeten Bereich – Pflege oder künstlerische Performance.

Dafür werden in acht Ausbildungsmodulen folgende Inhalte behandelt:

- Grundlagen der Altenpflege mit einem Schwerpunkt auf der Pflege von Menschen mit Demenz
- Bedürfnislagen und Besonderheiten in der Interaktion
- Märchenkultur
- Geschichtliche Entwicklung, spezifische Inhalte und Struktur, globale Verbreitung von Märchen
- Märchen für Menschen mit Demenz
- Stimm- und Lautbildung, Sprechtraining
- Budgetierung
- Werbung, Werbeformen und -foren

Lehr- und Lernmethoden sind theoretische Grundlagenvermittlung, Literaturstudium, kollegiale Beratung, Kleingruppenarbeit, praktische Übungen und Praktikum. Der Kurs schließt nach einer Abschlussarbeit und einem Kolloquium mit der Zertifikatsübergabe ab.

Kurzcharakteristik Zertifikatskurs DemenzerzählerIn©

- **Hochschule:** Alice Salomon Hochschule Berlin
- **Wissenschaftliche Leitung:** Prof. Dr. Ingrid Kollak
- **Kursleitung:** Diane Dierking (Projektleiterin „Es war einmal … MÄRCHEN UND DEMENZ")
- **Kooperationspartner:** MÄRCHENLAND – Deutsches Zentrum für Märchenkultur,

Katharinenhof Seniorenwohn- und Pflegeanlage, Agaplesion-Bethanien Diakonie

- **Seminarzeitraum:** 8 Veranstaltungstermine vom 22. April 2016 bis 10. Dezember 2016
- **Seminarzeiten:** freitags 15:00 bis 20:00 Uhr und samstags 10:00 bis 18:00 Uhr
- **Seminarort:** Alice Salomon Hochschule, Praktikum in den Häusern der Praxispartner in Berlin oder selbstgewählt
- **Abschluss:** Hochschulzertifikat, das von der Alice Salomon Hochschule in Kooperation mit dem MÄRCHENLAND – Deutsches Zentrum für Märchenkultur vergeben wird
- **Informationstag:** 22.02.2016 an der Alice Salomon Hochschule
- **Bewerbung:** Bitte bewerben Sie sich schriftlich mit dem Bewerbungsformular unter www.ash-berlin.eu/weiterbildung
- **Bewerbungsfrist:** 29.02.2016
- Weitere Informationen finden Sie unter http://www.ash-berlin.eu/weiterbildung

- **Danksagung**

Die Autorinnen danken der Senatsverwaltung für Gesundheit und Soziales von Berlin, namentlich Senator Czaja, für seine Unterstützung und Projektförderung. Wir danken dem Bundesministerium für Familie und Senioren, Frauen und Jugend für die finanzielle und inhaltliche Unterstützung sowie unseren Praxispartnern, der Katharinenhof-Gruppe und der Agaplesion Bethanien und Markus Diakonie für die finanzielle und inhaltliche Unterstützung, ohne die eine erfolgreiche Durchführung des Projekts und der Studie Märchen+Demenz+Studie nicht möglich gewesen wären.

lung der Lebensqualität demenzkranker Menschen: Kompetenzgruppenbestimmung mit HILDE. Zeitschrift für Gerontologie und Geriatrie 39(5): 350–357. doi:10.1007/s00391-006-0408-0

Deutsche Gesellschaft für Psychiatrie, Psychotherapie und Nervenheilkunde (2010): Demenz: Diagnose- und Behandlungsleitlinie. Springer, Heidelberg

Grimm J, Grimm W (1910) Grimms ausgewählte Märchen. Bardtenschlager, Reutlingen

Hohmann M (2010) Emotionale Erlebnisse: der Umgang mit Märchen tut demenzkranken Menschen gut. Altenpflege 35(10): 30–31

Lange U (2005) Musik & Märchen: kreativ-therapeutische Beiträge zur Begleitung von Menschen mit Demenz. Kuratorium Deutsche Altershilfe, Köln

Märchen+Demenz+Studie: http://www.ash-berlin.eu/forschung/forschunsgprojekte/maerchen-demenz. Zugegriffen: 01.09.2015

MÄRCHENLAND: http://www.märchenland.de. Zugegriffen: 01.09.2015

Wilken B (2006) Märchen als „Türöffner" zu Menschen mit Demenz. PRoAlter 37(2): 64–67

Ausgewählte Medienberichte zum Projekt

Bohsem G (2015) Märchenstunde im Pflegeheim. Süddeutsche Zeitung 03.09.2015. http://www.sueddeutsche.de/politik/demenz-maerchenstunde-im-pflegeheim-1.2633441. Zugegriffen: 11.10.2015

Es war einmal – wie Märchen die Seele streicheln. VdK-Zeitung 24.01.2014. http://www.vdk.de/deutschland/pages/presse/vdk-zeitung/66916/es_war_einmal_-_wie_maerchen_die_seele_streicheln. Zugegriffen: 11.10.2015

Hohle A (2013) Ach wie gut … Pharmazeutische Zeitung, Ausgabe 12/2013. http://www.pharmazeutische-zeitung.de/?id=45702. Zugegriffen: 11.10.2015

Lohre M (2013) Demenz und Pflege: Unvergessliche Momente. taz 31.12.2013. http://www.taz.de/!5052221/. Zugegriffen: 11.10.2015

Nikolow R (2015) Märchen und Demenz: Was einmal war. Tagesspiegel 03.04.2015. http://www.tagesspiegel.de/weltspiegel/gesundheit/maerchen-und-demenz-was-einmal-war/11572030.html. Zugegriffen: 11.10.2015

Werner S (2015) Märchenstunde hilft Demenzkranken. Ärztezeitung 06.05.2015. http://www.aerztezeitung.de/panorama/article/883845/gesundheitsforschung-maerchenstunde-hilft-demenzkranken.html. Zugegriffen: 11.10.2015

Literatur

Andersen HC (1930) Andersens Märchen. Weichert, Berlin

Becker S, Kaspar R, Kruse A (2006) Die Bedeutung unterschiedlicher Referenzgruppen für die Beurtei-

Teilhabe für die Stadtmusikanten

Mehr-sinnliches Erzählen für Menschen mit Demenz

Barbara Fornefeld

© Springer-Verlag Berlin Heidelberg 2016
I. Kollak (Hrsg.), *Menschen mit Demenz durch Kunst und Kreativität aktivieren*,
DOI 10.1007/978-3-662-48825-6_2

2

» Es hatte ein Mann einen Esel, der ihm schon
lange Jahre treu gedient hatte, dessen Kräfte
aber nun zu Ende gingen, so daß er zur Arbeit
immer untauglicher ward. Da wollte ihn der
Herr aus dem Futter schaffen, aber der Esel
merkte, daß kein guter Wind wehte, lief fort
und machte sich auf den Weg nach Bremen;
dort dachte er, kannst du ja Stadtmusikant
werden. Als er ein Weilchen fortgegangen war,
fand er einen Jagdhund auf dem Weg liegen.
Der jappte wie einer, der sich müde gelaufen.
„Nun, was japst du so?" sprach der Esel. „Ach",
sagte der Hund, „weil ich alt bin und jeden
Tag schwächer werde, und auf der Jagd nicht
mehr fort kann, hat mich mein Herr wollen
todtschlagen, da habe ich Reißaus genommen;
aber womit soll ich nun mein Brot verdienen?"
„Weißt du was", sprach der Esel, „ich gehe nach
Bremen, dort Stadtmusikant zu werden, geh mit
und laß dich auch bei der Musik annehmen" …
(Brüder Grimm, KHM 27, 2. Aufl. von 1819 nach
Rölleke u. Schindehütte 2011, S. 343–346).

2.1   Einführung

Wer kennt nicht das Märchen von den „Bremer
Stadtmusikanten"? Esel, Hund, Katze und Hahn sind
alt geworden und können ihre Arbeit nicht mehr ver-
richten. Um dem drohenden Tod durch ihre Besit-
zer zu entgehen, schließen sie sich zusammen und
begeben sich auf den Weg nach Bremen. Sie wollen
dort als Musiker ihren Lebensabend beschließen.
Doch sie kommen nie dort an, weil sie im Wald, quasi
auf halber Strecke, mit viel List Räuber aus ihrem
Haus vertreiben, sich ihrer Vorräte bedienen und
ihren Wunsch nach einem freien und selbstbestimm-
ten Leben verwirklichen (◘ Abb. 2.1).

Das Märchen, das die Brüder Grimm aus münd-
lichen Überlieferungen und älteren Märchen 1819
erstmals aufgeschrieben haben, ist voller Symbolik.
Gerade im Zusammenhang mit der Begleitung von
Menschen mit Demenz reizt es zur Interpretation:
Die Bremer Stadtmusikanten ist eine Fabel, d. h., Tiere
bestimmen den Fortgang der Geschichte. Die Menschen, die in ihr vorkommen, spielen eine untergeordnete Rolle. Die Tierbesitzer wie auch die Räuber sind
Randfiguren des eigentlichen Geschehens. Sie symbolisieren die Bürden, von denen sich die altgewordenen

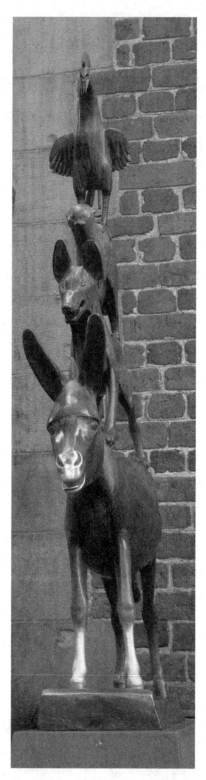

◘ **Abb. 2.1**   Denkmal der Bremer Stadtmusikanten.
© Barbara Fornefeld

Tiere befreien müssen, wenn sie nicht, bevor ihre Lebenszeit auf natürliche Weise abgelaufen ist, zu Tode kommen wollen. Die Tiere zeigen menschliche Eigenschaften und repräsentieren damit Menschen. Sie können planen, organisieren und Freundschaft schließen. Jedes von ihnen hat seine ganz eigenen Fähigkeiten und Bedürfnisse. Dieses Stilmittel bewirkt, dass sich Zuhörende besonders gut mit den Protagonisten identifizieren können: Eigene Ängste, Wünsche und Bedürfnisse finden sich in den Hauptfiguren des Märchens wieder. Eigene Lebenserfahrungen können in den Erlebnissen der Tiere wiederentdeckt werden. Wer hätte nicht Angst, im Alter seine Kräfte und seine soziale Anerkennung zu verlieren?

Auch eine weitere Charaktereigenschaft ist interessant. Die Tiere wollen in die freie Handelsstadt Bremen, die im beginnenden 19. Jahrhundert als besonders weltoffen galt. Sie erreichen die Stadt aber nicht, weil sie erkennen, dass das Leben im Wald besser zu ihnen und ihren Bedürfnissen passt. Im Kampf mit den Räubern mobilisieren sie zusammen all ihre Kräfte, greifen auf ihre reichhaltige Lebenserfahrung zurück, geben unrealistische Zukunftsträume auf, um ein gemeinsames, ruhiges und beschauliches Leben im Wald, ein altersentsprechendes Leben, zu führen (vgl. Dassel 2012).

Eine neue über das Märchen hinausgehende Interpretation ist möglich, wenn die „Stadtmusikanten" als Metapher für die altersbedingten Veränderungen im Leben angesehen werden. Die Demenz führt zu einer besonders gravierenden Wende, weil in ein erfahrungsreiches und erfülltes Leben mentale Störungen, Gedächtnisverlust und Orientierungslosigkeit einbrechen. Hierdurch entfremdet sich der Mensch zunehmend von dem, was ihm vertraut und lieb war. „Kennen wir uns?", fragt die Mutter plötzlich ihren Sohn, der in dieser Äußerung seine Mutter nicht mehr erkennen kann.

Demenz hat viele Formen mit individuell unterschiedlichen Verläufen – in der Allgemeinbevölkerung wie bei Menschen mit Behinderung. Die Demenzforschung nimmt heute in Geriatrie und Gerontologie einen breiten Raum ein, in Bezug auf Menschen mit geistiger Behinderung beginnt sie erst. Heilbar sind Alzheimer-Demenz und andere Demenzformen bislang nicht. Eine Vielzahl medizinisch-psychologischer Therapien wurde zur Aufrechterhaltung von Fähigkeiten und zur Sicherung von Lebensqualität entwickelt. Sie werden ergänzt durch spezifische Pflegekonzepte und -methoden. Neben Physio- und Ergotherapie gibt es inzwischen kulturelle Angebote für Menschen mit Demenz, die die Selbstwahrnehmung fördern, zur Lebensfreude beitragen und soziale Kontakte ermöglichen.

Eines dieser Konzepte wurde an der Universität zu Köln im Arbeitsbereich Pädagogik und Rehabilitation bei Menschen mit geistiger und schwerer geistiger Behinderung entwickelt. Es sind die „mehr¬Sinn® Geschichten" (Informationen unter http://ww.kubus-e.v.de). Sie greifen die Tradition des Märchen- und Geschichtenerzählens so auf, dass Menschen mit gravierenden Beeinträchtigungen sie erfassen können. Diese Geschichten werden nicht einfach nur erzählt, sondern sie sind so bearbeitet, dass sie sinnlich wahrnehmbar und erlebbar werden. Eine anregende, mitreißende, Neugier erzeugende Sprache und Tonführung verbunden mit einer sinntragenden Musik, entsprechenden Requisiten zum Anschauen, Lauschen, Fühlen, Schmecken und Riechen eröffnen den Inhalt der Geschichte und vermitteln ihn sinnlich. mehr¬Sinn® Geschichten wecken Empfindungen, Emotionen und Erinnerungen. Sie knüpfen an die Erfahrungen der Menschen an und machen so Verstehen möglich.

Praxistipp

Für sechs dieser mehr¬Sinn® Geschichten sind handgefertigte Requisiten sowie eine CD mit Musik, die vom Landespolizeiorchester NRW komponiert und eingespielt wurde, im Handel erhältlich. Die Requisiten werden in Werkstätten für behinderte Menschen in Deutschland, Indien und Schweden hergestellt. In der Werkstatt für behinderte Menschen in Heinsberg (Informationen unter info@lebenshilfe-heinsberg.de) werden sie in die dort produzierten hölzernen Erzählkisten verpackt und von dort vertrieben. Ihre Verwendung während des mehr-sinnlichen Erzählens wird im sogenannten Textheft beschrieben. Es enthält die adaptierte Textform sowie den Originaltext des jeweiligen Märchens. Das im Ursprung für Menschen mit Behinderung entwickelte Konzept findet heute in Kindergärten, Schulen, Wohn-, Freizeit- und Pflegeeinrichtungen in Deutschland sowie in zahlreichen europäischen und asiatischen Ländern Anwendung.

Ausgehend von der besonderen Bedarfslage von Menschen mit geistiger Behinderung und Demenz soll das Konzept der mehr¬Sinn® Geschichten vorgestellt und die Methode des mehr-sinnlichen Geschichtenerzählens anhand konkreter Beispiele (aus Forschungsarbeiten zur Erprobung und Evaluation von mehr¬Sinn® Geschichten) erläutert werden. „Die Bremer Stadtmusikanten" im Format einer mehr¬Sinn® Geschichte rundet den Beitrag ab.

2.2   Stadtmusikanten – Menschen mit Demenz

Die Stadtmusikanten als Metapher für Menschen mit Demenz symbolisieren die Personengruppe der Menschen mit geistiger Behinderung und Demenz im besonderen Maße. Ihre Lage ist prekär und die Gefahr ihrer Marginalisierung aufgrund sozialpolitischer Veränderungen groß. Über die Bedürfnisse dieser Personengruppe ist noch wenig bekannt. Gut erforscht ist die Alzheimer-Demenz bei Down-Syndrom. Über andere Behinderungs- und Demenzformen liegen international kaum Studien vor. Zum einen ist das Forschungsinteresse an dieser Randgruppe nicht groß, zum anderen ist die Differenzialdiagnostik zwischen geistiger Behinderung und Demenz schwierig. Gängige diagnostische Instrumente und Verfahren kommen hier an ihre Grenzen.

Anders als in den Nachbarstaaten gibt es in Deutschland erst heute die erste Kohorte alter und hochaltriger Menschen mit geistiger Behinderung. Durch die Verbesserung der allgemeinen Lebensbedingungen, der medizinischen und sozialen Versorgung und der pädagogischen Angebote erreichen Menschen mit Behinderung ein höheres Lebensalter. Mit dem Anstieg des Alters entstehen, wie in der übrigen Bevölkerung, auch Alterserkrankungen und Demenz. Bei Personen mit geistiger Behinderung ist das Risiko, im Verlauf ihres Lebens eine Demenz zu entwickeln, deutlich erhöht.

» Während sich in der Allgemeinbevölkerung das Gesamtrisiko bei über 65-Jährigen bei 10 bis 11% bewegt, liegt der Prozentsatz bei Menschen mit Down-Syndrom in diesem Alter bei 75%. Die Häufigkeit wird darauf zurückgeführt, dass das AP-Protein, das bei Alzheimer an der Plaquebildung im Gehirn beteiligt ist, von einem Gen produziert wird, das auf dem 21. Chromosom lokalisiert ist. Durch das dreifache Vorhandensein dieses Chromosoms 21 kommt es zur verstärkten Plaquebildung. Die Krankheit tritt bei Menschen mit Down-Syndrom häufiger und 20 bis 30 Jahre früher als in der Allgemeinbevölkerung auf (Müller u. Wolff 2012, S. 155).

Bei Menschen mit einer leichten oder mittelgradigen geistigen Behinderung verläuft die klinische Entwicklung ähnlich wie bei der Allgemeinbevölkerung. Müller und Wolff gehen davon aus,

» dass es bei dieser Personengruppe im Frühstadium zu Gedächtnis- und Aufmerksamkeitsdefiziten, Sprachstörungen, allgemeinen Verlangsamungen und visuo-räumlichen Störungen kommt. Darüber hinaus werden aber auch Depressionen, sozialer Rückzug und der Verlust von Interesse berichtet. Im mittleren Erkrankungsstadium treten dann in Abhängigkeit vom Demenztypus Persönlichkeitsveränderungen und -akzentuierungen, Antriebsminderungen, stereotype Verhaltensweisen und eine Verschlimmerung der genannten Symptome auf (Müller u. Wolff 2012, S. 154).

Im Spätstadium, so führen die beiden Autoren weiter aus, komme es zu Desorientierung, Verwirrtheit, völliger Antriebslosigkeit und Mutismus.

Eine beginnende Demenz wird bei Menschen mit geistiger Behinderung oft nicht erkannt, weil Verhaltensveränderungen oder Merkschwierigkeiten auf die geistige Behinderung zurückgeführt werden. Das Erscheinungsbild der geistigen Behinderung ähnelt dem der Demenz (vgl. Lubitz 2014), was die Diagnose erschwert. Hülshoff (2012) betont die psychosozialen Unterschiede zwischen nicht behinderten und behinderten Menschen mit konsekutiver Demenz:

» Während es für viele Menschen mit beginnender oder mittelgradiger Demenz eine Erleichterung darstellt, aus ihrer Kindheit und Jugend zu sprechen (weil biographische

Inhalte im Altgedächtnis besser verankert sind), haben manche Menschen mit geistiger Behinderung aber belastende Kindheits- und Jugenderinnerungen, die insbesondere in Deutschland – von Verfolgung, Lebensgefährdung, dem Aufwachsen in belastenden Großeinrichtungen, der Vernachlässigung durch die Eltern oder Erzieher geprägt sein können (Hülshoff 2012, S. 147).

Des Weiteren ist zu berücksichtigen, dass Menschen mit geistiger Behinderung i.d.R. selbst keine Familie gründen und eigene Kinder haben. Wenn sie alt geworden sind, sind die eigenen Eltern verstorben und auch die Geschwister alt geworden. Beide stehen nicht mehr zur Verfügung, um dem dement werdenden Verwandten Sicherheit und Geborgenheit zu geben. Menschen mit geistiger Behinderung erleben im Verlauf ihres Lebens viele Abbrüche von sozialen Beziehungen, selten bleiben Bezugspersonen in Einrichtungen über Jahre erhalten. Zudem geht mit der Diagnose Demenz häufig ein Wechsel vom Wohn- in ein Pflegeheim einher, was zu einer weiteren Belastung für die betroffenen Menschen wird. Mitarbeiter in Einrichtungen fühlen sich mit der Begleitung und Versorgung dieser Personengruppe oft überfordert, was bei den Fachkräften zu emotionalem Rückzug führt. Trotz der Intensivierung von Forschung, der Entwicklung von Behandlungsmethoden ist die Situation für Menschen mit geistiger Behinderung und Demenz sowie für deren Begleiter schwierig.

Menschen mit geistiger Behinderung und Demenz sind „Stadtmusikanten" in einer schwierigen Lebenssituation. Für mich hat diese Metapher nicht nur eine negative Wertung, weil der Musikant auch eine Figur ist, die Freude bringt, und weil die Musik Menschen miteinander verbindet. Musik wird immer emotional erlebt und kann kognitive Beeinträchtigungen überwinden. Die Bremer Stadtmusikanten wollen frei sein, dem entfliehen, was sie gefährdet und ein Leben nach ihren Vorstellungen führen. Dinge verändern sich, es ändern sich der Blick und die Art des Schauens. Das heißt, werden Menschen mit Demenz nicht an Menschen ohne Demenz gemessen, entdecken sich ihre Eigenheit und Fähigkeiten. Das mehr-sinnliche Geschichtenerzählen ist eine Möglichkeit, Menschen mit Demenz zu begegnen und mit ihnen Erlebnisse

und Erfahrungen zu teilen, sie schließlich ein wenig besser zu verstehen. Das belegt Ute Kempe, wenn sie in ihrer Examensarbeit schreibt:

» Um Erfahrungen mit dem Einsatz von Erzählkisten zu sammeln und das mehr-sinnliche Geschichtenerzählen zu üben, habe ich „Rotkäppchen", „Hänsel und Gretel" und die „Heinzelmännchen zu Köln" aus dem mehr¬Sinn® Geschichten-Projekt in einem Wohnheim für Menschen mit Demenz im Johanniter-Stift (…) in größeren Gruppen eingesetzt. Die Bewohnerinnen zeigten eine große Aufmerksamkeit und Freude am Zuhören und am Einbezogen-Sein in eine Geschichte. Für manche wurde das Hören bekannter Textpassagen zu einer lebendigen Erinnerung und ermutigte dazu, Texte mitzusprechen oder ein passendes Lied anzustimmen wie zum Beispiel zu dem Märchen „Hänsel und Gretel" (Kempe 2011, S. 45).

Ute Kempe berichtet weiter, dass eine Dame, der sie das Märchen „Rotkäppchen" erzählte, angesichts des Erzählteils über die veränderte Großmutter innehielt und bemerkte, dass ihre Enkel sich auch über die veränderte Großmutter wundern würden. Anschließend sei sie wieder in die Rolle des behüteten Rotkäppchens geschlüpft (ebd.).

2.3 mehr¬Sinn® Geschichten und mehr-sinnliches Geschichtenerzählen

» Der Mensch ist weit mehr als das, was er kognitiv zu leisten in der Lage ist (Hülshoff 2012, S. 147).

Die mehr¬Sinn® Geschichten sind Neubearbeitungen klassischer Literaturvorlagen in einem spezifischen Format. Sie verdichten die literarische Originalvorlage nicht nur so, dass Menschen mit Beeinträchtigungen sie verstehen können, sondern zugleich entsteht eine neue Form der Dichtung. Das Konzept der mehr¬Sinn® Geschichten ist ressourcenorientiert und pädagogisch ausgerichtet. Es ist somit ein Bildungskonzept. Es fragt nach den Themen, die alle Menschen angehen und alle Menschen miteinander verbinden. Sie sind in den Geschichten unserer Kultur enthalten, in den Märchen, Sagen, Legenden und Bibelgeschichten, die seit Jahrhunderten von Generation zu Generation weitergegeben werden.

> **Das mehr-sinnliche Geschichtenerzählen ist ein überaus dynamischer Prozess, der sich aus einem ausgewogenen Zusammenspiel von bearbeitetem Inhalt, Dramaturgie, Sprache, Requisiten, Musik, Inszenierung und Dialog zwischen Erzähler/-innen und Zuhörer/-innen ergibt. Darum besteht das Konzept der mehr¬Sinn® Geschichten aus verschiedenen Dimensionen, aus anthropologisch-ethischen, literatur- und kulturwissenschaftlichen, schwerstbehindertenpädagogischen und bildungstheoretischen sowie methodischen Theorien.**

Die „Philosophie der Geschichten" von Wilhelm Schapp (2012) oder Paul Ricœur (2007) zeigt, dass jeder Mensch etwas mitbringt, weil er immer in die Geschichten des eigenen Lebens verstrickt ist, d. h., er kann nur sich selbst und die Welt um ihn herum aus seinen gemachten Erfahrungen heraus verstehen. Jeder Mensch kommt mit Erfahrungen zur Welt, die er bereits vor seiner Geburt gemacht hat. Diese Erfahrungen entstehen aus der Verbindung zu einem anderen Menschen, zur Mutter. Bereits hier, vor der Geburt entstehen die ersten Geschichten, d. h., die Urerfahrungen und Urgebilde, die ein Leben lang wirksam bleiben. Auf der Folie dieser Urerfahrungen, dieser Urgeschichten, kann der Mensch sich und die Welt verstehen. Die unauflösliche Verbundenheit mit dem eigenen Gewordensein bildet die Basis für die eigene Existenz. Das ist gemeint, wenn heute in Philosophie, Literatur- und Erziehungswissenschaft Schapps Grundaussage zitiert wird:

» Die Geschichte steht für den Mann. Wir meinen damit, daß wir den letztmöglichen Zugang zu den Menschen über Geschichten von ihm haben (Schapp, zit. nach Eichler 2010, S. 109 f.).

Wir verstehen uns selbst und andere Menschen nur aus ihren erlebten, erfahrenen und erzählten Geschichten heraus. In seinen Geschichten erscheint der Mensch als Mensch.

Die Philosophin und Literaturwissenschaftlerin Stefanie Haas (2010) schlägt eine Brücke zwischen den Geschichten des eigenen Lebens und den literarischen Geschichten, also denen, die von anderen erdacht und erzählt werden. Literarische Erzählungen gehören für Stefanie Haas nicht zur Außenwelt des Menschen, sondern sind immer mit dem Leser oder Zuhörer verbunden. Die Erzählungen selbst handeln oft von den Verstrickungen der Menschen, weil sie die Motive des Lebens aufgreifen. Die Autorin/der Autor eines Romans oder einer Kurzgeschichte verbindet die Akteure und Ereignisse, also die Figuren und Handlungen so miteinander, dass die Leser sie mit den eigenen Erfahrungen verbinden können. In dem Maße, in dem sich die Leser mit dem Protagonisten der Erzählung identifizieren, werden sie zu einem wesentlichen Teil der Erzählung. Sie sind in sie verstrickt! Wir Menschen deuten das Gelesene oder Gehörte auf der Grundlage unserer unauflöslichen Verwobenheit mit unseren Erfahrungen und Empfindungen und geben ihm so einen Sinn. Doch das, was ein jeder von uns aus einer Erzählung macht, muss offen bleiben: „Ein Dritter kann an die Geschichte nie so nah herankommen, wie der, der sie erlebt, erleidet", sagt Wilhelm Schapp (2012, S. 148).

Diese Grundaussage lässt sich mit einem Beispiel verdeutlichen: Anna Lena Bätcke hat im Rahmen des mehr¬Sinn®-Projekts die Ballade *Herr von Ribbeck auf Ribbeck im Havelland* für eine Frau mit Down-Syndrom und fortgeschrittener Demenz entwickelt. Frau Bätcke hat sich für den lyrischen Text von Theodor Fontane entschieden, weil er zur Lebenssituation von Frau A. passt:

» Der Rhythmus, der Reim, die Ähnlichkeit zum Gesang bzw. Lied nehmen Elemente aus ihrem Leben auf, die eine besondere Bedeutung für sie hatten und für die sie auch heute noch zugänglich ist. Sie können eine Brücke schlagen zwischen ihrem Leben ohne und mit Demenz (Bätcke 2014, S. 65).

Inwieweit sich Frau A. mit Herrn von Ribbeck als altem Mann identifizieren kann, muss dahingestellt bleiben. Frau Bätcke möchte Frau A. am Ende ihres Lebens mit der Ballade vermitteln, dass sie nicht vergessen wird.

In ihrer Abschlussarbeit hält Anna Lena Bätcke fest:

» Ob die Ballade ihre Wirkung bei Frau A. erzielt hat, bleibt offen. Es ließ sich zwar deutlich erkennen, dass das gemeinsame Erleben und das Verstricktsein in die Geschichte in ihr eine Veränderung hervorgerufen haben. Was sie aus der Geschichte aber wirklich für sich mitgenommen hat, lässt sich nicht mit Sicherheit sagen. Dennoch scheint ihr das mehr-sinnliche Geschichtenerzählen zumindest für den Moment gut getan zu haben. Und ohne *Herrn von Ribbeck auf Ribbeck im Havelland* hätte vielleicht niemand ihre Vorliebe für Birnensaft herausgefunden (Bätcke 2014, S. 65).

Jeder Mensch, ganz gleich ob er behindert oder dement ist oder nicht, ist in Geschichten verstrickt! Darum lässt er sich in die Erzählung verstricken. Die Geschichtenphilosophie bildet eine Säule im theoretischen Konzept der mehr¬Sinn® Geschichten. Eine weitere soll noch kurz ergänzt werden.

Märchen, Sagen, Legenden oder Bibelgeschichten sind uralte, z. T. kulturübergreifende Überlieferungen, die die Urerfahrungen und Bedürfnisse der Menschen ansprechen. Alle Menschen erfahren Angst, Freude, Missachtung, Hochmut, Trauer und die vielen anderen Motive, die in Märchen und anderen Erzählungen vorkommen. Wie heute werden in diesen alten Überlieferungen Fragen nach dem Sinn des Lebens gestellt und beantwortet. All das sind Fragen, die alte Menschen beschäftigen. Die mehr¬Sinn® Geschichten greifen Sinnfragen, Motive und menschliche Charaktere auf und bearbeiten sie. Damit werden sie zu Versionen des Überlieferten, die durch die spezielle Methode des Erzählens kulturelle und soziale Teilhabe ermöglichen. Diesen Anspruch erfüllen die mehr¬Sinn® Geschichten, weil sie an den Erfahrungen des Menschen ansetzen und zu „ästhetischen Empfindungen" (Liessmann 2009) führen, die im „sinnlich-leiblichen Dialog" (Waldenfels 2000; Fuchs 2011) von Erzähler und Zuhörer Verstehen ermöglichen.

❯ **Ästhetische Empfindungen heben sich hervor aus der Menge des Wahrgenommenen (vgl. Fornefeld 2013a, S. 48). Sie treten als etwas Besonderes heraus, das die Aufmerksamkeit weckt. Das Wahrgenommene irritiert zunächst und provoziert intensive Empfindungen. Genau das wollen die mehr¬Sinn® Geschichten mit ihren besonderen Gestaltungselementen: Ästhetische Empfindungen wecken.**

Ästhetische Empfindungen ermöglichen Erinnerungen, wie das folgende Beispiel von Katharina Hamacher (2015a) zeigt. Sie hat die mehr¬Sinn® Geschichten-Kiste bei alten Menschen mit geistiger Behinderung und demenziellen Erkrankungen erprobt. Als sie Frau W. sagt, dass sie ihr eine Geschichte erzählen möchte, setzt Frau W. sich

» schnell auf ihr Bett und deutet mir [Frau Hamacher, Anm. der Autorin], mich neben sie zu setzen. Ich öffne die Erzählkiste und lasse die Bewohnerin durch die Requisiten selbst eine Geschichte auswählen. Sie greift zielstrebig nach dem Glas mit den Muscheln und sagt „Urlaub, Rosi mit". Ich wähle daher für diese Erzählsituation die Geschichte *Reise zur Schatzinsel* aus. Die Bewohnerin ist während der Geschichte fasziniert von den Materialien Sand und Muscheln. Sie hört mir aufmerksam zu und hält sowohl den Sand als auch die Muscheln gerne in ihren Händen. Nach Ende der Geschichte räume ich die Materialien langsam wieder zurück in die Kiste, währenddessen steht Frau W. auf, geht mit den Worten „Rosi, Rosi" zur Wand und deutet mit ihren Fingern auf die Fotos des letzten Urlaubs. Auf den Bildern ist sie an der Nordsee zu sehen, wo sie am Strand sitzt und im Sand mit ihren Fingern gräbt (Hamacher 2015a, A 10).

mehr¬Sinn® Geschichten sind wie kurze Einakter mit zwei Schauspielern. Die Weise, wie die Requisiten dargeboten werden, erinnern an Performance-Kunst, und die komponierte Musik befördert ästhetische Empfindungen. Die Requisiten sind bewusst so gestaltet, dass sie sich von Alltagsgegenständen abheben. Sie sollen irritieren und provozieren, zur Wahrnehmung anregen und sinnliche Erfahrungen ermöglichen. Ich will das an einem Beispiel verdeutlichen:

Im mehr¬Sinn® Märchen *Rotkäppchen* spielt ein erwärmtes Körnerkissen eine wichtige Rolle. Es ist nicht die Großmutter, und die Großmutter ist nicht das Körnerkissen. In seiner Gestaltung hebt sich das Körnerkissen jedoch von den alltäglichen Dingen ab, es macht aufmerksam auf sich. Es regt zum Ertasten an und lässt im Kontext der anderen Gestaltungselemente der Geschichte sowie des Erzählvorgangs subjektiven Sinn entstehen. So können sich die mit dem Urbild der Großmutter verbundenen Empfindungen von Wärme, Geborgenheit und Vertrauen einstellen: Verstehen wird möglich! (vgl. Fornefeld 2013, S. 49)

> ● mehr¬Sinn® Geschichten sind kein Therapieangebot mit vorgegebenen Zielen. Die Requisiten der Geschichten sind nicht zur sensorischen Anregung gedacht, sondern sie vermitteln den Inhalt der Geschichte sinnlich: Das heißt, das Verstehen der Geschichten resultiert aus der Einheit von Wahrnehmen und Denken einerseits und der Vermittlung des Inhalts in Sinnzusammenhängen andererseits. Der Name „mehr¬Sinn®" steht für diese doppelte Bedeutung: mehr¬Sinn® Geschichten machen Sinn und schaffen Sinn! Sie machen mehr Sinn!

Über ihre Sinne sind Menschen mit kognitiven Beeinträchtigungen und Demenz lange ansprechbar, wie das zuvor angeführte Beispiel von Frau A. zeigt. Wir nehmen unsere Umwelt sinnlich wahr und geben ihr damit Sinn. Unsere sinnliche Wahrnehmung ist unmittelbar und geht dem Nachdenken voraus. In unserer abendländischen Kultur wird die Vernunft höher bewertet als die Leistungen des Körpers und der Sinne. „Der Körper und die Sinne erscheinen als das Andere der Vernunft, dasjenige, was die Vernunft aus sich selbst ausgelagert hat, um es sich in vergegenständlichter Form neu anzueignen", kritisieren Dederich, Jantzen und Walthes (2011, S. 47). Das hat dazu geführt, dass die Sinne heute unterschiedlich bewertet werden, wobei das Sehen Vorrang vor den anderen Sinnestätigkeiten hat. Das Hören und vor allem das Sehen gelten als „höhere" und dem Geistigen nahe stehende Modalitäten, während das Riechen, Schmecken und Tasten als „niedrige" Sinne betrachtet werden, die dem eher Animalischen zugeordnet werden (vgl. Dederich et al. 2011, S. 47f.). Der wissenschaftlichen Sicht auf die Sinne steht unser Alltagswissen gegenüber. Wer würde beim Kosten eines teuren

Weins Geschmack und Geruch als niedrigen Sinn auffassen? Sind es nicht gerade unerwartet auftretende Geruchs- und Geschmackseindrücke, die Erinnerungen und innere Bilder in uns wachrufen und uns mit uns selbst verbinden? So wie es Frau W. beim Erzählen der Geschichte *Reise zur Schatzinsel* gezeigt hat.

> ● Im Konzept der mehr¬Sinn® Geschichten ist die Hierarchie der Sinne aufgehoben. Sie sprechen alle Sinne an. Durch ihre besondere Gestaltung ermöglichen sie sinnliche Erfahrungen. Diese wiederum machen ein Verstehen möglich, das vor dem bewussten Nachdenken, der Reflexion liegt.

Der Mensch mit Demenz ist während des Erzählens einer mehr¬Sinn® Geschichte nicht passiv, sondern er ist ein aktiver Partner, der sich ansprechen lässt und Sinn stiftet. Hierzu noch ein Beispiel aus der Arbeit von Katharina Hamacher:

> » Frau K. betrachtet die Requisiten interessiert und akzeptiert, dass ich ihr beispielsweise den Wolf auf den Bauch lege, sie nutzt die Gelegenheit und sieht sich die verschiedenen Requisiten auf ihrem Bauch intensiv an. Sie wirkt interessiert und nimmt durch ihre Blicke aktiv an der Situation teil. Während des Erzählens sucht sie häufig Augenkontakt zu mir (Hamacher 2015a, A6).

> ● Menschen mit schweren Beeinträchtigungen können mehr verstehen, als ihnen zugetraut wird. Verstehen geht eben nicht allein aus reflektiertem Wissen hervor. Es entspringt unseren leiblichen Erfahrungen, dem an was wir uns erinnern und was in unserem Körpergedächtnis ruht.

Gerade in der Arbeit mit alten Menschen mit Demenz stellen wir fest, dass sie die sinnlich vermittelten alten Märchen und Sagen schätzen, dass sie ihnen helfen, an ihr eigenes Leben anzuknüpfen und Erinnerungen in der Gegenwart zu entdecken. Frau Hamacher nutzt die im mehr-sinnlichen Erzählen entstandene Offenheit von Frau K., um mit ihr ein Fotoalbum anzuschauen:

» Gemeinsam betrachten wir die Fotos darin, welche unter anderem ihren Sohn zeigen und ihre Arbeit in der Werkstatt dokumentieren. Ihr gelingt es heute gut, die abgebildeten Personen zu benennen (Hamacher 2015a, A6).

Das gemeinsame Erleben im mehr-sinnlichen Geschichtenerzählen verbindet. Erzählen wirkt gerade im Stillen. Es „entfaltet sich dann als elementare und fast magisch wirkende sinnliche Kraft, wenn die Zuhörenden in einem ruhigen Zustand sind", sagt die Märchenforscherin Kathrin Pöge-Alder (2011, S. 186). Auffallend ist, dass alle Kinder und Jugendlichen mit schwerer Behinderung oder alte Menschen mit Demenz, denen mehr¬Sinn® Geschichten erzählt wurden, am Ende damit begannen zu zeigen, zu lautieren oder zu sprechen, so als wollten sie selbst dem Erzähler etwas erzählen. An den Reaktionen der Zuhörer und den Äußerungen der Erzähler wird deutlich, dass mehr¬Sinn® Geschichten ihnen die Teilhabe an unserer Kultur der Literatur ermöglichen. Das mehr-sinnliche Geschichtenerzählen ist eine Form besonders intensiv erlebbarer sozialer Teilhabe. Das Konzept geht von den grundsätzlichen Selbstentfaltungskräften eines jeden Menschen aus und will kulturelle Teilhabe aller Menschen über das Geschichtenerzählen erreichen.

2.4 mehr¬Sinn® Geschichte *Stadtmusikanten*

Wie die Ballade von *Herr von Ribbeck auf Ribbeck im Havelland* eignet sich auch die mehr¬Sinn® Geschichte von den *Bremer Stadtmusikanten* dazu, sie Menschen mit Demenz zu erzählen, denn sie handelt in gewissem Sinne von ihnen selbst. Bevor diese Geschichte vorgestellt wird, sollen einige praktische Hinweise zur Entwicklung von mehr¬Sinn® Geschichten und zum mehr-sinnlichen Geschichtenerzählen gegeben werden.

Bevor mehr¬Sinn® Geschichten Menschen mit fortgeschrittener Demenz oder Menschen mit geistiger Behinderung und demenzieller Erkrankung erzählt werden, ist zu klären, ob die Person, der eine Geschichte erzählt werden soll, Märchen überhaupt mag. Geschichten sprechen nämlich nur den an, der sich von ihnen ansprechen lässt. Menschen mit leichter Demenz bevorzugen den Originaltext eines Märchens, weil sie sich an Passagen erinnern, manchmal diese sogar rezitieren können, vor allem, wenn sie Alliterationen enthalten, wie beispielsweise „Knusper, knusper, knäuschen, wer knuspert an meinem Häuschen" (aus dem Märchen *Hänsel und Gretel*).

Katharina Hamacher schildert in ihrer Studie, dass Frau U., auf die Frage, an welche Märchen sie sich erinnere, antwortet:

» „Rotkäppchen, Schneewittchen, Rumpelstilzchen, Dornröschen, da wo der Prinz die Frau wachgeküsst hat und Radieschen". „Radieschen?" „Ja, Radieschen, Radieschen, lass dein Haar herunter." (Überlegt kurz.) „Ach ne, Radieschen ist das nicht was zu essen? Wie heißt denn das Märchen mit den Haaren nochmal?" „Meinst du Rapunzel?" „Ja, das könnte möglich sein." (Hamacher 2015b, S. 2f).

mehr¬Sinn® Geschichten wurden zunächst nicht zum Erzählen in Gruppen konzipiert, weil Menschen mit gravierenden mentalen Beeinträchtigungen die direkte, ablenkungsarme Atmosphäre zum Verstehen benötigen. Das Erzählen in einer gemischten Gruppe spricht die einzelnen Mitglieder in anderer Weise an und ermöglicht oft das Gespräch miteinander. Die Requisiten in der mehr¬Sinn-Geschichten-Kiste sind auf die Zweiersituation abgestimmt. Soll eine Geschichte aus der Erzähl-Kiste in der Gruppe erzählt werden, können die Requisiten von Zuhörer zu Zuhörer weitergereicht werden, was zur Kommentierung der Erzählung oder zum Weitererzählen der Geschichte anregt.

Menschen mit demenziellen Erkrankungen sind als Erwachsene anzusprechen. Die Geschichten, die ihnen erzählt werden, sollten ihrem Alter entsprechen. Da Märchen im Ursprung Geschichten für Erwachsene sind und erst durch die Brüder Grimm zu den Kinder- und Hausmärchen wurden, eignen sie sich sehr gut für alten Menschen.

Wie zuvor dargestellt, sind die mehr¬Sinn® Geschichten Literatur in einem spezifischen Format. Zur Entwicklung dieser mehr¬Sinn-Form werden Märchen oder andere literarische Vorlagen zunächst auf ihre inhaltlichen Aussagen hin betrachtet.

Märchen, wie *Die Bremer Stadtmusikanten*, sind voller Symbolik, die zunächst verstanden werden muss, damit bei der Bearbeitung des Textes sein Sinn, d. h. die Kernaussage, erhalten bleibt. mehr¬Sinn® Geschichten sind eben nicht schlichte Vereinfachungen oder Reduktionen des Originals. Sein Sinngehalt muss in der Bearbeitung erhalten bleiben. Darum eignet sich epische Literatur mit nur einem Erzählstrang, wie Märchen, Fabeln oder Legenden, gut zur mehr-sinnlichen Bearbeitung. Romane, Texte mit parallelen Erzählsträngen oder mehreren Kapiteln lassen sich hingegen besser im Format des basalen Theaters darstellen.

Wenn der Plot einer Geschichte, der Erzählstrang und die Funktion der handelnden Figuren geklärt sind, muss überlegt werden, wie die Charaktere der Figuren, die Handlung und die Stimmungen der Geschichte Menschen mit mentalen Beeinträchtigungen am besten vermittelt werden können. Folgende Fragen sind hierbei wichtig:

- Wo ist Sprache unverzichtbar? Müssen Passagen des Originals übernommen werden, weil sie besonders einprägsam sind oder Erinnerungen wecken? Zum Beispiel im Märchen Schneewittchen: „Spieglein, Spieglein an der Wand, wer ist die Schönste im ganzen Land …".
- Welche Charaktere und welche Textpassagen lassen sich durch welche Requisite sinnlich vermitteln? Lassen sich alle Sinne ansprechen (Sehen, Hören, Fühlen, Schmecken und Riechen) und welches Sinnesangebot passt wo am besten? Wie muss die Requisite gestaltet sein, damit die gewünschte Wirkung beim Zuhörer entsteht?
- Wie kann Musik genutzt werden, um Stimmungen und Emotionen zu transportieren? Wie ist die Sprache der ausgewählten Musik? Passt sie zu dem, was ausgedrückt werden soll? Die Auswahl der Musik ist schwierig, weil Musik eine ganz eigene Sprache hat und von Hörern unterschiedlich aufgenommen wird. Unsere internationalen Studien haben gezeigt, dass europäische Musik Menschen mit Beeinträchtigung in Korea oder Taiwan nicht anspricht. Darum wurden deutsche mehr¬Sinn® Geschichten zwar übersetzt, aber teilweise mit einer landestypischen Musik unterlegt.

Wenn alle Gestaltungselemente entwickelt worden sind, müssen sie dramaturgisch so miteinander verbunden werden, dass der Zuhörer den Sinnzusammenhang der Geschichte nachvollziehen kann. Im Textheft werden der angepasste Erzähltext und alle Gestaltungsaspekte festgehalten. Es dient als Vorlage zum Erzählen.

Das Entwickeln einer mehr¬Sinn® Geschichte ist anspruchsvoll und dauert i.d.R. viele Stunden. Fortbildungen zum Entwickeln von mehr¬Sinn® Geschichten und zum mehr-sinnlichen Geschichtenerzählen werden von KuBus e.V. angeboten (http://ww.kubus-e.v.de). Das mehr-sinnliche Geschichtenerzählen ist eben nicht einfach nur ein Erzählen mit Materialien, so wie dies im Kindergarten oder im Rahmen von Storytelling-Veranstaltungen beliebt ist. In den mehr¬Sinn® Geschichten sind Requisiten mehr: Sie sind sinntragend, das heißt, sie repräsentieren Inhalt und Botschaft der Erzählung. Durch die Weise, wie die der Erzähler spricht und die Requisiten dem Zuhörer vermittelt, entsteht ein Dialog zwischen Zuhörer und Erzähler. Gerade an diese soziale Komponente erinnert man sich, wenn man an die Erzählungen der eigenen Kindheit denkt. Es war anheimelnd, wenn die Eltern oder Großeltern am Bett eine Geschichte erzählten und man sich ankuscheln konnte. Nicht immer war die Geschichte das Wichtigste, sondern eher die Beziehung zum Erzähler. Im mehr-sinnlichen Geschichtenerzählen ist das nicht anders. Der Dialog zwischen Erzähler und Zuhörer trägt gemeinsam mit den zuvor genannten Stilelementen zum Verstehen des Inhalts der Geschichte bei. Damit der Mensch mit mentalen Beeinträchtigungen den Sinn versteht, müssen die erzählerischen Mittel gut aufeinander abgestimmt sein: Rhythmus der Sprache und Klang der Stimme, Mimik, Gestik und Körpersprache, Form der Darbietung der Requisiten und der Musik, Atmosphäre, Ruhe und Konzentration. Darüber hinaus ist Grundsätzliches beim mehr-sinnlichen Erzählen zu beachten (vgl. Fornefeld 2013b, S. 9):

Grundsätzliches zum mehr-sinnlichen Erzählen

- Mehr-sinnliches Erzählen braucht eine besondere Atmosphäre der Ruhe und Konzentration abseits vom Alltagsgeschehen, damit Erleben und Erfahren möglich werden und Sinn entsteht. Das Anzünden einer Kerze kann für Menschen mit mentalen Beeinträchtigungen zum Signal für den Beginn des Erzählens werden und gleichzeitig eine vertrauensvolle Atmosphäre schaffen.

- Der Erzähler sollte Zeit und Gelassenheit mitbringen. Mit „tausend Dingen im Kopf" kann man nicht gut erzählen.

- Der Erzähler braucht Geduld, denn Menschen mit mentalen Beeinträchtigungen reagieren u. U. nicht gleich beim ersten Erzählen einer Geschichte. Oft zeigen sie erst nach mehrmaligem Hören eine deutliche Reaktion. Darum ist es wichtig, dass die Geschichte immer in der gleichen Weise und mit denselben Worten erzählt wird.

- Damit der Zuhörer die Requisiten mit allen Sinnen wahrnehmen kann, muss der Erzähler ihm Zeit zum Auf- und Wahrnehmen geben. Es ist zu berücksichtigen, dass Menschen mit mentalen Beeinträchtigungen längere Zeit zur Verarbeitung von Sinneseindrücken brauchen.

- Beim mehr-sinnlichen Geschichtenerzählen sind Erzähler und Zuhörer aktiv. Beide brauchen einander. Der eine gibt dem anderen ein Zeichen. Darum ist es wichtig, dass der Erzähler dem Zuhörer zutraut, dass er sich am Fortgang der Erzählung beteiligen kann.

- Grundsätzlich gilt: Erzählen statt aufzählen oder belehren! Der Erzähler muss die Stimme modulieren, damit der Sinn einzelner Worte bzw. Sätze für den Zuhörer auch über den Klang der Stimme deutlich wird. Bei der Betonung sollte aber nicht übertrieben werden, sonst wird das Erzählen unnatürlich künstlich.

- Man sollte beim mehr-sinnlichen Geschichtenerzählen keine vorgefassten Reaktionen auf die Worte oder das sinnvermittelnde Material erwarten. Sinn entsteht immer subjektiv. Erinnerungen und Gefühle, die gerade beim Erzählen von Märchen geweckt werden, sind immer unabsehbar.

- Nach Abschluss der Erzählung sollten Erzähler und Zuhörer noch eine Weile des Zusammenseins, der Ruhe und der Besinnung gegeben werden, damit das zusammen Erlebte und Erfahrene seine Wirkung zeigen kann. Häufig kommt es gerade dann zu besonderer Nähe, in der sich Menschen mit Demenz zu sich selbst und ihrem Leben äußern. Das schafft, wenn auch nur für kurze Zeit, Vertrauen und das Gefühl von Angenommensein.

Abschließend soll anhand des Textheftes des mehr¬Sinn® Märchens *Die Bremer Stadtmusikanten* das zuvor Dargestellte veranschaulicht werden. Die Geschichte wurde im Rahmen eines Seminars von Studierenden der Geistigbehindertenpädagogik entwickelt und mit schwerstbehinderten Kindern erprobt (Projekt von Martin Thelen). In diesem Beitrag ist die überarbeite Fassung für Erwachsene mit geistiger Behinderung und Demenz abgedruckt. Gegenüber der Grimm'schen Fassung des Märchens wurden zur Komprimierung des Originaltextes folgende didaktische Überlegungen im Hinblick auf die mentalen Beeinträchtigungen der Zuhörer berücksichtigt:

- Vermeidung von Perspektivwechsel,
- Linearität der Handlungsstrangs,
- Verzicht auf Nebenfiguren,
- Begrenzung auf das Wesentliche,
- Kurze Sätze, wohlklingende Worte,
- Wiederholungen von prägnanten Textpassagen.

☐ Abb. 2.2   Requisiten zur mehr¬Sinn® Geschichte „Die Bremer Stadtmusikanten". © Barbara Fornefeld

Wenn alle Requisiten griffbereit sind (☐ Abb. 2.2), zündet der Erzähler, gut für den Zuhörer sichtbar, die Kerze an, damit der Zuhörer versteht, dass die Erzählung beginnt (☐ Tab. 2.1).

2.5   Zum Schluss

Mein Beitrag endet mit einer kleinen Geschichte. Frau A. hat Anna Lena Bätcke dazu inspiriert:

» … Da hatten die Menschen eine Idee. Sie wollten sich gemeinsam um die Frau kümmern. Da sie gerne gesungen hatte, sangen sie viele Lieder mit ihr oder sie erlebten mit ihr gemeinsam Gedichte mit allen Sinnen. Sie gaben ihr ihre Lieblingsspeisen zu essen und erzählten ihr Geschichten von früher. Sie gingen mit ihr im Rollstuhl spazieren und genossen die Sonne, die Luft und die Geräusche der Natur. Manchmal saßen sie auch einfach nur an ihrem Bett und schwiegen. Sie zeigten der Frau, dass sie bei ihr waren und sie nicht vergessen würden, wenn sie sterben sollte. Sie sollte keine Schmerzen leiden und keine Angst haben. Sie war immer noch eine Lebende und hatte darum auch ein gutes Lebensende verdient. Und so gaben sie nicht dem Leben mehr Tage, sondern den Tagen mehr Leben (Bätcke 2014, S. 66).

Requisiten zur mehr¬Sinn® Geschichte „Die Bremer Stadtmusikanten"

- **Kerze:** Schaffen einer Erzählatmosphäre
- **Bürste:** Symbol für den Esel
- **Schwamm** (leicht angefeuchtet): Symbol für den Hund (Hundeschnauze)
- **Samtstreifen:** Symbol für die Katze
- **Feder:** Symbol für den Hahn
- **Samtsäckchen mit Metallplättchen:** Symbol für Räuber
- **CD-Musik:** z. B. Ausschnitte aus der Filmmusik zu „Jenseits der Stille" von Niki Reiser

□ Tab. 2.1 mehr¬Sinn® Geschichte „Die Bremer Stadtmusikanten" (Textheft)

1. Szene

Requisiten: Bürste

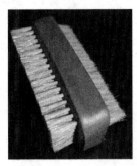

© Barbara Fornefeld

Regieanweisung:	**Gesprochener Text:**
Die Bürste wird in das Blickfeld des Zuhörenden gehalten, um Aufmerksamkeit zu wecken. Anschließend wird der Text langsam und mit Betonung der Adjektive gesprochen. Der Klang der Stimme soll Alter und Müdigkeit des Esels widerspiegeln. Um den Eindruck des Gesagten zu vertiefen, wird die Bürste vorsichtig über die Hand oder den Arm des Zuhörers gestrichen. Dabei kann der Text noch einmal wiederholt werden.	Es war einmal ein alter, müder und schwach gewordener Esel.

2. Szene

Regieanweisung:	**Gesprochener Text:**
Betont den ersten Satz des Textes sprechen. Danach eine kurze Pause machen, damit der Zuhörer die Wirkung des Gesagten (die Emotion) aufnehmen kann. Im Sprechen des zweiten Satzes liegt die Betonung auf „Hungertod sterben". Hierdurch soll die Gefahr, in der sich der Esel befindet, atmosphärisch verdeutlicht werden. Während des Erzählens liegt die Bürste in der Hand des Zuhörers.	Der Esel war so schwach, dass er nicht mehr arbeiten konnte. Er sollte den Hungertod sterben.

3. Szene

Requisiten: Musik von der CD (ca. 1 Minute)

Regieanweisung:	**Gesprochener Text:**
Der Satzanfang, „Der Esel", wird betont, um zu verdeutlichen, dass der Esel weiterhin Handlungsträger ist, und um dem Zuhörer die Möglichkeit zu geben, sich mit dem Protagonisten emotional zu verbinden. Des Weiteren sollten die Wörter „Bremen" und „Stadtmusikant" stimmlich hervorgehoben werden, da diese direkt auf den vielleicht von Zuhörer noch erinnerten Titel des Märchens „Die Bremer Stadtmusikanten" verweisen. Während der Erzähler die Textpassage wiederholt, nimmt er dem Zuhörer die Bürste langsam aus der Hand und legt sie auf seinen Schoß. Anschließend lauschen Erzähler und Zuhörer gemeinsam der Musik des Stadtmusikanten. Dieselbe Musik ist zum Ende der Geschichte noch einmal zu hören.	Der Esel machte sich auf nach Bremen, um dort Stadtmusikant zu werden.

◘ Tab. 2.1   Fortsetzung

4. Szene

Requisiten: Schwamm

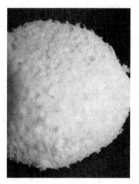

© Barbara Fornefeld

Regieanweisung:
In dieser Szene kommt ein weiterer Wandergeselle hinzu. Durch die Betonung des Satzanfangs „Auf dem Weg" wird das Augenmerk auf die Veränderung gelenkt.

Der angefeuchtete Schwamm wird in das Blickfeld des Zuhörers gehalten und ihm anschließend in die Hand gegeben, damit er die Beschaffenheit des zweiten Tieres spüren kann. Während der Zuhörer den Schwann anfühlt, können die beiden Sätze wiederholt werden. Anschließend legt der Erzähler den Schwamm zur Bürste auf den Schoß des Zuhörers.

Gesprochener Text:
Auf dem Weg traf der Esel einen alten, müden, hungrigen Hund. Gemeinsam zogen sie weiter.

5. Szene

Requisiten: Samtstreifen

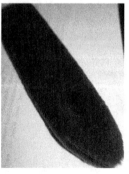

© Barbara Fornefeld

Regieanweisung:
Nun kommt die Katze als Wandergeselle hinzu. Während der erste Satz der Szene gesprochen wird, erscheint der Samtschwanz im Blickfeld des Zuhörers. Er kann ergriffen und erkundet werden. Die Adjektive „alt, zerzaust, knochig" werden durch Betonung wieder hervorgehoben. Der zweite Satz, „Gemeinsam zogen sie weiter", soll in der gleichen Weise wie zuvor gesprochen werden, um dem Zuhörer Wiedererkennung zu ermöglichen.

Während die Textpassage wiederholt wird, legt der Erzähler den Samtschwanz zu Bürste und Schwamm in den Schoß des Zuhörers.

Gesprochener Text:
Esel und Hund begegneten einer alten, zerzausten, knochigen Katze. Gemeinsam zogen sie weiter.

◻ **Tab. 2.1** Fortsetzung

6. Szene

Requisiten: Feder

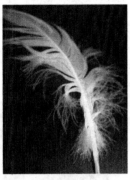

© Barbara Fornefeld

Regieanweisung:
Nachdem der erste Teil des ersten Satzes gesprochen wurde, soll
eine kleine Sprechpause nach „Hahn" die Aufmerksam des Zuhörers
erneut binden und auf „der jämmerlich krähte" lenken. Der zweite Satz,
„Gemeinsam zogen sie weiter", soll in der gleichen Weise wie zuvor
gesprochen werden.

Während die Textpassage wiederholt wird, legt der Erzähler die Feder zu
Bürste, Schwamm und Samtschwanz in den Schoß des Zuhörers.

Gesprochener Text:
Esel, Hund und Katze begegneten einem
alten Hahn, der jämmerlich krähte.
Gemeinsam zogen sie weiter.

7. Szene

Requisiten: Samtsäckchen mit Metallplättchen

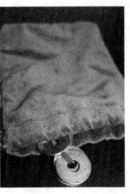

© Barbara Fornefeld

Regieanweisung:
Da nun ein neuer Handlungsstrang beginnt, der in der Nacht spielt, soll
die Stimmlage so gesenkt werden, dass die Worte unheimlich klingen. Die
Betonung liegt auf „einsames Räuberhaus" im ersten Satz, im zweiten auf
„dunkle Gestalten". Zur Veranschaulichung der Räuber wird dem Zuhörer
das Säckchen zum Erkunden in die Hand gegeben. Ein kalt klingendes
Klappern ist dabei zu hören.

Gesprochener Text:
Als die Nacht hereinbrach sahen sie im
Wald ein einsames Räuberhaus. Drinnen
saßen dunkle Gestalten.

◻ Tab. 2.1   Fortsetzung

8. Szene

Regieanweisung:	**Gesprochener Text:**
In dieser Szene ist die Aufzählung der Tiere ein wichtiges Stilmittel. Ihre „Freundschaft" wird noch enger, weil sie miteinander planen. Darum kann sich der Erzähler beim Sprechen des ersten Teils des Satzes Zeit lassen, um dann „Sie wollten die Räuber vertreiben" im Sinne einer Feststellung zu betonen.	Von Hunger getrieben schmiedeten Esel, Hund, Katze und Hahn einen Plan: Sie wollten die Räuber vertreiben.

9. Szene

Requisiten: Bürste, Schwamm, Samtstreifen und Feder

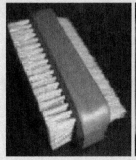 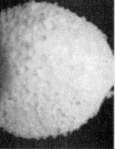 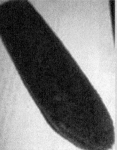 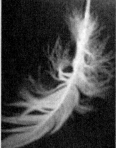

© Barbara Fornefeld

Regieanweisung:	**Gesprochener Text:**
Zunächst umschließt der Erzähler mit seiner Hand das Säckchen in der Hand des Zuhörers, um durch diese Geste zu verdeutlichen, dass es jetzt um die Räuber geht. ·	Zuerst stellte sich der Esel vor das Fenster.
	Dann sprang der Hund auf den Esel.
An diese Passage des Originalmärchens erinnern sich die Zuhörer erfahrungsgemäß am ehesten. Darum ist der Text relativ lang und muss durch Sprechweise und Requisiten unterteilt werden: Die Tiernamen werden betont und so, wie sie im Text erscheinen, mit der zugehörigen Requisite dem Zuhörer gezeigt: Zuerst nimmt der Erzähler die Bürste vom Schoß des Zuhörers und hält sie in sein Blickfeld. Dann nimmt er den Schwamm zur Bürste in die Hand, legt schließlich Samtschwanz und Feder dazu. Während einer kurzen Sprechpause legt der Erzähler die Requisiten aus seiner Hand zurück auf den Schoß des Zuhörers. Indem er nun „Der Esel schrie" betont spricht, legt er die Hand des Zuhörers auf die Bürste, falls dieser nicht von sich aus danach greift. Dasselbe geschieht mit den Symbolen der anderen Tiere.	Dann kletterte die Katze auf den Hund.
	Zu guter Letzt flog der Hahn auf die Katze.
	Laut und furchteinflößend machten sie ihre Musik.
	Der Esel schrie, der Hund bellte, die Katze miaute und der Hahn krähte, so laut sie nur konnten.
Um den Lärm, den die Tiere machen, zu verdeutlichen, kann der Erzähler ein paar bedrohliche Takte auf einer Handtrommel oder einer Tischplatte schlagen.	

10. Szene

Regieanweisung:	**Gesprochener Text:**
Die Prosodie der Erzählerstimme muss die Furcht und das Entsetzen der Räuber zum Ausdruck bringen. Die Stimme sollte zum Satzende „und liefen fort für immer" gesenkt werden, damit die Endgültigkeit ihres Verschwindens angedeutet wird. Während dieser Satzteil gesprochen wird, nimmt der Erzähler dem Zuhörer mit einem kräftigen Ruck das Säckchen aus der Hand und legt es beiseite, um damit das Verschwinden der Räuber zu symbolisieren.	Da erschraken die Räuber. Vor Furcht stürzten sie Hals über Kopf aus dem Haus und liefen fort für immer.

⬛ **Tab. 2.1** Fortsetzung

11. Szene

Requisiten: Musik von der CD

Regieanweisung:	Gesprochener Text:
Zunächst wird der Text in ruhiger und Zufriedenheit ausdrückender Stimme gesprochen. Dabei legt der Erzähler die Hand des Zuhörers auf die Requisiten.	Esel, Hund, Katze und Hahn setzten sich zu Tisch. Sie schmausten, bis sie mit vollen Bäuchen einschliefen.
Nachdem auch der zweite Satz gesprochen ist, lauschen Erzähler und Zuhörer der Musik der Stadtmusikanten. Wenn die Musik verklungen ist, lassen beide das gemeinsam Erlebte in sich nachklingen.	Und wenn sie nicht gestorben sind, leben sie noch heute zusammen tief im Wald.
Möglicherweise entsteht danach ein Gespräch über die Geschichte, über Erinnerungen oder Assoziationen.	

Literatur

Bätcke A (2014) Lyrik als Sterbebegleitung für Menschen mit geistiger Behinderung. Herr von Ribbeck auf Ribbeck im Havelland. Eine mehr¬Sinn® Geschichte nach Theodor Fontane. Unveröffentlichte schriftliche Hausarbeit im Rahmen der Ersten Staatsprüfung, Universität zu Köln

Dassel A (2012) Die Bremer Stadtmusikanten – eine Märcheninterpretation. Books on Demand, Norderstedt

Dederich M, Jantzen W, Walthes R (2011) Sinnlichkeit. In: Dederich M, Jantzen W, Walthes R (Hrsg) Sinne, Körper und Bewegung. Enzyklopädisches Handbuch der Behindertenpädagogik. Kohlhammer, Stuttgart, S 41–67

Eichler KD (2010) Wilhelm Schapps narrative Ontologie. Eine Problematisierung seiner Geschichtenphilosophie. In: Joisten K (Hrsg) Das Denken Wilhelm Schapps. Perspektiven für unsere Zeit. Alber, Freiburg im Breisgau, S 102–125

Fornefeld B (2013a) mehr¬Sinn® Geschichten. Erzählen – Erleben – Verstehen. Konzeptband. Selbstbestimmtes Leben, Düsseldorf

Fornefeld B (2013b) mehr¬Sinn® Geschichten erzählen. Handbuch zur mehr¬Sinn® Erzähl-Kiste. Selbstbestimmtes Leben, Düsseldorf

Fuchs T (2011) Leibliche Sinnimplikate. In: Gondeck HD, Klass T, Tengelyi L (Hrsg) Phänomenologie der Sinnereignisse. Fink, München, S 291–305

Haas S (2010) Keine Erzählung ohne Verstrickung. Mit Schapp im Gepäck bei literarisch Mitverstrickten. In: Joisten K (Hrsg) Das Denken Wilhelm Schapps. Perspektiven für unsere Zeit. Alber, Freiburg im Breisgau, S 86–101

Hamacher K (2015a) Geschichtenerzählen als Bildungsangebot für Menschen in stationären Einrichtungen. Unveröffentliche schriftliche Hausarbeit im Rahmen der Ersten Staatsprüfung, Universität zu Köln

Hamacher K (2015b) Unveröffentlichte Vorstudie zur Ersten Staatsarbeit an der Universität zu Köln vom 27.01.2015, Universität zu Köln

Hülshoff T (2012) Wenn Menschen mit geistiger Behinderung im Alter an Demenz erkranken – Herausforderungen an die Behindertenhilfe und Pflege. Teilhabe 51(4): 146–147

Kempe U (2011) Begleitung von Menschen mit Alzheimer Demenz. Eine heilpädagogische Aufgabe? Unveröffentlichte schriftliche Hausarbeit im Rahmen der Ersten Staatsprüfung, Universität zu Köln

Liessmann KP (2009) Ästhetische Empfindungen. Facultas, Wien

Lubitz H (2014) „Das ist wie Gewitter im Kopf!" – Erleben und Bewältigung demenzieller Prozesse bei geistiger Behinderung. Klinkhardt, Bad Heilbrunn

Müller S, Wolff C (2012) Demenzdiagnostik bei Menschen mit geistiger Behinderung. Teilhabe 51(4): 154–160

Pöge-Alder K (2011) Märchenforschung. Theorie, Methoden, Interpretation. Narr, Tübingen

Ricœr P (2007) Zeit und Erzählung. Zeit und historische Erzählung, Bd 1. Fink, München

Rölleke H, Schindehütte A (2011) Es war einmal … Die wahren Märchen der Brüder Grimm und wer sie ihnen erzählte. Eichborn, Frankfurt am Main

Schapp W (2012) In Geschichten verstrickt. Zum Sein von Ding und Mensch. Klostermann, Frankfurt/M.

Waldenfels B (2000) Das leibliche Selbst. Vorlesungen zur Phänomenologie des Leibes. Suhrkamp, Frankfurt/M.

Märchen als Türöffner

Interaktiv Märchen erzählen für Menschen mit Demenz und
Vorschulkinder – Praxisbericht einer wunderbaren Kooperation

Birgit Hägele

© Springer-Verlag Berlin Heidelberg 2016
I. Kollak (Hrsg.), *Menschen mit Demenz durch Kunst und Kreativität aktivieren*,
DOI 10.1007/978-3-662-48825-6_3

3

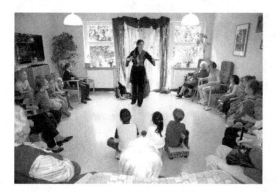

3.1   Wenn Jung und Alt unter einem Dach zusammenkommen

Seit März 2013 begeben sich Jung und Alt in einer Tagespflege in Berlin-Schöneberg einmal in der Woche auf eine Reise ins Märchenland. Kitakinder aus der Nachbarschaft und Seniorinnen[1] lauschen gemeinsam einem frei erzählten, bekannten Märchen der Gebrüder Grimm (◘ Abb. 3.1). Beide Generationen verbringen, bereichert durch Spiele und Lieder, eine märchenhafte Zeit miteinander und genießen die Geborgenheit einer familiären Atmosphäre. Außerhalb der Märchenstunde begegnen sie sich als Nachbarn auf der Straße wieder, beim Bäcker oder im Park. So entsteht, ausgelöst durch das Märchenprojekt, nach und nach ein demenzfreundlicher Kiez mitten in Berlin.

In meinem Beruf, als Geschichtenerzählerin und Schauspielerin, habe ich unzählige Male in Kindertagesstätten und Seniorenheimen Märchen erzählt. Was lag da näher, als die beiden Generationen, die in unserer Gesellschaft normalerweise fein säuberlich getrennt werden, in einem Märchenprojekt endlich wieder zusammenzubringen?

▪ Wer kommt mit ins Märchenland?
Jeden Dienstag kommen morgens um 10 Uhr zehn Kinder aus benachbarten Kitas in die Tagespflege. Die Seniorinnen sind bereits da und haben gerade

ihr Frühstück beendet. Die nächsten beiden Stunden verbringen beide Generationen gemeinsam. Die zehn am Projekt teilnehmenden Seniorinnen leiden überwiegend an einer demenziellen Erkrankung. In den meisten Fällen handelt es sich um eine leichte bis mittelschwere Demenz. Einzelne Teilnehmer/-innen aber sind bereits von einer schweren Demenz betroffen. Mir zur Seite stehen zwei Erzieherinnen und eine Pflegeperson aus der Tagespflege.

▪ Was passiert im Märchenland?
Der Vormittag ist in zwei Teile geteilt. Im ersten Teil erzähle ich ein Märchen. Danach versorgen die Kinder die Seniorinnen mit Getränken und Obst und toben sich anschließend im Garten aus. Der zweite Teil des Vormittags ist freier gestaltet. Manchmal singen wir Lieder, manchmal spielen wir Märchenspiele oder tanzen miteinander. Im Rahmen des Märchenprojektes feiern Kinder und Seniorinnen auch Jahresfeste gemeinsam, wie das Laternenfest, Weihnachten, Fasching, Ostern, Muttertag und die Sommersonnenwende. Und wer Geburtstag hat, bekommt ein Ständchen.

▪ Warum Kinder und Menschen mit Demenz gute Partner sind
Die Kinder, die in die Tagespflege kommen, sind im Vorschulalter. Das ist mir wichtig, denn in diesem Alter spielen die Kategorien „richtig" und „falsch" für sie noch keine große Rolle. Das ändert sich erst im Schulalter. Viele Kinder im Vorschulalter haben Schwierigkeiten, Sätze grammatikalisch richtig zu sprechen. Auch inhaltlich fällt es ihnen schwer, sich klar und deutlich auszudrücken. Das ist normal und für sie selbst in der Regel kein Problem. Die Seniorinnen leiden bei beginnender Demenz sehr unter ihren Fehlern beim Sprechen. Da die Kinder keine Probleme mit ihren Sprechfehlern haben, fällt es den Seniorinnen in Gegenwart der Kinder leichter, mit ihren Fehlern und Wortfindungsstörungen umzugehen. Manchmal führen Fehler zu lustigen Wortbildungen und Formulierungen. Mit zunehmender Vertrautheit gelingt es den Seniorinnen, gemeinsam mit den Kindern über ihre eigenen Fehler und die der Kinder zu lachen. Erzählen Kinder im Vorschulalter eine Geschichte, beginnen sie mit dem, was für sie subjektiv am wichtigsten ist. Ihre Geschichten sind nicht linear aufgebaut. Sie haben selten einen klaren Anfang und ein klares Ende. Aus diesen Gründen

---

1   In der Altenpflege begegnen wir überwiegend Frauen. Da auf den Fotos Frauen und Kinder zu sehen sind, benutze ich die weibliche Form. Männer kommen auch in die Veranstaltung und sind mit angesprochen.

ist es für sie kein Problem, wenn die Seniorinnen „lückenhaft" erzählen und Schwierigkeiten mit Logik und Orientierung haben.

> Die Kinder geben den Seniorinnen neuen Lebensmut. Wenn sie wie Wirbelwinde in die Tagespflege rennen, ist das ein Energieschub für alle Anwesenden. Sie verbreiten eine Normalität und Lebendigkeit, die den an Demenz erkrankten Seniorinnen oft fehlt. Im Vorschulalter sind Kinder in ihren Gefühlsäußerungen noch sehr direkt. Sie meinen noch, was sie sagen. Es gibt keine Zwischentöne oder Untertöne in der Stimme. Durch diese Direktheit und Ehrlichkeit kommen Kinder und Menschen mit Demenz leicht miteinander in Kontakt. Und immer wieder bringen die Kinder die Seniorinnen dazu, ihre selbst gesetzten Grenzen zu überschreiten.

Einmal feierten wir gemeinsam Fasching. Die Kinder kamen verkleidet in die Tagespflege. Dadurch angeregt, griffen auch einige der Seniorinnen in die von mir mitgebrachte Verkleidungskiste. Die Stimmung war heiter. Ich erzählte das Märchen vom Schlaraffenland, in dem die Welt Kopf steht. In der Pause spazierten verkleidete Seniorinnen mit den Kindern den Gang entlang, als es klingelte. Ich öffnete im Märchenkostüm die Tür. Draußen stand eine Bewerberin für ein Stellenangebot. Völlig erstaunt blickte sie auf mich, die Kinder und die Seniorinnen und fragte: „Ist das hier nicht die Tagespflege?" Wir entsprachen keineswegs ihrer Vorstellung einer Einrichtung für Seniorinnen. Das ist ein wunderbares Kompliment. Durch die Anwesenheit der Kinder werden die Räume der Tagespflege mit neuem Leben erfüllt. Menschen mit Demenz sind von der Normalität verrückt, also aus dem Normbereich herausgerückt. Im Märchenprojekt darf Verrücktheit Spaß machen (◘ Abb. 3.2).

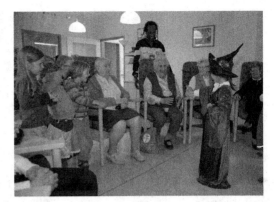

◘ **Abb. 3.2**   Eine Seniorin wird verzaubert. © Volker Wartmann

mit einfachen Mitteln und wenigen Handgriffen den Mehrzweckraum zu verwandeln. Das gelingt mit farbigen Gazevorhängen und Samtstoffen. Die Vorhänge werden vor die Fenster gehängt und tauchen den Raum in ein märchenhaftes Licht. Die Samtstoffe bedecken meinen „Erzählthron", und die Gegenstände, die ich für die Erzählung mitbringe, verstecke ich unter einem goldenen Tuch. Gazestoffe, Tücher, Samt und Samtkissen eignen sich wunderbar, um im Handumdrehen einen Raum zu verändern. Die Seniorinnen reagieren auf die Veränderung des Raumes. Als ich mit dem Projekt begann, hörte ich oft von ihnen, wie märchenhaft der Raum mit den Vorhängen aussehe. Nach einer Weile gewöhnten sie sich daran, verbanden jedoch den umgestalteten Raum automatisch mit dem Märchenvormittag. Von Zeit zu Zeit verändere ich Details, um das inzwischen Gewohnte wieder in etwas Besonderes zu verwandeln.

- **Das Märchenkostüm als Vorbote**

Wenn ich zur Vorbereitung um 9.30 Uhr in die Tagespflege komme, begrüße ich zunächst die Seniorinnen, die gerade beim Frühstück sitzen. Dabei kommt es vor, dass mich Besucherinnen mit fortgeschrittener Demenz nicht erkennen. Trage ich aber Minuten später mein Märchenkostüm, sagen sie: „Ach, wie schön, die Märchenfrau ist da." Dieses Phänomen stellte ich immer wieder fest. Seitdem bin ich mir sicher, dass Menschen mit Demenz auf optische Signale wie Kleidung sensibel reagieren. Die Märchenfrau im Märchenkostüm ist der Auslöser für eine Assoziationskette. So sagen die

3.2 Auftakt

- **Ein Raum in der Tagespflege wird zu einem märchenhaften Ort**

Gemeinschaftsräume in einem Seniorenheim oder einer Tagespflege laden nicht unbedingt zum Träumen ein. Also suchte ich nach einer Möglichkeit,

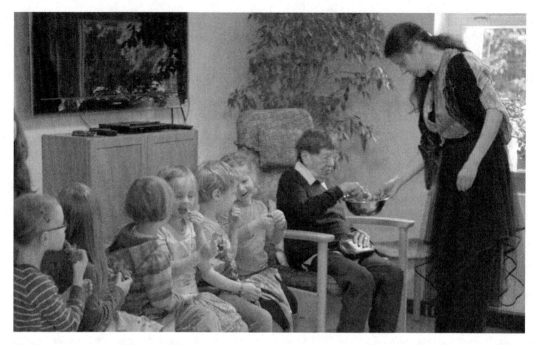

Abb. 3.3   Der Rapunzelsalat schmeckt Jung und Alt. © Volker Wartmann

Bewohnerinnen dann zum Beispiel: „Wie schön, gleich kommen die Kinder!" oder „Wir kommen gleich ins Märchenzimmer!" oder „Spieglein, Spieglein an der Wand …"

- **Rituale zur Begrüßung**

Kinder und Seniorinnen kommen in den Märchenraum und setzen sich in den vorbereiteten Stuhlkreis. Die Kinder sitzen auf kleineren Stühlen mit den Seniorinnen im Kreis. Wenn alle da sind, beginnt der Märchenvormittag mit einem Begrüßungsritual. Das können gemeinsame Begrüßungsgesten, ein gemeinsamer Begrüßungssatz oder auch ein Lied sein, wie „Guten Morgen in diesem Haus" oder „Wir sitzen im Kreis, ja das sind wir". In der Kindertagesstätte singen die Kinder im Morgenkreis oft Begrüßungslieder, bei denen jeder Name einzeln genannt wird. Ich habe festgestellt, dass auch die Menschen mit Demenz diese Begrüßung mit ihren eigenen Namen sehr mögen. Die Kreisform vermittelt das direkte Gemeinschafts- und Zugehörigkeitsgefühl und das Ritual verstärkt es. Dadurch wird jede/r Einzelne Teil einer Gruppe. Das Gefühl dazuzugehören ist für Menschen mit Demenz sehr wichtig, da es ihnen durch die Krankheit oft verloren geht.

- **Märchenrätsel zur Einstimmung**

Um mein Publikum auf die Märchenerzählung einzustimmen, stelle ich ihnen vorher Märchenrätsel. Dafür eignen sich Märchensprüche. Ich beginne einen Spruch wie z. B. „Knusper, knusper, knäuschen …" und lasse mein Publikum den Märchenspruch vervollständigen und das zugehörige Märchen erraten. Viele der Seniorinnen erinnern sich an die Sprüche und freuen sich darüber. Sehr erheiternd ist es auch, mit falschen Märchensprüchen zu arbeiten. Eine Situation ist mir dabei besonders in Erinnerung geblieben. Eine Seniorin, die sonst eher zurückhaltend und sehr höflich ist, lachte laut über den Spruch: „Heute back' ich, morgen brau' ich, übermorgen mach' ich der Königin ein Kind!" Ich selbst genieße es sehr, bei der Rezitation zu schauspielern. Manchmal entdecken auch die Seniorinnen und die Kinder ihre Freude daran, Märchenfiguren darzustellen und sprechen die Märchensprüche mit verstellter Stimme und Gestik. Anhand der ersten und letzten Sätze lässt sich ein Märchen ebenfalls erraten.

Einmal brachte ich Märchenkarten in die Tagespflege mit. Es war ein altes Märchenquartett vom Flohmarkt. Eine Seniorin erkannte darin dasselbe Kartenspiel, mit dem sie in ihrer Kindheit gespielt hatte. Das erfreute sie sehr und sie lebte zusehends auf. Die Kinder lieben es, Rätsel pantomimisch darzustellen, und die Erwachsenen haben große Freude, den Kindern dabei zuzusehen. Ich denke mir besonders gerne inhaltliche Fragen aus, die durch ihren modernen Sprachstil die Ratenden zum Lachen reizen: „In welchem Märchen war das Mädchen lange nicht beim Friseur?" oder „Welche Bande besiegt Kriminelle?"

■ Brot, Äpfel und Bettfedern

Zu meiner Vorbereitung gehört es, dass ich überlege, welche konkreten Dinge ich zur Märchenerzählung in die Tagespflege mitbringe. Zunächst sind diese Gegenstände unter einem Tuch verborgen und erwecken von Anfang an vor allem die Neugier der Kinder. Die Enthüllung ist ein großer Augenblick.

Angenommen, ich möchte das Märchen von Frau Holle erzählen: Meine Märchenrequisiten bestehen aus einem kleinen Spinnrad, Brot, Äpfeln, einem Beutel mit Gänsefedern und einer elektronischen Hahnstimme. Die Requisiten werden vor dem Beginn der Märchenerzählung enthüllt und im Kreis herumgegeben. Vor allem für Teilnehmerinnen, die schwer an Demenz erkrankt sind und der Märchenerzählung sprachlich nicht folgen können, ist die taktile Wahrnehmung eine Möglichkeit, aktiv teilzunehmen. Es kommt vor, dass eine der Seniorinnen einen Gegenstand während der ganzen Märchenerzählung bei sich behält, weil sie Freude daran hat. Die Äpfel und das Brot dürfen probiert werden (■ Abb. 3.3). Und wer immer noch nicht genügend Anregung erhalten hat und weiter in sich versunken ist, den weckt die Tierstimme aus den Träumen. Der elektronische Hahn kräht laut und klingt täuschend echt. Der Hörsinn ist jetzt auf alle Fälle aktiviert.

Mit den Gegenständen, die ich zu den Märchenerzählungen mitbringe, versuche ich möglichst viele Sinne anzusprechen, um die Teilnehmenden entsprechend ihrer Möglichkeiten und Vorlieben auf das Märchen einzustimmen.

3.3 Die Reise ins Märchenland

Im Theater würde jetzt das Licht im Zuschauerraum aus- und der Vorhang auf der Bühne aufgehen. Dadurch entsteht die für die Erzählung notwendige

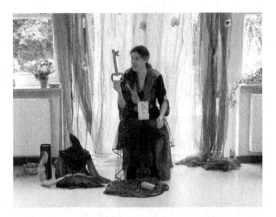

■ **Abb. 3.4** Mit dem Märchenschlüssel wird die Tür ins Märchenland aufgeschlossen. © Volker Wartmann

Aufmerksamkeit im Publikum. Um diese Konzentration in einem Mehrzweckraum in der Tagespflege zu schaffen, benutze ich ein weiteres Ritual. Mit einem riesigen goldenen Schlüssel und einem Zauberspruch, begleitet von der Musik einer Spieluhr, schließe ich die imaginäre Tür ins Märchenland auf und bringe alle Teilnehmer ins Märchenreich (■ Abb. 3.4). Der Effekt ist immer wieder erstaunlich. Alle werden mucksmäuschenstill und begeben sich mit mir in die Zeit, „als das Wünschen noch geholfen hat".

Jedes von mir erzählte Märchen beginnt mit der Eingangsformel „Es war einmal". Obwohl es bei den Gebrüdern Grimm unterschiedliche Märchenformeln für den Anfang und das Ende gibt, beginne ich immer mit derselben Eingangsformel und beende das Märchen mit dem Satz: „Und wenn sie nicht gestorben sind, dann leben sie noch heute". Die Formeln werden immer mit derselben Geste begleitet und können von allen mitgesprochen und mitgemacht werden. Das schafft für beide Generationen Sicherheit. Sie können sich orientieren und wissen genau, wann das Märchen beginnt und wann es endet. Überwiegend erzähle ich Märchen der Gebrüder Grimm. Das sind die beliebtesten Märchen der Deutschen und deshalb erinnern sich die Menschen mit Demenz am ehesten an sie. Die Märchen sind auch den Kindern vertraut. Sie kennen sie aus dem Kindergarten, aus Märchenfilmen im Fernsehen oder weil ihnen zuhause Märchen vorgelesen werden. Manchmal schleicht sich in meine

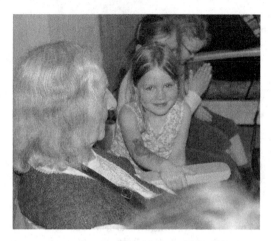

◘ Abb. 3.5   Beinahe familiäre Vertrautheit. © Volker
Wartmann

Erzählungen auch ein bekanntes Märchen von Hans
Christian Andersen wie „Das hässliche Entlein" oder
ein Märchen von Theodor Storm ein, wie „Der kleine
Häwelmann". Von Zeit zu Zeit frage ich die Seniorinnen und die Kinder nach ihren Lieblingsmärchen.
Bekomme ich eine Antwort, setze ich diese Märchen
auf meine Märchenliste. So kam beispielsweise auch
ein russisches Märchen mit in mein Programm.

Aus eigener Erfahrung und durch die Beschäftigung mit der Märchentherapie weiß ich, dass Lieblingsmärchen immer etwas mit der eigenen Biografie
zu tun haben. Wenn ich solch ein Märchen erzähle,
richtet sich meine Aufmerksamkeit in besonderem
Maße demjenigen zu, dessen Lieblingsmärchen
ich gerade erzähle, denn häufig ergeben sich dann
Anknüpfungspunkte an seine oder ihre Biografie.
Märchen der Gebrüder Grimm öffnen viele Türen
zur Biografie der Seniorinnen. Das beginnt schon bei
den Namen. Der Name Hans und Grete oder Marga-
rete (Hänsel und Gretel, Hans im Glück) kommt bei
den älteren Menschen noch recht häufig vor. Seniorinnen mit dem gleichen Namen wie die Märchenhelden hatten in ihrer Kindheit eine bestimmte Affinität
zu diesen Märchen. So tauchten in den letzten Jahren
im Rahmen des Projektes immer wieder kleine biografische Geschichten auf, die mit den Namen der
Seniorinnen verknüpft waren. Parallelen zur Biografie können sich auch durch das im Märchen geschil-
derte Aussehen einer Figur ergeben. Als ich das
Märchen von Schneewittchen erzählte, gab es zwei
Mädchen mit dunklen Haaren, die sich komplett mit

Schneewittchen identifizierten. Dadurch erinnerten
sich einige der Seniorinnen, dass sie aufgrund ihrer
ehemals schwarzen Haare als Kinder auch so empfunden hatten. Das erstaunte die Kinder sehr. Sie
fragten die Seniorinnen, wie lang ihre Haare denn
gewesen seien, und erfuhren, dass viele Mädchen
früher lange Haare hatten. Dann erzählten die Seniorinnen noch von den Haarfrisuren, die man früher
hatte, zum Beispiel die sogenannte Affenschaukel. Das Wort brachte die Kinder zum Lachen. Die
Seniorinnen genossen das Interesse der Kinder und
halfen sich gegenseitig, um den Kindern erklären zu
können, wie so eine Affenschaukel genau aussah. Das
Gespräch hatte einen intimen, fast familiären Cha-
rakter, ausgelöst durch das Erscheinungsbild von
Schneewittchen (◘ Abb. 3.5).

Märchenorte sind ebenfalls Auslöser für biografische Geschichten. Eine Seniorin wohnte als Kind in
einem Turm. So entstand eine besondere Beziehung
zu dem Märchen „Rapunzel". Andere Seniorinnen
lebten früher auf dem Bauernhof und können den
Kindern davon erzählen.

In Märchen kommen Tätigkeiten vor, die die
Kinder heutzutage nicht mehr kennen. Manche
der Seniorinnen haben noch am Spinnrad geses-
sen und gesponnen, Gänse gerupft und Feuer im
Herd gemacht. Das finden die Kinder sehr spannend. Wo die Erklärung der Tätigkeit infolge der
Demenz zu schwierig ist, helfe ich den Seniorinnen, pantomimische Gesten zu finden, die die
Kinder dann mit Freude nachmachen. So entstanden Gesten für das Melken, das Holzhacken, das
Wassertragen, das Feuermachen und das Kochen.
Als ich bemerkte, welch große Freude beide Generationen an diesem Gestenspiel haben, entwickelten
wir gemeinsam Gesten für alle Handwerksberufe,
die in den Märchen vorkommen. Einmal tauchte zu
Beginn eines Märchens die Frage auf: „Was ist ein
Müller?" Zur Erheiterung der Erwachsenen lautete
die Antwort eines Kindes: „Jemand, der den Müll
wegbringt!"

3.4   Die Kunst des freien Erzählens

Beim freien Erzählen lasse ich vor meinem inneren
Auge Bilder entstehen. Anhand dieser imaginierten
Bilder erzähle ich das Märchen. Das Märchen wird

durch meine persönlichen Erfahrungen und Gefühle zu neuem Leben erweckt. Gelingt die Kommunikation mit dem Publikum, entstehen auch bei ihnen Bilder und Gefühle.

Was aber, wenn manche der Zuhörenden, deren Demenz bereits fortgeschritten ist, den Sinn der Geschichte gar nicht mehr verstehen? Mag sein, dass sie ihn kognitiv nicht mehr verstehen können, aber sie können dennoch emotional teilnehmen. Damit das gelingt, muss eine Erzählung einem Musikstück ähneln.

Seitdem ich für Menschen mit Demenz erzähle, ist mir das Musikalische einer Erzählung viel stärker bewusst: der Sprachrhythmus, die Modulation und Verfremdungsmöglichkeiten der Stimme und die Spannungsbögen der Geschichte. Zusätzlich unterstütze ich meine Erzählung mit Klanginstrumenten, die die Zuhörer in eine bestimmte Atmosphäre versetzen. Und ich singe einfache Märchenlieder, in denen die Erzählsequenzen balladenähnlich wiederholt werden. Diese Lieder begleite ich mit einer Ukulele. Zwei sehr bekannte Beispiele dafür sind die Märchenlieder „Dornröschen war ein schönes Kind" und „Hänsel und Gretel verliefen sich im Wald", die die gleichnamigen Märchen verkürzt erzählen. So entsteht innerhalb der Erzählung ein musikalisch immer wiederkehrender Moment, ein Refrain. Die Kinder und viele der Seniorinnen singen diese Lieder gerne mit. Ich habe festgestellt, dass sie den Menschen mit Demenz Sicherheit geben. Sie sind wie eine Pause, in der sie sich vom Zuhören erholen. Da es nicht so viele Märchenlieder gibt, begann ich, bekannte Kinderlieder mit von mir gereimten Märchentexten zu singen. Dabei machte ich eine neue Entdeckung. Zwar hatten die Seniorinnen mit fortgeschrittener Demenz den Text der Kinderlieder vergessen, aber sie erinnerten sich sehr wohl noch an die Melodie und konnten die Lieder mitsummen.

■ **Spielend erzählen – alle machen mit**

Während der Märchenerzählung beziehe ich sowohl die Seniorinnen als auch die Kinder immer wieder in die Erzählung mit ein. Das geschieht mit Mitteln des Mitmachtheaters. Neben gemeinsamen Gesten erzeugen wir in der Gruppe auch gemeinsam Stimmungen mithilfe von Geräuschen. Regnet es zum Beispiel im Märchen, können alle Teilnehmenden mit den Fingerspitzen auf ihren Stuhllehnen

trommeln und so den Regen hörbar machen. Kommen Tiere im Märchen vor, können die Kinder sie stimmlich imitieren. Angeregt durch die Kinder machen auch einige der Seniorinnen aus Spaß dabei mit. Dasselbe gilt für magische Märchenfiguren wie Zwerge, Hexen, Feen und Zauberer.

Wären die Kinder nicht da, würde solch eine Aktivierung der Seniorinnen schnell kindisch wirken und es käme ihnen selbst vielleicht lächerlich vor. Gerade bei beginnender Demenz will die betroffene Person keinesfalls aus dem Rahmen fallen. Durch die Anwesenheit der Kinder stellen sich solche Fragen jedoch nicht. Es entsteht einfach Spiellust, wie sie entstehen kann, wenn Großeltern für ihre Enkel spielen.

Manchmal werden Fabelwesen oder Fabeltiere von den Seniorinnen auch gestisch imitiert. Einmal geschah es, dass eine Seniorin eine Hexe spielte. Ich fragte sie aus Spaß, ob sie schon einmal auf einem Besen geritten sei und sie antwortete: „Nein, aber was nicht ist, kann ja noch werden!" Daraufhin holte ich einen Besen aus der Besenkammer und sie ritt zur Freude aller auf dem Besen im Kreis herum.

Normalerweise bleiben die Seniorinnen während der Erzählung auf den Stühlen sitzen. Den Kindern dagegen gebe ich immer wieder die Möglichkeit, die Kreismitte zu nutzen, um Märchenszenen mitzuspielen. Bei dem Märchen von den Bremer Stadtmusikanten spielen die Kinder zum Beispiel zu Beginn den Esel. Die „Kinderesel" bekommen von den Seniorinnen Kissen auf den Rücken gelegt, die im Spiel zu Säcken werden, die der Esel im Märchen zur Mühle schleppen muss. Beim Märchen vom Froschkönig können die Kinder als Frösche im Kreis herumhüpfen oder in anderen Märchen, in denen Prinzen auf Pferden vorkommen, reiten sie im Kreis herum. Diese Mitspielsequenzen erfreuen beide Generationen gleichermaßen. Die Kinder kommen so ihrem Bewegungsdrang nach und die Seniorinnen haben eine riesige Freude daran, den Kindern bei diesem Spiel zuzusehen. Je größer meine Erfahrung mit dem Märchenprojekt geworden ist, desto spontaner entdecke ich während der Märchenerzählung Möglichkeiten zum Mitmachen für beide Generationen.

■ **Den roten Faden nicht verlieren**

Nachdem ich geschildert habe, auf welche Weise die Kinder und Seniorinnen an der Märchenerzählung teilnehmen, stellt sich die Frage, wie die

3

Mitmachmöglichkeiten der Kinder und Seniorinnen mit einer spannenden Märchenerzählung zu vereinbaren sind. Das verlangt Erfahrung und Professionalität von der Erzählerin, denn sie darf niemals den roten Faden der Geschichte aus den Augen verlieren. Beim freien Erzählen ist es möglich, das Märchen der Situation entsprechend spontan abzuwandeln. Je konkreter meine inneren Bilder beim Erzählen sind, desto eher kann ich auch improvisieren und die Geschichte, meinem inneren Bild entsprechend, erweitern. Ich möchte das am Beispiel von Hänsel und Gretel, die sich im Wald verlaufen, deutlich machen.

Beispiel

Vor meinem inneren Auge sehe ich die beiden Kinder in der Dunkelheit durch den Wald irren. Ich höre den Wind in den Baumwipfeln, höre die Bäume ächzen, das Laub rascheln und sehe Tiere. Je konkreter und genauer meine Vorstellung ist, desto leichter bekomme ich Ideen für Mitmachmöglichkeiten: knarrende Bäume, schleichende Füchse, pfeifende Vögel, das Rauschen des Windes usw. Das Mitmachen kann dann die Atmosphäre der Märchenerzählung verdichten, wenn die Teilnehmer die Atmosphäre mitempfinden. Aber es kann sie auch zerstören. Das geschieht dann, wenn das Publikum zwar mitmacht, aber emotional aus der Geschichte aussteigt. Das kann vorkommen. Dann muss ich den Faden der Geschichte wieder aufnehmen oder neu knüpfen, wenn er zerrissen ist.

Wenn die Seniorinnen Biografisches während der Erzählung beitragen, passiert Ähnliches. Manchmal dient es dem Märchen, aber manchmal schweifen sie vollkommen ab. Um zur Erzählung zurückzukommen, helfen mir die Mittel der Erzählkunst. Über Stimme, Mimik und Gestik erzeuge ich eine hohe Spannung und lenke so die Aufmerksamkeit der Zuschauer wieder auf mich und die Geschichte. Gibt es bei den Zuschauenden ein großes Erzählbedürfnis im Zusammenhang mit dem Märchen, merke ich das meist schon bei der Enthüllung der Märchenrequisiten. Dann nutze ich das Zeitfenster, in dem die Requisiten im Kreis herumgegeben werden, dafür, einzelnen Seniorinnen oder Kindern Aufmerksamkeit zu schenken. Die anderen beschäftigen sich währenddessen mit den Märchenrequisiten.

Manchmal ist die Kindergruppe zu Beginn des Märchenvormittags sehr unruhig. Dann lasse ich die Kinder das ganze Märchenpersonal einmal durchspielen, bevor ich mit der Märchenerzählung beginne. Dadurch können sie sich im Anschluss wieder konzentrieren und sind schon auf das Märchen eingestimmt.

3.5   Märchen als Brücke zu Menschen mit Demenz

Märchen sprechen die Gefühlsebene an, welche bei Demenz erhalten bleibt. Märchen bieten viele Anknüpfungspunkte an Traditionen, Werte und Verhaltensnormen, die dem Wertesystem der heute alten Menschen entsprechen. Sie verwenden eine einfache Sprache und sind grundsätzlich recht schlicht aufgebaut. Märchen sind vielen Seniorinnen aus frühester Kindheit bekannt. Sie erinnern sich an einige der „Märchenklassiker" der Gebrüder Grimm.

Im Märchen werden universelle familiäre Konfliktsituationen behandelt – familiäre Prägungen treten bei einer Demenzerkrankung wieder stärker in den Vordergrund. Es spielt sowohl bei den Kindern als auch bei den Seniorinnen eine große Rolle, ob sie die Jüngsten oder die Ältesten in der Familie waren, ob sie ein Einzelkind waren oder viele Geschwister hatten, ob sie alleine mit der Mutter aufwuchsen oder mit beiden Elternteilen. Viele der Seniorinnen sind Kriegskinder und hatten praktisch keine Kindheit. Andere glorifizieren ihre Kindheit als die einzige Zeit, in der sie glücklich waren. Alle diese Konstellationen und Ausgangssituationen kommen in den Märchen vor und können dazu dienen, bei den Seniorinnen Gedächtnisspuren zu aktivieren. Angeregt durch die Märchenerzählung erinnern Seniorinnen sich immer wieder an Ereignisse und Geschichten – vorwiegend aus ihrer Kindheit und Jugend.

Auch für die aktuelle Situation, in der sich Menschen mit Demenz befinden, bieten Märchen Anknüpfungspunkte. Zu Helden werden im Märchen oft Menschen, die nicht ernst genommen werden, wie zum Beispiel die Jüngsten oder auch die „Dummen". Das bietet beiden am Projekt beteiligten Generationen Identifikationsmöglichkeiten. Durch eine Demenzerkrankung werden bei den Betroffenen existenzielle Ängste aktiviert. Die

Märchen handeln von existenziellen Ängsten. Dort werden Märchenhelden verjagt, verstoßen, aufgefressen, versteckt oder alleine zurückgelassen. Das Märchen beschreibt in seiner Handlung symbolhaft einen seelischen Prozess. Am Ende haben sich die Märchenhelden von ihren Ängsten befreit. In allen Märchen steckt im Grunde diese hoffnungsvolle Botschaft. Aber die Befreiung ist kein Kinderspiel. Wie Bruno Bettelheim in seinem Buch *Kinder brauchen Märchen* schreibt: „Wenn unsere Furcht, gefressen zu werden, die greifbare Gestalt einer Hexe annimmt, können wir uns von ihr befreien, indem wir die Hexe im Backofen verbrennen!" (Bettelheim 2006, S. 140).

> Wer die Angst besiegt, bleibt lebendig. Das gilt für Menschen mit Demenz genauso wie für alle anderen Menschen. Lebendigkeit ist keine Sache des Verstandes, sondern eine Sache des Herzens. Kognitive Fähigkeiten entscheiden nicht darüber, ob jemand glücklich oder unglücklich ist. Man kann trotz einer schweren Demenzerkrankung sehr glücklich sein. Wie Erwin Böhm, der bekannte österreichische Pflegeforscher, 2008 in einem Fernsehinterview sagte: „Für mich scheint es nicht wichtig, wie kognitiv wer g'scheit ist, sondern ob er lebt." (ORF 2008)

■ **Märchenerzählen als familiäres Ritual**

Das Erzählen von Märchen war in der Generation der heutigen Seniorinnen weiter verbreitet als heute. Wenn es stattfand, war es ein familiäres Ritual, das Geborgenheit vermittelte. Zumindest gibt es bei vielen der Seniorinnen, die am Projekt teilnehmen, eine große Sehnsucht nach dem Bild der Märchen erzählenden Mutter oder Großmutter – auch, wenn sie es in ihrer Kindheit selbst gar nicht erlebt haben. Einige der Teilnehmenden erzählten als Mütter ihren eigenen Kindern Märchen. Ob reale Erinnerung oder Wunschbild – Märchenerzählen ist gekoppelt an positive Assoziationen oder Erinnerungen. Dadurch, dass die Kinder mit den Seniorinnen und den anderen Erwachsenen der Märchenerzählung lauschen, wird eine familiäre Erzählsituation kreiert. So entsteht ein Raum, in dem sich Kinder und Seniorinnen geborgen fühlen können. Dieses Geborgenheitsgefühl herzustellen, ist für mich einer der Schlüssel im Umgang mit Menschen mit Demenz.

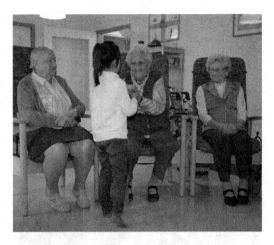

□ **Abb. 3.6** Ein Kind bringt einer Seniorin ein Getränk. © Volker Wartmann

3.6 Der zweite Teil des Märchenvormittags

■ **Hab mein' Wagen vollgeladen …**

Nach der Märchenerzählung gibt es eine Pause. Die Kinder gehen mit der Altenpflegerin in die Küche und holen dort den vorbereiteten Getränkewagen. Sie fragen die Seniorinnen nach ihrem Getränkewunsch und bringen ihnen dann das gewünschte Getränk (□ Abb. 3.6). Das ist sehr entzückend, denn selbst Kinder, die sehr scheu sind, trauen sich nach einer Weile an dieser Stelle, mit den Seniorinnen in direkten Kontakt zu treten. Nach den Getränken bringen die Kinder den Seniorinnen noch einen vorbereiteten Teller mit Obst. In der Kindergruppe gibt es immer zwei oder drei Kinder, die dann auch den anderen Besuchern der Tagespflege, die nicht an der Märchenerzählung teilnehmen, Getränke und Obst bringen. Unter diesen Menschen befinden sich einige mit schwerer Demenz, die manchmal auch das Essen verweigern. Ich erlebe des Öfteren, dass sie die Annahme von Obst von einem Pfleger ablehnen. Wenn aber die Kinder ihnen das Obsttellerchen in die Hand geben, nehmen sie es meist ganz selbstverständlich an. Und es huscht sogar noch ein Lächeln über ihr Gesicht.

■ **Eine bewegte Pause**

Inzwischen ist mehr als eine Stunde vergangen, und die Kinder brauchen dringend eine Pause. Es

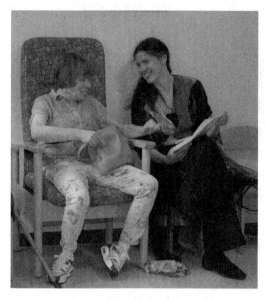

◘ Abb. 3.7   Gemeinsamer Blick ins Familienalbum. © Volker Wartmann

ist jetzt auch wichtig, dass sie sich von den Seniorinnen separieren und für eine Weile unter sich sein können. Wenn das Wetter mitspielt, gehen sie mit den Erzieher/-innen in den Garten der Tagespflege. Dort dürfen sie laut sein und herumtoben. Auch die Seniorinnen sind dann ganz froh. Im Märchenzimmer wird es nun angenehm leise. Beide Generationen brauchen jetzt die Zeit, um auf ihre Weise zu entspannen. Zuweilen mache ich in der Pause körperliche Entspannungsübungen mit den Seniorinnen. Oder ich nutze die Zeit, um an biografische Schnipsel anzuknüpfen, die durch die Märchenerzählung entstanden sind. Dabei beziehe ich manchmal alle Seniorinnen ein, manchmal nur Einzelne. Einige Seniorinnen holen an dieser Stelle ihr Familienalbum heraus oder erzählen private Geschichten (◘ Abb. 3.7). So bekomme ich mit der Zeit Einblick in jede Biografie.

- **Zeit für Spiel und Tanz**

Nach der Pause gibt es Zeit für Märchenspiele und Tänze. Eine gute Anregung für die Spiele ist das gleichnamige Buch von Wilma Osuji (2013). Ein in unserer Gruppe entstandenes, sehr einfaches, beliebtes Spiel ist es, einen Ball hin- und her zu werfen und ein Wort zu sagen, das mit dem erzählten Märchen

zu tun hat. Wem nichts einfällt, der wirft einfach den Ball der nächsten Person zu. Ist die Gruppe bereits gut miteinander vertraut, spiele ich gerne Singspiele wie „Brüderchen, komm tanz mit mir". Alle singen dann das Lied und Seniorinnen und Kinder tanzen miteinander (◘ Abb. 3.8). Sehr beliebt sind auch Bewegungslieder wie „Mein Hut, der hat drei Ecken!". So ein Lied oder ein Tanz begleitet uns manchmal monatelang, alle Teilnehmenden genießen die Wiederholung. Am Ende des Märchenvormittags stehen dann, soweit möglich, alle Seniorinnen und Kinder gemeinsam im Kreis, fassen sich an den Händen und singen ein Abschiedslied.

3.7   Gemeinsam Feste feiern

„Ist heute Montag oder Dezember", so lautet der Titel eines Buches von Erwin Böhm (Böhm 2009). Es ist ein wunderbarer Satz, der beschreibt, wie Menschen mit zunehmender Demenz aus der Zeit fallen. Deshalb ist es für mich wichtig, innerhalb des Märchenprojektes die Jahreszeiten und die Jahresfeste miteinzubeziehen. Die Vorschulkinder, die in die Märchenstunde kommen, lernen gerade, die Zeit einzuteilen. Sie lernen die Namen der einzelnen Tage und die der Jahreszeiten. In der Kita wird dazu entsprechend gebastelt, gespielt und gesungen. Veränderungen in der Natur nehmen Kinder sensibel wahr und freuen sich daran. Es ist mir sehr wichtig, dass die Kinder dieses Erleben ganz konkret in die Märchenstunde tragen und so den Seniorinnen helfen, sich in der Zeit zu orientieren. Im Frühling pflücken sie zum Beispiel die ersten Gänseblümchen und bringen sie mit, im Sommer ernten sie die Erdbeeren im Garten der Tagespflege und im Herbst bringen sie Kastanien und Blätter mit in die Märchenstunde. Kinder sind den Jahreszeiten emotional tief verbunden und übertragen ihre Begeisterung für die Veränderung in der Natur auf die Menschen mit Demenz. So wird der Frühling wieder sinnlich konkret und ist nicht nur ein Wort, das keine Bedeutung mehr hat.

Dasselbe gilt für Jahresfeste. Ursprünglich war das Feiern dieser Feste innerhalb des Projekts nicht geplant. Doch im ersten Jahr gab es kurz vor Weihnachten wegen Krankheit Personalmangel in der Tagespflege. Ich hatte geplant, ein Weihnachtsmärchen zu erzählen, das erklärt, was der Tannenbaum

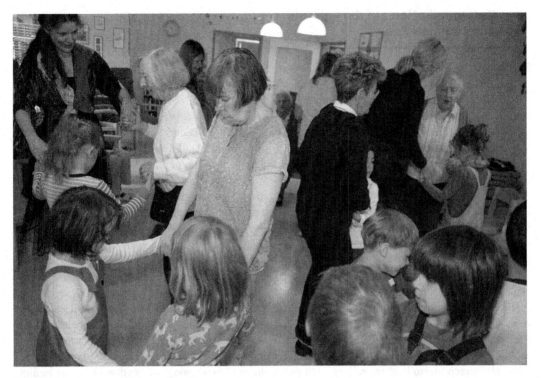

und der Baumschmuck ursprünglich symbolisierten. Nun war der Tannenbaum in der Tagespflege noch gar nicht geschmückt. Ich schlug vor, den Baum gemeinsam zu schmücken. Wieder animierten die Kinder mit ihrer Begeisterung die Seniorinnen dazu, beim Schmücken zu helfen. Am Ende tanzten wir gemeinsam um den Tannenbaum. Ich erzählte das Weihnachtsmärchen und wir sangen Weihnachtslieder. Das gemeinsame Schmücken und Feiern war so schön, dass ich an diesem Tag beschloss, von nun an sämtliche Jahresfeste in die Märchenvormittage einzubeziehen. So gibt es zu Ostern ein Ostermärchen, zum Laternenfest ein Sternenmärchen und zum Muttertag ein Märchen über Mütter. Für die Bräuche und Rituale rund um die Feste sind Jahreszeitenbücher eine gute Anregung. In ihnen finden sich Gedichte und Lieder, die so manche unserer Märchenstunden bereichert haben. Zum Beispiel erinnere ich mich gerne daran, als plötzlich eine Seniorin am Nikolaustag „Knecht Ruprecht" von Theodor Storm rezitierte.

An Ostern stellten wir in der Tagespflege in Ermangelung eines Birkenbäumchens den größten Ficus in die Mitte und behängten ihn mit bemalten Eiern. Für die Jahresfeste basteln die Kinder fleißig in der Kita und bringen die gebastelten Dinge mit. Zum Beispiel liefen sie zum Laternenfest voller Stolz mit ihren Laternen im Kreis vor den Seniorinnen herum und wir sangen gemeinsam Laternenlieder.

Besonders in Erinnerung ist mir der letzte Muttertag geblieben. Die Kinder erzählten zu Beginn, was sie besonders gerne mit ihren Müttern machen. Danach fragte ich die Seniorinnen nach einer positiven Erinnerung an die eigene Mutter. Es gab ein paar schöne Geschichten, wie die Mama vorlas oder man von ihr Puppenkleider genäht bekam. Aber nicht nur einmal wurde erzählt, dass die Mutter immer arbeiten musste und keine Zeit für ihre Kinder hatte. Daraufhin bemerkte ein Mädchen mit trotzigem Unterton in der Stimme und vor der Brust verschränkten Armen, dass auch ihre Mama immer arbeiten müsse und das sei gemein. Wie sie es erzählte, war so drollig, dass alle unwillkürlich lächeln mussten. Und als am Ende die Kinder den Seniorinnen ein aus Papier ausgeschnittenes und bemaltes Herz zum Muttertag schenkten, war die Rührung groß.

3.8 Kommunikation auf der emotionalen Ebene

Der ungarische Schriftsteller Béla Balázs schrieb 1910 an seinen Freund, den Dichter Georg Lukács, dass er die Vereinigung der Seelen im Medium des Märchens aufgehoben sieht (Lukács 1988). Das ist sicherlich ein sehr romantischer Gedanke, für mich als Geschichtenerzählerin jedoch nachvollziehbar. In den Momenten, in denen ich und mein Publikum zu einer Einheit verschmelzen, wird dieser Gedanke für mich zur Realität. Diese Realität ist nicht in erster Linie davon abhängig, dass alle Teilnehmenden den Sinn des Märchens rational erfassen. Zwingend notwendig aber ist, dass sie emotional teilnehmen. Und dazu sind die Teilnehmenden selbst bei schwerer Demenz grundsätzlich in der Lage. Ich versuche bei den Märchenerzählungen mit meinem Publikum auf der Gefühlsebene zu kommunizieren. Das setzt voraus, dass ich gut mit meinen eigenen Gefühlen in Kontakt bin. Je besser es mir gelingt, mich emotional mit den Märchenfiguren und der Geschichte zu identifizieren, desto leichter gelingt auch der Kontakt zu den Seniorinnen mit Demenz. Kann ich beispielsweise die Verlorenheit und Orientierungslosigkeit von Hänsel und Gretel im Wald beim Erzählen nachempfinden, vermittle ich auf einer emotionalen Ebene, dass ich verstehe, wie hilflos man sich fühlt, wenn man so verloren und orientierungslos ist. In solchen Momenten wird es plötzlich ganz still im Raum. Alle, auch die Kinder, kennen diese Angst, denn sie ist universell.

Einmal erinnerte sich eine Seniorin in einer derartigen Situation an ein emotional stark aufgeladenes Ereignis ihrer Kindheit. Sie erzählte, wie sie sich als Kind verlaufen hatte und völlig verzweifelt war, weil sie nicht mehr heim fand. Sie war dann weinend irgendwo sitzen geblieben, bis ihr Hund sie aufspürte und nach Hause begleitete. Ich wollte auf die Situation eingehen, aber es passierte mir leider, dass ich die emotionale Ebene verließ. Ich stellte Fragen nach ihrem damaligen Alter und dem Ort, wo das Ereignis stattfand. Das war kontraproduktiv. Ihr Gedächtnisfenster schloss sich sofort wieder und sie verstummte, weil sie meine Fragen nicht beantworten konnte. Es hätte genügt, emotional an der Geschichte Anteil zu nehmen und dadurch die Erfahrung zu teilen. Die Schwierigkeit solcher Schilderungen liegt darin, dass sich zwar das Gefühl klar vermittelt, aber das Ereignis von den Demenzkranken oft nicht klar in Worte gefasst werden kann. Dann ist auf der rationalen Ebene nicht klar, worum es überhaupt geht. Vor meinem inneren Auge entsteht in solch einer Situation ein fragmentarisches Bild, vergleichbar mit dem nach und nach entstehenden Bild in dem Ratespiel „Dalli Klick". Dieses Ratespiel wurde in der Fernsehsendung „Dalli Dalli", die in den siebziger und achtziger Jahren populär war, gespielt. In diesem Spiel wird ein Bild mosaikförmig Stück für Stück zusammengesetzt, bis sich das ganze Bild erkennen lässt. Im Umgang mit fragmentarischen Geschichten von Demenzkranken gelingt es mir manchmal, die Erzählung zu einem konkreten Bild zusammenzusetzen. Manchmal aber bleibt es fragmentarisch. Rationale Fragen dienen dann in aller Regel nicht dem Verständnis. Inzwischen kann ich damit viel besser umgehen als zu Beginn des Projekts, weil ich darauf vertraue, dass ich durch meine Anteilnahme kommuniziere, selbst wenn ich das Ereignis rational nicht entziffern kann. Denn wie Helga Rohra, Buchautorin und Demenzaktivistin, in dem Dokumentarfilm „Trotz Demenz" treffend sagt: „Das Herz wird nie dement!" (Jung 2015).

3.9 Demenzfreundliche Strukturen im Stadtteil

Da die Kindertagesstätten, die am Projekt teilnehmen, in unmittelbarer Nähe der Tagespflege liegen, kommt es vor, dass die Kinder auf dem Nachhauseweg von der Kita den Eltern die Räume in der Tagespflege zeigen wollen. Dadurch wagen sich auch Eltern in die Tagespflege und bauen so eigene Berührungsängste ab. In unmittelbarer Nähe der Tagespflege gibt es einen kleinen Park. Im Sommer begegnen sich dort die Seniorinnen und die Kinder aus dem Märchenprojekt öfter zufällig. Zumindest die Kinder erkennen die Seniorinnen und begrüßen sie. Da ich auch in der Gegend wohne, konnte ich selbst feststellen, wie sehr sich die Seniorinnen freuen, wenn sie außerhalb der Tagespflege im Park erkannt und begrüßt werden. Damit gehören sie zur Nachbarschaft. Im Jahr 2014 veranstaltete ich ein kleines Märchenfest in diesem Park und lud auch die Besucher der Tagespflege ein. Die Seniorinnen,

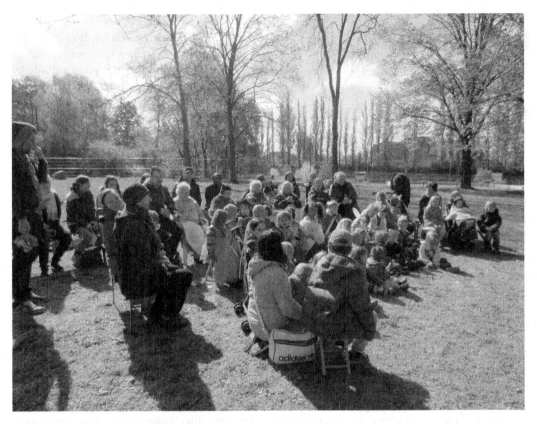

◘ Abb. 3.9   Märchenfest im Park. © Volker Wartmann

die kamen, genossen es sehr, dort mit all den anderen Kindern und Familien aus der Nachbarschaft im Publikum zu sitzen (◘ Abb. 3.9).

Zudem gibt es zwei Einrichtungen im Kiez, die das nachbarschaftliche Miteinander fördern: eine „Familienküche" und einen „Kiezgarten" (Nähere Informationen dazu unter http://www.taeks.de/familie-und-nachbarschaft). Beide Einrichtungen gehören zum Täks e.V. (Trägerverbund Kinder- und Schülerläden in Berlin/Brandenburg e.V.), der einer der beiden Träger des Märchenprojektes ist. Die Orte sind barrierefrei und deshalb auch für die Seniorinnen leicht zugänglich. Durch die Unterstützung der Mitarbeiter/-innen dieser Einrichtungen ist es uns gelungen, mit den Seniorinnen jeweils einen Vormittag dorthin zu kommen. So konnten die Seniorinnen sogar eine Kita, die am Märchenprojekt teilnimmt, besuchen, da sie sich direkt nebenan befindet. Die Kinder freuten sich sehr über diesen Besuch und zeigten den Seniorinnen voller Stolz ihre Räume.

Und die Seniorinnen waren erstaunt, wie heutzutage ein Kindergarten aussieht.

3.10 Wie meine persönliche Biografie der Auslöser für das Projekt wurde

Im Jahr 2010 wurde bei meiner Mutter eine Alzheimer-Demenz diagnostiziert. Sie war zu Beginn sehr verunsichert, zog sich zurück und sprach kaum noch, um ja keine Fehler zu machen. Ich versuchte, mithilfe von Märchen eine emotionale Brücke zu ihr zu bauen. Als Kind liebte ich die kuschelige Atmosphäre, wenn meine Mutter mir Märchen erzählte. An diese gemeinsamen Erinnerungen knüpfte ich an. Und zu meiner Freude stellte sich das Gefühl von Geborgenheit in der familiären Atmosphäre wieder ein. Sie entspannte sich, nahm aktiv teil und erinnerte sich an Märchensprüche wie: „Spieglein, Spieglein an

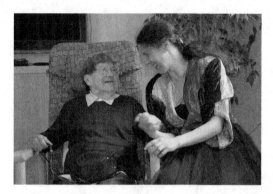

◘ **Abb. 3.10**   Die Autorin mit einer Besucherin der Tagespflege. © Volker Wartmann

der Wand, wer ist die Schönste im ganzen Land?" oder „Knusper, knusper, Knäuschen, wer knuspert an meinem Häuschen?". Dann beobachtete ich, dass kleine Kinder meine Mutter und andere Menschen mit Demenz magisch anzogen. Im Kontakt mit ihnen vergaß meine Mutter ihre Angst vor Fehlern und freute sich über deren kindliche Lebendigkeit.

Während dieser Zeit arbeitete ich in meinem beruflichen Alltag in verschiedenen Projekten mit Märchen zur Sprachförderung für Vorschulkinder. Außerdem wurde ich oft von Seniorenheimen als Märchenerzählerin gebucht. Meine Erfahrungen mit meiner Mutter und meine Erfahrungen mit den Kindern brachten mich auf die Idee, ein Märchenprojekt mit einer Kita und einer Einrichtung für Menschen mit Demenz zu initiieren. Es sollte auch dazu dienen, demenzfreundliche Strukturen im Stadtteil aufzubauen. Da es in vielen Wohngegenden sowohl Einrichtungen für Menschen mit Demenz als auch Kindertagesstätten in unmittelbarer Nähe gibt, dachte ich, es wäre ein Leichtes, Interesse an einem solchen Projekt zu wecken. Weit gefehlt. Auf der institutionellen und strukturellen Ebene haben diese Einrichtungen wenig miteinander zu tun. Außerdem ist beider Personallage häufig prekär, was eine Kooperation zusätzlich erschwert. Ich traf auf Kindertagesstätten und Pflegeeinrichtungen, die mit Personal unterbesetzt waren. Die jeweiligen Leitungen wurden von ihren täglichen Aufgaben so sehr in Atem gehalten, dass jede Anfrage zum Teil pauschal abgewimmelt wurde. So schnell wollte ich allerdings nicht aufgeben. Ich fand eine Tagespflege in dem Stadtteil, in dem ich selbst wohne, und eine Kindertagesstätte in unmittelbarer Nähe, die zu einem

Versuch bereit waren – allerdings nur, wenn ich das dafür notwendige Geld mitbrächte. Ich beantragte das Projekt bei einem kleinen Kiezfonds in Berlin, dem Kiezfonds Schöneberg, und wurde gefördert. Das Märchenprojekt konnte beginnen. Und es war von Beginn an ein Erfolg. Sehr schnell wurden die Synergieeffekte für alle Beteiligten deutlich. Nach der Pilotphase entschieden sich dann beide Träger, das Nachbarschaftsheim Schöneberg e.V., das die Tagespflege betreibt, und der Täks e.V., der Dachverband für die Kita, das Märchenprojekt auch finanziell zu fördern. Mittlerweile tun sie das seit September 2013 kontinuierlich.

■ **Gut Ding will Weile haben**

Das Märchenprojekt hatte Zeit, sich zu entwickeln, und es entwickelt sich beständig weiter. Viele der beschriebenen Situationen konnten nur dadurch entstehen, dass wir uns wöchentlich treffen. Die Kontinuität ist wichtig, um das gegenseitige Vertrauen aufzubauen. Nur auf Basis dieses Vertrauens sind viele der Interaktionen zwischen Kindern und Seniorinnen möglich. Meine Beziehung zu den Seniorinnen hat sich in dem Zeitraum, in dem ich das Projekt leite, sehr verändert. Ich kenne inzwischen einige ihrer Vorlieben und Abneigungen und ich bekam Einblick in ihre Biografien. Zu Beginn des Projektes war ich gedanklich ständig mit dem Thema Demenz beschäftigt. Mittlerweile ist die Krankheit ein wenig in den Hintergrund getreten. Ich habe die Seniorinnen als Individuen kennengelernt. Inzwischen steht für mich ihre individuelle Persönlichkeit bei der Begegnung im Vordergrund und nicht ihre demenzielle Erkrankung (◘ Abb. 3.10).

3.11   Wenn ich mir was wünschen dürfte …

Mein Wunsch wäre es, dieses Projekt oder vergleichbare Projekte weiter in die Stadt hinaus zu tragen. Es gibt in jedem Stadtteil einige Träger, die sich um Seniorinnen kümmern, und viele andere, die sich um Kinder kümmern. Und es ist bedauerlich, dass die jeweiligen Institutionen auf lokaler Ebene selten miteinander in Berührung kommen. Ich selbst habe erfahren, wie mühsam es ist, die institutionellen Hürden zu überwinden. Jeder kocht sein Süppchen und schaut nur wenig nach links und rechts. Das

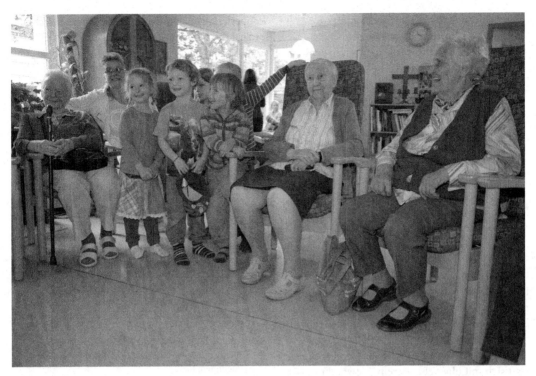

☐ **Abb. 3.11**   Entspanntes Miteinander. © Volker Wartmann

ist sehr schade, denn wie der Erfolg meines Projektes zeigt, entstehen durch derartige Kooperationen beträchtliche Synergieeffekte.

Der Grund dafür liegt in unserer gesellschaftlichen Realität. Prof. Dr. Lore Miedaner von der Hochschule Esslingen hielt 2001 einen Vortrag auf dem Kongress „Soziale Arbeit" in Mainz, in dem sie Forschungsergebnisse einer Studie über die Kooperation von Kindertagesstätten und Senioreneinrichtungen thematisierte. Sie begann ihren Vortrag mit einer Provokation:

» Die Institutionen, die wir im Rahmen von „Sozialer Arbeit" in den zurückliegenden Jahren geschaffen haben, sind fast durchweg „Sondereinrichtungen": Für die Betreuung, Erziehung und Bildung von Kindern gibt es heute Kinderkrippen, Kindergärten, Horte, heilpädagogische Tagesgruppen, Kinderhäuser etc. Parallel dazu werden ältere und alte Menschen immer häufiger zum Beispiel über Seniorentreffs, Betreutes Wohnen, Tagespflege, Alten- und Pflegeheime und gerontopsychiatrische Wohngruppen versorgt. So notwendig

alle diese Einrichtungen in unserer Gesellschaft sind, so haben sie doch bei der derzeitigen Organisation einen gravierenden Nebeneffekt: Die Menschen werden je nach Bedarfslage sozialpolitisch organisiert, sauber voneinander getrennt in „Sondereinrichtungen" einsortiert und dort isoliert voneinander erzogen, gebildet, gepflegt, beschäftigt, verwaltet (Braune 2010).

Diese Situationseinschätzung führt Lore Miedaner in ihrem Vortrag zu folgendem Schluss:

» Die derzeitige Abschottung der Generationen jedenfalls trägt neben vielem anderen zur Entfremdung zwischen den Generationen bei. Diese Entfremdung kann zur Beziehungslosigkeit sowie zur Vorurteilsbildung gegenüber der jeweils anderen Gruppe führen. Aber dies sind nur die harmloseren Effekte von Entfremdung. Massive Abwertung, unzureichende Versorgung und Anregung alter Menschen und die Diskussion um sozialen Ballast, der durch die zu erwartende zunehmende Anzahl alter und kranker Menschen entstehe und die Gemeinschaft durch hohe Kosten belaste, gehören zu den harten Ausdrucksformen. Aber selbst wenn wir von solchen Zuspitzungen absehen und lediglich die heutige institutionelle Realität der getrennten Angebotsgestaltung an einer Vorstellung von wünschenswerter Lebensqualität für alle Generationen messen, werden wir das soziale und institutionelle Zusammenleben in unserer Gesellschaft in wesentlichen Bereichen neu gestalten müssen: weg von der Schaffung von immer mehr Sondereinrichtungen hin zu der Schaffung von integrierten Angeboten (Braune 2010).

Geschichtenerzählen ist eine „barrierefreie" Kunstform und für jeden zugänglich. Es braucht „nur" eine gute Erzählerin/einen guten Erzähler. Einer spannend erzählten Geschichte hören alle Generationen gerne zu (◘ Abb. 3.11).

Ein Projekt, wie das vorgestellte Märchenprojekt, lässt sich mit überschaubarem Aufwand und verhältnismäßig geringen finanziellen Mitteln umsetzen, wenn Träger von Kindereinrichtungen und Träger von Senioreneinrichtungen miteinander kooperieren. Ich wünsche mir, dass mein Märchenprojekt für Menschen mit Demenz und Vorschulkinder wegweisend für viele weitere Projekte in der Stadt und auf dem Land sein kann.

Literatur

Bettelheim B (2006) Kinder brauchen Märchen. Deutscher Taschenbuchverlag, München

Böhm E (2009) Ist heute Montag oder Dezember? Psychiatrie-Verlag, Bonn

Braune S (2010) Vortrag von Prof. Dr. Lore Miedaner über eine intergenerative Pädagogik mit Senioren und Kindern. Dialog der Generationen, http://www.generationendialog.de/cms/index.php?option=com_content&task=blogcategory&id=59&Itemid=114. Zugegriffen: 05.09.2015

Jung S (2015) Lebenslinien. „Trotz Demenz". Dokumentarfilm über die Demenzaktivistin Helga Rohra. http://www.br.de/mediathek/video/sendungen/lebenslinien/trotz-demenz-100.html. Zugegriffen: 16.10.2015

Lukács G (1988) Briefwechsel 1902–1917, Balázs an Lukács im Mai 1910. Metzler, Stuttgart

ORF (2008) Fernsehinterview mit Professor Erwin Böhm im ORF. https://www.youtube.com/watch?v=VkyHR0unagw. Zugegriffen: 15.10.15

Osuji W (2013) Die 50 besten Märchenspiele. Don Bosco, München

Malen und Museumsbesuch

Sich in der Kunst auf Augenhöhe begegnen ...

Menschen mit Demenz und ihre Angehörigen im Museum

Arthur Schall, Valentina A. Tesky

© Springer-Verlag Berlin Heidelberg 2016
I. Kollak (Hrsg.), *Menschen mit Demenz durch Kunst und Kreativität aktivieren*,
DOI 10.1007/978-3-662-48825-6_4

4

4.1   ARTEMIS im Städel Museum

Eine kleine Gruppe älterer Menschen versammelt sich nachmittags im Foyer eines Kunstmuseums. Auf den ersten Blick sind es ganz gewöhnliche Museumsbesucher, auf den zweiten allerdings – nicht ganz. Dieser zweite Blick offenbart sich jedoch erst, würden einige davon auf die momentane Jahreszeit, ihr Geburtsdatum oder die kürzlich eingenommene Mahlzeit angesprochen werden. Solche Fragen könnten die meisten von ihnen vermutlich nicht mehr beantworten. Denn es sind Menschen mit Demenz, die sich in Begleitung ihrer Ehepartner oder Kinder an diesem Nachmittag im Frankfurter Städel Museum treffen. Sie alle nehmen teil an ARTEMIS, einem Pilotprojekt des Arbeitsbereichs Altersmedizin von der Goethe-Universität Frankfurt und des Städel Museums. Im Kern geht es dabei um spezielle thematische Kunstführungen und darauf abgestimmte praktische Atelierarbeit, die zu einer psychosozialen Intervention für demenzkranke Menschen und deren Angehörige kombiniert werden (◨ Abb. 4.1).

Entscheidender Impulsgeber für ARTEMIS war ein ähnliches Kunstvermittlungsprojekt am „Museum of Modern Art" in New York, das dort seit einigen Jahren erfolgreich in den regulären Museumsbetrieb integriert ist. Die positiven Erfahrungen und Studienergebnisse aus diesem Projekt ermutigten die Demenzforscher der Goethe-Universität, ein solches Angebot auch in der Frankfurter Museumslandschaft zu etablieren. Mit dem Städel Museum, der ältesten und renommiertesten Museumsstiftung in Deutschland, als Kooperationspartner war dies die Geburtsstunde von ARTEMIS. Hinter dem Akronym der griechischen Göttin des Mondes und der Jagd, die ebenso als jungfräuliche Hüterin der Natur und alles Lebendigen bekannt ist, verbirgt sich die englische Projektbezeichnung „**ART E**ncounters: **M**useum **I**ntervention **S**tudy". Diese verweist zugleich auf den Grund der musealen Zusammenkunft: Es geht um Kunstbegegnungen im Rahmen einer wissenschaftlichen Studie. Die Teilnehmenden sind also hier, um im Städel Museum mit großen Kunstwerken in Berührung zu kommen, doch nicht nur das! Sie sollen auch anderen Betroffenen und Angehörigen und nicht zuletzt sich selbst in der Auseinandersetzung mit der eigenen Gefühls- und

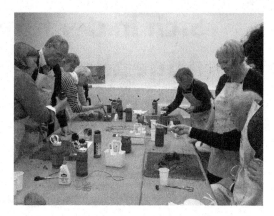

◨ **Abb. 4.1**   ARTEMIS-Gruppe bei der Kreativarbeit im Werkatelier. © Arthur Schall

Empfindungswelt begegnen. Dazu dient insbesondere die künstlerisch-kreative Arbeit in den Werkateliers des Museums, die sich an jede der einstündigen thematischen Kunstführungen anschließt.

Heute ist bereits der fünfte von insgesamt sechs Museumsterminen, die einmal wöchentlich an einem festgelegten Nachmittag stets zur gleichen Uhrzeit stattfinden. Wie immer wird zunächst gewartet, bis die Gruppe sich vollständig versammelt hat. Die Stimmung ist gelöst, teils gibt es zur Begrüßung sogar schon Umarmungen. Im Laufe der letzten Wochen hat sich eine gewisse Vertrautheit aufgebaut, auch wenn manche Teilnehmenden immer wieder aufs Neue untereinander vorgestellt werden müssen. Innerhalb kürzester Zeit füllt sich das Museumsfoyer mit Smalltalk-Fetzen und fröhlichem Lachen. Leute plaudern über die Geschehnisse der letzten Tage und spekulieren darüber, welche Gemälde wohl heute besprochen werden. Auch einige Jüngere haben sich unter die Besucher gemischt und verteilen Namensschildchen und Eintrittskarten. Es sind Psycholog/innen und wissenschaftliche Mitarbeiter/-innen der Goethe-Universität, die das Projekt ins Leben gerufen haben und bei allen Kunstführungen dabei sind. Fundierte wissenschaftliche Begleitung gehört nämlich zum integralen Bestandteil von ARTEMIS. In einer umfangreichen Studie wird untersucht, wie sich interaktive Beschäftigung mit Kunst auf Stimmung, Wohlbefinden und Kommunikationsverhalten von Menschen mit Demenz sowie die Beziehung zu den begleitenden Angehörigen auswirkt. Dabei kommen sowohl Fragebögen und psychologische

Testverfahren als auch Videoaufzeichnungen der Atelierarbeit und ausführliche Interviews zum Einsatz.

4.2   Die Farbe Blau

Das Thema der heutigen Führung: „Die Farbe Blau". Nachdem sich die Gruppe in den vergangenen vier Wochen im Städel neben Bildern zu Frankfurt am Main, Darstellungen von Familie und Kindern, verschiedenen Stillleben auch Portraits und Selbstportraits angeschaut hat, geht es nun wieder mit vier ausgesuchten Gemälden quer durch die Kunstgeschichte. Thematisch zwar ganz unterschiedlich, haben all diese Bilder gemeinsam, dass die blaue Farbe darin eine zentrale Rolle spielt. Zugleich gibt es aber Bezüge zu vorangegangenen Führungen, denn es finden sich ebenfalls ein Stillleben und ein Familienbildnis darunter. Alle sechs thematischen Kunstführungen sowie die dazugehörigen Atelierworkshops wurden in Kooperation mit Kunsthistoriker/-innen und Mitarbeiter/-innen des Städel Museums konzipiert. Gerade bei der Auswahl der für Menschen mit Demenz geeigneten Bilder und künstlerischen Techniken waren museumspädagogische Erfahrungswerte aus den am Städel angesiedelten Kunstvermittlungsangeboten für Kinder oder Krebspatienten ausgesprochen hilfreich.

Das Thema „Blau" der heutigen Kunstführung wurde bereits beim letzten Treffen angekündigt und so haben dies einige Teilnehmer/-innen sogar zum Anlass genommen, sich entsprechend einzukleiden. Frau J., die ihren demenzkranken Ehemann ins Museum begleitet, sticht in einem strahlend azurblauen Kostüm und den dazu passenden dunkelblauen Accessoires besonders aus der Gruppe heraus. Sichtlich stolz reagiert sie auf die Komplimente der anderen und erzählt: „Das Kleid ist selbstgenäht. Früher habe ich es immer im Theater oder in der Oper getragen und dachte mir, heute wäre die perfekte Gelegenheit, es wieder aus dem Schrank zu holen". Auch eine andere Angehörige, Frau M., hat sich passend zum Thema für königsblaue Ohrringe entschieden. Sogar beim demenziell erkrankten Herrn F. fallen sofort die neonblau leuchtenden Turnschuhe ins Auge, wenngleich dies eher ungeplant ist.

Die Gruppe ist nun vollzählig und es geht – mit Klappstühlchen bewaffnet – zunächst ins Atelier. Hier wartet bereits die Kunstvermittlerin vom Städel Museum, die die Gruppe auch heute durch das Thema führen wird. Alle am Projekt beteiligten Kunstvermittler/-innen sind Kunsthistoriker/-innen und Museumspädagog/-innen, teils mit kunsttherapeutischen Zusatzqualifikationen. Zu Beginn wurden sie eingehend von den wissenschaftlichen Mitarbeiter/-innen der Goethe-Universität im Umgang mit demenzkranken Menschen geschult. In interaktiven Workshops ging es vor allem um das Krankheitsbild der Demenz und die Besonderheiten in der Kommunikation mit den Betroffenen und ihren durch die Betreuung häufig stark belasteten Angehörigen.

Nach der herzlichen Begrüßungsrunde verteilen die Psycholog/-innen einige Fragebögen: So sollen die Teilnehmer auf einer Smiley-Skala ankreuzen, welches Gesicht am ehesten ihrer momentanen Stimmung entspricht. Das Spektrum reicht von traurig schauend bis fröhlich lachend. Die gleiche Skala gibt es auch am Ende jedes Museumsbesuchs. Dadurch lassen sich situative Stimmungsveränderungen dokumentieren und später miteinander vergleichen. Zusätzlich füllen die Begleitpersonen einen kurzen Fragebogen zum Wohlbefinden aus. Danach kann die Kunstführung starten!

4.3   Madonna mit Kind

Als Erstes auf dem Programm steht ein um 1500 entstandenes Gemälde aus der Werkstatt von Giovanni Bellini (1430–1516), einem der wichtigsten Vertreter der venezianischen Frührenaissance. Er ist berühmt für seine leuchtenden Farben und gilt als Meister der „Sacra Conversazione", der Darstellung einer von Heiligen umgebenen Madonna (❏ Abb. 4.2).

Doch kunsthistorische Begrifflichkeiten spielen bei der Betrachtung eines Bildes während der ARTEMIS-Führung weniger eine Rolle. Worum es stattdessen geht, sind durch Bildinhalte und Farben ausgelöste Gefühle und Assoziationen. Kaum sind die Klappstühle vor dem Gemälde aufgestellt, beginnt schon ein geschäftiges Getuschel und Geraune: Die ersten Teilnehmer fangen sofort an, sich über Bellinis Werk auszutauschen. Natürlich gilt es zunächst zu

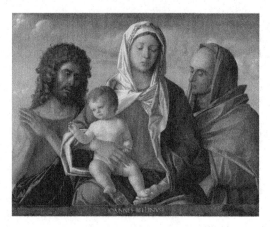

◘ Abb. 4.2   Giovanni Bellini – Madonna mit Kind, Johannes dem Täufer und der heiligen Elisabeth. Foto: © Städel Museum – ARTOTHEK

bestimmen, wer hier überhaupt abgebildet ist. Und diese erste Frage der Kunstvermittlerin ist gar nicht so leicht zu beantworten. In unserem Fall handelt es sich um die Madonna mit Jesuskind vor einem hellblauen Himmelshintergrund, flankiert von Johannes dem Täufer und der heiligen Elisabeth. Maria und Jesus sind schnell erkannt, doch bei den beiden anderen Figuren beginnt das große Rätselraten. „Ist es überhaupt ein Mann oder eine Frau?", fragt Herr F. auf Elisabeth deutend. Tatsächlich trägt die Heilige mit ihrem asketisch hageren Gesicht recht männliche Züge. Die Meinungen dazu in der Gruppe sind gespalten, was überdies Anlass zu Diskussionen bezüglich Alter und Bekleidung der Dargestellten gibt. Schließlich einigt die Gruppe sich dann doch auf Frau, nicht zuletzt wegen des leuchtend blauen Gewandes, das auch Maria in ähnlicher Form trägt. Nachdem die Kunstvermittlerin über die Verwandtschaftsverhältnisse auf dem Bild aufgeklärt hat und sogar Johannes der Täufer als Elisabeths Sohn identifiziert wurde, steht die das Gemälde augenscheinlich dominierende blaue Farbe im Mittelpunkt der Besprechung.

Durch Blau wird in der christlichen Ikonografie die Sphäre des Göttlich-Überirdischen symbolisiert, und auch den Teilnehmenden ist schnell klar, dass die beiden heiligen Frauen hierdurch in besonderer Weise hervorgehoben werden sollen. Interessiert lauschen sie den Ausführungen der Kunstvermittlerin, warum ausgerechnet dieser Farbton damals so

wertvoll war. Gewonnen wurde das kostbare blaue Pigment nämlich aus dem seltenen Halbedelstein Lapislazuli. Dem langwierigen Transportweg aus dem Vorderen Orient hat die Farbe schließlich auch ihren Namen zu verdanken: Bis heute wird dieses Blau als „Ultramarin" bezeichnet, da man den teuren Rohstoff dafür über das Meer transportiert hat. Entsprechend sparsam wurde das Pigment deshalb verwendet und war lediglich der Darstellung besonders wichtiger und heiliger Personen vorbehalten, wie eben der Mutter Gottes. „Ein wirklich königliches Blau! Wie es leuchtet! Und das nach so vielen Jahrhunderten!", ruft Frau J. begeistert heraus und spricht damit aus, was die meisten Anwesenden in diesem Moment wohl ebenfalls denken. Denn auf die anschließende Frage, ob das Bild auch allen anderen gefällt, folgt einstimmiges Nicken. Nur Herr F. stört sich immer noch etwas an dem seiner Meinung nach zu männlichen Gesicht Elisabeths und wird nicht müde, dies stets aufs Neue zu bekunden.

4.4   Juralandschaft

Nach einer kleinen Wanderung durch das Museum nimmt die Gruppe Platz vor der „Juralandschaft bei Romanel" aus dem Jahr 1901 des Schweizers Felix Vallotton (1865–1925) – ein Zeitsprung von 400 Jahren innerhalb weniger Minuten. Das Bild ist nicht besonders groß und alle rücken etwas näher heran (◘ Abb. 4.3). Generell wird bei den Führungen besonders darauf geachtet, dass Menschen mit Demenz ganz vorn sitzen, um alles gut sehen und an der Unterhaltung aktiv teilnehmen können. Die ersten Reaktionen lassen auch nicht lange auf sich warten. „Da würde ich gerne spazieren gehen! Wunderschön!", raunt die an Demenz erkrankte Frau T. in die Runde und ist in Gedanken wohl schon auf dem gemalten Feldweg unterwegs. Auch die übrigen Teilnehmer äußern sich zur emotionalen Wirkung des Gemäldes. „So ruhig und harmonisch ist es. Hat der Künstler gut hinbekommen", findet Herr M. und erntet zustimmende Blicke und Nicken der anderen.

Jemand fühlt sich an die Berge seines Heimatdorfs erinnert, jemand an Urlaubswanderungen durch die Alpen. Auch, dass die geschickte Verwendung von Blau an der erzeugten Stimmung einen wichtigen Anteil hat, wird von den Teilnehmenden

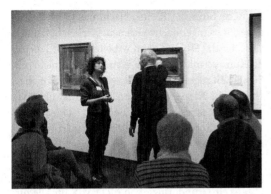

Abb. 4.3   ARTEMIS-Teilnehmer im Gespräch über die Juralandschaft von Felix Vallotton. © Arthur Schall

schnell erkannt. Zum Abschluss spricht die Gruppe noch darüber, wie die blaue Farbe hier eingesetzt wird, um den Eindruck von Räumlichkeit zu erzeugen. Vallottons Bild ließe sich gut auch in der eigenen Wohnung vorstellen, da sind sich fast alle aus der Gruppe einig.

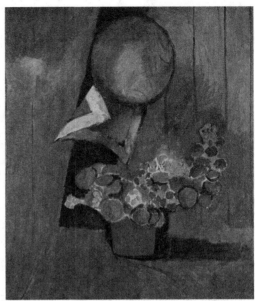

Abb. 4.4   Henri Matisse – Blumen und Keramik. © Succession H. Matisse/VG Bild-Kunst, Bonn 2015, © Städel Museum – ARTOTHEK

4.5   Blumen und Keramik

Nur zwei Räume weiter hängt das dritte Werk des heutigen Tages, ein in unterschiedliche Blauschattierungen getauchtes Stillleben von 1913 mit dem schlichten Titel „Blumen und Keramik". Gemalt hat es Henri Matisse (1869–1954), einer der bedeutendsten Künstler des 20. Jahrhunderts. Die dargestellten Gegenstände – ein Blumentopf, ein Keramikteller und ein scheinbar bedruckter Papierbogen – sind auf einfache geometrische Formen reduziert und aus unterschiedlichen Perspektiven gezeigt. Während die roten und gelben Blumen im blauen Topf sich dem Betrachter von der Seite präsentieren, sind der Teller und das leicht darunter geschobene Blatt (es könnte auch ein Stück Stoff sein, wie einige aus der Gruppe vermuten) in einer Draufsicht von oben wiedergegeben. Die Perspektive löst sich auf und alles wird zur Fläche, Farbe und Form (■ Abb. 4.4).

„Können Sie denn was erkennen auf dem Bild?", fragt die Kunstvermittlerin die Gruppe und sucht Augenkontakt zu den in erster Reihe sitzenden Menschen mit Demenz. Mittlerweile kennt sie die Gruppe recht gut und ist routiniert darin, auch die stilleren Teilnehmer zum Reden zu animieren.

Beim Matisse-Stillleben müssen jedoch alle etwas länger hinschauen. Einige beginnen zu raten, welche Blumen sich in dem Topf befinden. Bei diesem Bildgegenstand herrscht noch weitgehend Einigkeit, doch was soll dieser große grüne Kreis darüber sein? Hier gehen die Meinungen weit auseinander: „Ein Ball!" „Eine Lampe!" „Ein grünes Mondgesicht!" Von allen Seiten kommen immer neue Einwürfe und eine angeregte Diskussion nimmt ihren Lauf. Und dieser seltsame rechteckige Gegenstand dazwischen, der sich auf einer Seite zu rollen scheint? Eine Zeitung? Eine Stoffserviette? Oder einfach nur ein Blatt Papier? Auch der umgebende Raum ist lediglich vage angedeutet und lädt zu Spekulationen ein. Die Kunstvermittlerin klärt auf, dass es dem Künstler weniger um die Darstellung realer Gegenstände ging, weswegen es durchaus legitim ist, wenn jeder darin etwas anderes sieht. Vielmehr wollte er mit rein malerischen Mitteln eine besondere Farb- und Formenharmonie erreichen, eine ganz neue Sichtweise von Schönheit. „Ja, harmonisch ist es", stellt Herr F. zufrieden fest. „Da kann man wirklich nicht meckern." – worauf die demenzkranke Frau T. sofort kontert: „Ich würd's mir trotzdem nicht ins Wohnzimmer hängen!"

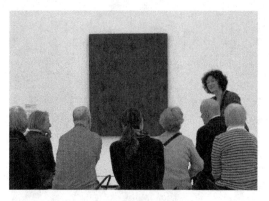

● **Abb. 4.5**   Gruppendiskussion vor Yves Kleins Schwammrelief. © VG Bild-Kunst, Bonn 2015

4.6   Blaues Schwammrelief

Mit seinem Stillleben befand sich Matisse auf dem Weg zur Abstraktion und auch unsere Gruppe tut dies mit dem letzten Bild zum Thema „Blau". Nur 34 Jahre ist der nächste Künstler geworden. Und doch hat sich der Franzose Yves Klein (1928–1962) einen festen Platz in der neueren Kunstgeschichte erobert. Berühmt sind vor allem seine großformatigen, monochrom blauen Bilder, durch Schwämme plastisch erhöht und in dem eigens von ihm entwickelten und patentierten „International Klein Blue" gehalten. Ein solches blaues Schwammrelief mit dem Untertitel „Kleine Nachtmusik" bildet den Abschluss der heutigen Führung und ist für die Teilnehmenden die erste Begegnung mit einem abstrakten Werk im Rahmen von ARTEMIS (● Abb. 4.5). Zugleich ist das Bild auch ein Verweis auf die sechste und letzte Kunstführung in der nächsten Woche, die sich mit dem Thema „Abstraktion und Musik" befassen wird.

Die meditative Stimmung, die vom Schwammrelief ausgeht, scheint auch die Gruppe erfasst zu haben. Alle sind schweigend in die Betrachtung versunken, bis Frau J. schließlich den Anfang macht: „Das hat so eine ungeheure Tiefe … Ich muss die ganze Zeit daran denken, wie wir damals tauchen waren. Weißt du noch?" Sie stupst ihren Ehemann leicht mit dem Ellenbogen an. Der demenzkranke Herr scheint sich tatsächlich zu erinnern und nickt fröhlich zurück. „Es könnte aber auch eine Mondlandschaft sein. Oder etwas im Weltraum …", spinnt Frau M. den assoziativen Gedanken weiter. Den

Bezug zu Mozarts „Kleiner Nachtmusik" könne sie dagegen weniger nachvollziehen. „Vielleicht hat der Künstler das Stück ja beim Arbeiten gehört", meint die Kunstvermittlerin. „Wir können es aber nicht mit Sicherheit sagen." „Also ich würde mir dazu eher sphärische Klänge vorstellen", entgegnet Frau M. „Etwas mit Streichern zum Beispiel." „Oder Harfe …", wirft ihr Mann ein. Auch die übrigen Teilnehmenden lassen ihren Assoziationen freien Lauf. Jede Äußerung wird gleichermaßen wertschätzend aufgenommen und in die Gesamtdiskussion integriert. Dies ist ein Grundprinzip von ARTEMIS, um alle zur aktiven Beteiligung zu ermutigen.

4.7   Im Werkatelier

Die Stunde der Kunstführung nähert sich langsam ihrem Ende, und die Kunstvermittlerin stimmt alle auf den nun folgenden praktischen Teil ein: „Wir haben uns ja heute ganz unterschiedliche blaue Bilder angeguckt. Ich würde vorschlagen, dass wir nun wieder ins Atelier gehen und schauen, was uns so alles zum Thema Blau einfällt."

Bei der Umsetzung der Kreativaufgaben soll paarweise gearbeitet werden, damit am Ende jedes Paar ein gemeinsames Werk mit nach Hause nehmen kann. Eines der Projektziele ist ja die Verbesserung der oftmals durch die Erkrankung belasteten Beziehung zwischen Menschen mit Demenz und ihren Angehörigen. Während der Atelierarbeit, die abseits demenzieller Defizite an vorhandenen Ressourcen wie emotionalen Ausdruck und nonverbale Kommunikation anknüpft, können sich die Beteiligten tatsächlich wieder auf Augenhöhe begegnen, wie eine Angehörige es einmal formuliert hat. Ab und an äußern einzelne Teilnehmende jedoch den Wunsch, was Eigenständiges machen zu wollen. In solchen Fällen entstehen dann zwei unabhängig gestaltete Bilder. Und auch die begleitenden Psycholog/-innen müssen dabei hin und wieder ein bisschen Hilfestellung leisten.

Zurück im Atelier werden als Erstes an alle Malerschürzen verteilt. Die Teilnehmenden sind schon sichtlich gespannt, was sie heute wohl erwartet. In den vergangenen Wochen haben sie bereits aus fotografischen Stadtansichten und Reproduktionen besprochener Gemälde fantasievolle

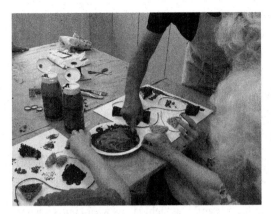

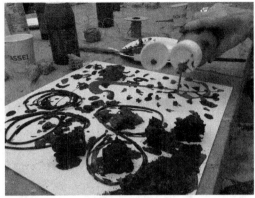

◘ **Abb. 4.6** Experimentieren mit Materialien und blauer Farbe. © Arthur Schall

◘ **Abb. 4.7** Eines der Werke zum Thema „Blau". © Arthur Schall

Frankfurt-Collagen gestaltet, mit Acrylfarben ihre Gedanken und Emotionen zur eigenen Familie dargestellt, mittels Styroporplatten individuelle Stillleben gedruckt und sogar ausdrucksstarke Gesichter aus Ton geformt. Heute steht nun das freie Experimentieren mit blauer Farbe und diversen Materialien auf dem Programm. Dabei sind der Fantasie wirklich keine Grenzen gesetzt: Als Materialien stehen nämlich kleingeschnittene Schwämme, Dekosteinchen, Kronkorken, blaue Schnüre und Kordeln zur Verfügung. Dazu gibt es Acrylfarben in verschiedensten Blautönen und eine Auswahl an Blaupigmenten. Als Unterlage dienen weiß grundierte Hartfaserplatten (◘ Abb. 4.6).

Nachdem die Aufgabe der heutigen Sitzung erklärt worden ist und auch alle Materialien kurz vorgestellt und in ihrem Gebrauch demonstriert wurden, greifen einige Paare direkt zu Schwämmen und Farbe und stürzen sich beherzt in die Arbeit. Der demenzkranke Herr F. ist zu Beginn jedoch noch etwas zaghaft und grübelt darüber nach, was er machen soll. Auch Frau T. scheint durch die vor ihr liegende weiße Platte etwas irritiert und kann sich – trotz animierender Versuche ihrer Tochter – länger nicht entscheiden, wie sie die Gegenstände am besten platzieren soll. In solchen Momenten sind Kunstvermittler/-innen und Psycholog/-innen gefordert, den Betroffen durch individuelle Betreuung die Scheu vor dem „ersten Schritt" zu nehmen und bei manchen Gestaltungsentscheidungen ein wenig zu helfen. Im Idealfall lässt sich durch sensible Vermittlung zwischen Menschen mit Demenz und

ihren Angehörigen der künstlerische Prozess derart lenken, dass ein gleichberechtigtes kreatives Arbeiten möglich wird. Mit der Zeit lernen die Begleitpersonen, selbst auf kleinste kreative Impulse der demenziell Erkrankten zu reagieren und auch ihren eigenen künstlerischen Äußerungen einen entsprechenden Aufforderungscharakter zu verleihen. Natürlich stehen die Psycholog/-innen ihnen dabei stets motivierend und moderierend zur Seite.

Sind die kleinen Anlaufschwierigkeiten aber erst einmal gemeistert, werden schon fleißig Schwämme aufgeklebt oder direkt in die Acrylfarbe getunkt und mit leichtem Druck auf dem Bilderträger platziert, Kordeln und Kronkorken zu kunstvollen Gebilden drapiert und aus der Tube mit Farbe bespritzt (◘ Abb. 4.7). Auch die blauen Pigmente kommen des Öfteren zum Einsatz. Sie werden über die noch nasse Acrylfarbe verstreut, um den Bildern durch reizvolle Farbakzente das besondere Etwas zu verleihen.

Die Arbeit ist nun in vollem Gange: Ein fast babylonisches Stimmengewirr erfüllt den Atelierraum, Stühle rücken hin und her, ausgelassenes Lachen ist zu hören und sogar die gesummte Melodie „Von den blauen Bergen kommen wir" ist irgendwo im Hintergrund zu vernehmen.

Bei genauer Betrachtung fällt auf, dass jedes Paar im Laufe der Kreativarbeit sein eigenes Tempo gefunden hat und sogar die Präzision der künstlerischen Gestaltung zunehmend aufeinander abgestimmt wurde. Die einen arbeiten penibel genau, was das Aufkleben und Ausmalen angeht, die anderen setzen dagegen eher auf die große Geste und scheuen

4

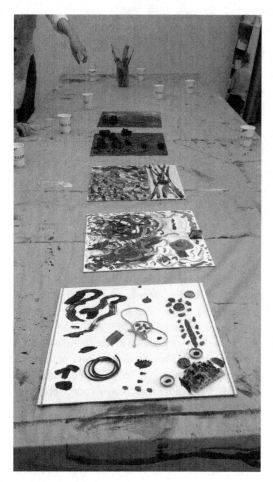

Betroffenen zeigen sich des Öfteren überrascht von der eigenen Leistung und sind sichtlich stolz auf das gemeinsam Geschaffene.

Erstaunlich ist jedes Mal, wie unterschiedlich die Werke am Ende aussehen. Denn obwohl alle die gleichen Ausgangsmaterialien haben, erzählt jedes Bild eine andere Geschichte, die nicht selten biografisch gefärbt ist. Wie bei Frau T. und ihrer Tochter: Als die beiden an der Reihe sind, etwas zu ihrem blauen Kunstwerk zu sagen, holt Frau T. auf einmal ganz tief Luft. Mit großen Augen schaut sie auf das Bild vor ihr und beginnt ganz aufgeregt zu erzählen: „Jetzt erst fällt's mir auf! Das sieht ja aus wie bei uns nach'm Krieg damals! Da, die Straße und links und rechts die kaputten Häuser … Genauso sah die Stadt nachts aus … Nur lauter Trümmer überall …". Frau T. ist ganz aufgewühlt und schaut sich um. Die restlichen Gruppenmitglieder sind mit einem Mal ganz still geworden und blicken wie gebannt auf das tiefblaue Bild, von dessen Oberfläche sich in Farbe getränkte Schwämme und dunkle Steine wie die unregelmäßig gezackte Silhouette einer zu gespenstischen Ruinen zerbombten Stadt abheben. Und diese nächtliche Trümmerstadt schien gerade jeder vor seinem inneren Auge zu sehen. „Es war genauso, wie du es sagst, Mutti. Ich kenn das alles noch von alten Fotos", unterbricht die Tochter von Frau T. schließlich die Stille und ist ebenfalls tief bewegt.

Solche ganz besonderen Momente sind zwar nicht die Regel, doch bleiben sie umso mehr im Gedächtnis haften. Zumeist überwiegt jedoch eine heiter-ausgelassene Stimmung. Dafür sorgen an diesem Nachmittag auch die übrigen Erklärungen zu den entstandenen Bildern. Und sollten doch mal emotional belastende Erinnerungen zum Vorschein kommen, kann die Situation mithilfe der Angehörigen meist schnell gemeistert werden. Denn sie kennen ihre Menschen mit Demenz am besten und können unterstützend eingreifen und emotionalen Beistand leisten. In diesen Augenblicken zeigt sich deutlich, wie wichtig die begleitenden Angehörigen für ein solches Projekt sind.

Zum Schluss werden wieder die Smiley-Skalen ausgeteilt und alle kreuzen das zu ihrer emotionalen Befindlichkeit passende Gesicht an. Zusätzlich bekommen die begleitenden Angehörigen einen Evaluationsbogen und werden gebeten, diesen unmittelbar nach dem Museumsbesuch zu

◘ Abb. 4.8   Abschlusspräsentation der Bilder. © Arthur Schall

auch nicht den einen oder anderen zufälligen Farbkleks. Nach einer guten Dreiviertelstunde sind die letzten blauen Bilder fertig und können für alle gut sichtbar auf dem Tisch platziert werden. Den Abschluss jeder Sitzung bildet nämlich eine Präsentation und gemeinsame Besprechung der entstandenen Werke (◘ Abb. 4.8). Jedes Paar hat dabei – von Kunstvermittler/-innen oder Psycholog/-innen angeleitet – die Möglichkeit, das gemeinsame Kunstwerk der Gruppe kurz vorzustellen. Die Teilnehmenden können beispielsweise erzählen, wie sie bei der praktischen Arbeit vorgegangen sind, welche Ideen umgesetzt wurden und wer auf welche Weise beteiligt war. So sind die Begleitpersonen häufig selbst erstaunt über die ungeahnten kreativen Potenziale ihrer demenzkranken Angehörigen. Doch auch die

Hause auszufüllen. Unter anderem sollen sie darin beschreiben, ob ihnen etwas Besonderes am Verhalten des Menschen mit Demenz aufgefallen ist, sei es während der Kunstführung, bei der Atelierarbeit oder danach. Außerdem sollen sie den Grad der jeweiligen Beteiligung am kreativen Prozess einschätzen und darüber Auskunft geben, ob sie sich später noch über die Erlebnisse im Museum unterhalten haben. Auf diese Weise lassen sich die einzelnen Führungen später miteinander vergleichen. Am Ende der Intervention gibt es auch eine Gesamtevaluation, im Zuge derer die Teilnehmenden beispielsweise angeben können, welche Kunstbegegnung und welche Art der kreativen Gestaltung ihnen am meisten Spaß gemacht hat und was sie unter Umständen gerne fortsetzen würden. Tatsächlich äußern viele, die an ARTEMIS bereits teilgenommen haben, den Wunsch nach weiteren Museumsbesuchen. Manche Paare haben sich in der Folgezeit sogar eine Staffelei und Farben für die heimische Malerei oder Ton zum gemeinsamen Modellieren angeschafft. Doch auch unmittelbare Auswirkungen von interaktiver Auseinandersetzung mit Kunst lassen sich beobachten: Längst verloren geglaubte Erinnerungen werden durch bestimmte Bildinhalte oder auch nur Farben und Formen bei manchen Menschen mit Demenz wieder lebendig. Eher unruhige Teilnehmer schaffen es nach einer Weile, längere Zeit konzentriert im Atelier zu arbeiten. Wieder andere, die sonst zurückgezogen und apathisch wirken, beginnen plötzlich, sich in der Gruppe über die Bilder auszutauschen. Ob sich diese Beobachtungen wissenschaftlich untermauern lassen, werden die Ergebnisse der Studie zeigen. Augenscheinlich bietet das kreative Gestalten sogar für Angehörige eine Möglichkeit zur Entlastung, da aufgestaute Gefühle künstlerisch verarbeitet werden können – und das, ohne sie in Worte fassen zu müssen. Auch beim praktischen Teil zum Thema „Blau" wurde dies wieder deutlich.

Die ARTEMIS-Teilnehmenden sind nun bereit zum Aufbruch. In der letzten Kunstführung in einer Woche erwartet sie die Begegnung mit gegenstandsloser Malerei, zu der sich ein möglicher Zugang über musikalische Assoziationen finden lässt. Folgerichtig wird auch in der Atelierarbeit zur Musik von Antonio Vivaldi gezeichnet und gemalt. Doch das wird jetzt noch nicht verraten! Nach einer

warmherzigen Verabschiedung und nachdrücklichen Bekundungen, wie sehr man sich auf ein Wiedersehen freue, geht es gemeinsam hinaus. Am Treppenaufgang des Städels trennen sich die Wege – bis zum nächsten Mal an einem Nachmittag im Museum.

> **Zum Projekt**
> ARTEMIS (**ART E**ncounters: Museum Intervention **S**tudy) ist ein niederschwelliges und interaktives Kunstvermittlungsangebot für Menschen mit leichter bis mittelgradiger Demenz und ihre betreuenden Angehörigen. Ermöglicht wird dieses seit 2014 laufende Pilotprojekt durch die Kooperation des Arbeitsbereichs Altersmedizin am Institut für Allgemeinmedizin (Leitung: Prof. Dr. Johannes Pantel) der Goethe-Universität Frankfurt mit dem Städel Museum in Frankfurt am Main. Speziell konzipierte thematische Kunstführungen in Kleingruppen und anschließende kreative Arbeit im Werkatelier bilden dabei den praktischen Rahmen für eine randomisiert-kontrollierte Interventionsstudie. Erwartet werden u. a. positive Effekte auf das psychosoziale Wohlbefinden, kommunikative Verhaltensaspekte und das Selbstbewusstsein von Menschen mit Demenz sowie eine Verbesserung der Beziehung zu den begleitenden Angehörigen.
> http://www.allgemeinmedizin.uni-frankfurt. de/forschung7/kunst.html
> http://www.staedelmuseum.de/de/angebote/ artemis

■ **Danksagung**
Die Autoren und alle an ARTEMIS Beteiligten danken der Stadt Frankfurt am Main und dem Frankfurter Oberbürgermeister Peter Feldmann für die Schirmherrschaft über das Projekt, der Familie Schambach-Stiftung für die großzügige Projektförderung und dem Städel Museum Frankfurt für die produktive Kooperation und die Unterstützung bei der praktischen Realisierung.

Literatur

Ausgewählte Literatur zum Thema „Kunst und Demenz"

Camic PM, Tischler V, Pearman CH (2014) Viewing and making art together: a multi-session art-gallery-based intervention for people with dementia and their carer. In: Aging & Mental Health 18(2): 161–168. doi:10.1080/13607863.2013.818101

Ekelaar C (2011) Art gallery-based intervention in dementia care. DClinPsych thesis, Canterbury Christ Church University, Canterbury

Ganß M (2009) Demenz-Kunst und Kunsttherapie. Mabuse, Frankfurt am Main

Roberts S, Camic PM, Springham N (2011) New roles for art galleries: Art-viewing as a community for family carers of people with mental health problems. Arts & Health 3(2): 146–159. doi:10.1080/17533015.2010.551716

Rosenberg F (2009) The MoMA Alzheimer's Project: Programming and resources for making art accessible to people with Alzheimer's disease and their caregivers. In: Arts & Health. 2009 Feb; 1 (1): 93-97. doi:10.1080/17533010802528108

Rusted J, Sheppart L, Waller D (2006) A multi-centre randomized control group trial on the use of art therapy for older people with dementia. Group Analysis 39(4): 517–536. doi:10.1177/0533316406071447

Schmitt BS (2011) Kreative Therapieansätze 1: Kunst-, Theater- und Tanztherapie. In: Haberstroh J, Pantel J (Hrsg) Demenz psychosozial behandeln. AKA, Heidelberg: 101–114

von Spreti F, Martius P, Förstl H (2012) Kunsttherapie bei psychischen Störungen. Urban & Fischer, München

Ausgewählte Medienberichte zum ARTEMIS-Projekt

Häfele K (2015) Kunst gegen Alzheimer. ARTE Journal, 10.03.2015. http://info.arte.tv/de/kunst-gegen-alzheimer. Zugegriffen: 16.10.2015

Hardy A (2015) Erinnerungen wecken mit Kunst. UniReport, Goethe-Universität Frankfurt 2: 7. https://www.uni-frankfurt.de/54939957/Unireport_2-15.pdf. Zugegriffen: 16.10.2015

Interview (2015) mit Prof. Dr. Johannes Pantel. Deutsches Ärzteblatt 8: 341. http://www.aerzteblatt.de/pdf/112/8/a341.pdf?ts=16.02.2015±13%3A03%3A05. Zugegriffen: 16.10.2015

Kulturzeit (2015) Wie gut Kunst hilft – Projekt mit Demenzkranken. 3sat Kulturzeit, 30.01.2015. http://www.3sat.de/mediathek/?mode=play&obj=49115. Zugegriffen: 16.10.2015

Liedtke S (2014) Mit Kunst gegen Demenz kämpfen. Frankfurter Neue Presse, 18.11.2014. http://www.fnp.de/lokales/frankfurt/Mit-Kunst-gegen-Demenz-kaempfen;art675,1133039. Zugegriffen: 16.10.2015

Schmitz R (2015) „Artemis"-Projekt – Demenzkranke und Kunst. BR2 Kultur, 10.02.2015. http://www.br.de/radio/bayern2/kultur/kulturwelt/artemis-staedel-demenz-100.html. Zugegriffen: 16.10.2015

Wendl L (2015) Trägt Kunst zum Wohlbefinden bei? Seniorenzeitschrift Frankfurt 1: 43–44. http://www.senioren-zeitschrift-frankfurt.de/fileadmin/hefte/jahr2015/heft1/SZ_2015-1-43.pdf. Zugegriffen: 16.10.2015

Musik und Tanz

Psychologisch fundierte Musiktherapie bei Menschen mit Demenz

Christian Fischer, Peter G. Glanzmann

© Springer-Verlag Berlin Heidelberg 2016
I. Kollak (Hrsg.), *Menschen mit Demenz durch Kunst und Kreativität aktivieren*,
DOI 10.1007/978-3-662-48825-6_5

5.1 Einleitung

Angehörige oder professionell Betreuende von Menschen mit demenziellen Erkrankungen machen häufig eine für sie erstaunliche Erfahrung, die in den vergangenen Jahren zunehmend Gegenstand der wissenschaftlichen Forschung in der systematischen Musikwissenschaft, Gerontologie, Medizin/Geriatrie, aber auch der klinischen Psychologie/Gerontopsychologie geworden ist. Sie erleben bei Menschen mit Demenz bzw. Demenzpatient/-innen inklusive solche, deren geistige bzw. kognitive Fähigkeiten in fortgeschrittenen Stadien der Erkrankung zunehmend reduziert oder gar nur noch fragmentarisch vorhanden sind, folgendes Phänomen: Die Patienten verfügen – auch unabhängig von musikalischer Vorbildung – in den meisten Fällen über die erstaunliche Fähigkeit, Gefühle zu empfinden und Emotionen auszudrücken. Dabei wird beobachtet, dass sie häufig gerne ihnen aus ihrer Biografie vertraute Lieder teilweise auswendig und melodisch sowie textlich korrekt singen bzw. mitsingen können. Dabei zeigen sich eine Zunahme von Freude, Entspanntheit, geistiger Wachheit, sozialer Verbundenheit mit Mitmenschen sowie zugleich eine Abnahme negativer Emotionen, wie z. B. Angst, Depressivität, Unruhe oder Aggressivität (■ Abb. 5.1).

Auch reagieren Menschen mit Demenz häufig auf gehörte Musik, hier zumeist auf solche, die ihnen aus ihrer Biografie bekannt ist. Sie können sich an viele Lieder erinnern, was sie durch sprachliche Äußerungen oder auch nonverbal durch entsprechende Gesten, mimischen Ausdruck und Bewegungen zeigen. Erstaunlich ist hierbei sowohl für Fachleute als auch für Nicht-Fachleute, dass trotz zunehmenden Verlustes der sich innerhalb einer Demenz vollziehenden Abnahme der Gedächtnisleistungen das „musikalische Gedächtnis", welches in der Neuropsychologie noch keine fest definierte Einheit darstellt, eine Ausnahme zu sein scheint.

Bei der häufigeren Anwendung von Musiktherapie bei Demenz in den letzten 20 Jahren wurden einige wissenschaftliche Studien zur Untersuchung der beobachteten Effekte durchgeführt. Übersichtsarbeiten der 2000er Jahre (Sherrat et al. 2004; Vink et al. 2004) zeigten zunächst, dass die häufig schwache methodische Qualität der Studien keine allgemeinen

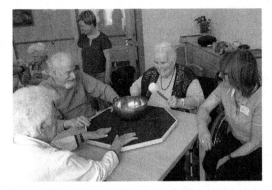

■ **Abb. 5.1** Musik erleben in der Gruppe. © Allton, Fotograf Mike Bogner

Schlussfolgerungen über die Wirksamkeit der für die Forschung in diesem Kontext neu angewendeten Disziplin zulässt. Verschiedene Aspekte erschweren auch aktuell noch eine Generalisierbarkeit und Quantifizierbarkeit der Ergebnisse.

Hierzu gehören der Mangel an präzisen Kenntnissen über neurophysiologische Korrelate und psychologische Wirkmechanismen der Musiktherapie sowie die mangelnde Spezifizität allgemein gefasster Zielvariablen für Untersuchungen (Outcome-Variablen) wie „Kognition", „Verhalten", „Sprache" und „Lebensqualität". Weiterhin finden sich häufig methodisch defizitäre Studiendesigns mit zu kleinen Stichproben oder Anwendung nicht standardisierter Untersuchungsinstrumente (Riello u. Frisoni 2001).

Zentral und nicht komplett vermeidbar wird bei der Untersuchung von Musiktherapie als psychotherapeutischer Methode die allgemeine Schwierigkeit bleiben, dass die im Vordergrund stehenden subjektiven Aspekte musikalischen Erlebens zu einem Großteil nicht quantitativ zu erfassen sind, wie auch Sonntag (2005) schon ausgeführt hat.

Es muss allerdings konstatiert werden, dass bisher im Bereich der Demenztherapie sowohl im pharmakologischen als auch im nichtpharmakologischen Bereich Effekte von Interventionen lediglich kleine Schritte für das Wohlbefinden des Patienten bedeuten, wobei die therapeutischen Effekte grundsätzlich schwer quantifizierbar sind.

In den letzten Jahren konnten sowohl Erfolge bestimmter psychopharmakologischer als auch einiger psychologischer Interventionen, unter

Letzteren zumindest die Wirksamkeit von Musiktherapie als sichere Methode zur kurzfristigen Verbesserung kognitiver Funktionen, belegt werden. Auch sozial-interaktive Fähigkeiten sowie die Fähigkeit zum Erleben und Ausdrücken von Emotionen kann entscheidend positiv beeinflusst werden. Vor allem jedoch kann die teils signifikante Reduktion von eine Demenz begleitenden psychischen und verhaltensbezogenen Symptomen (neuropsychiatrischen Symptomen) bei mittlerer bis schwerer Alzheimer-Demenz inklusive gemischten Formen in mehreren kontrollierten Studien belegt werden (Fischer-Terworth et al. 2009; Fischer-Terworth 2013).

Losgelöst von den bisherigen wissenschaftlichen Ergebnissen ist ein großer Vorteil der Therapie mit musikalischen Mitteln die Tatsache, dass Musik an sich wertfrei ist; das heißt, jede/r Patient/-in projiziert ihre/seine eigenen, ganz persönlichen Gefühle und Gedanken auf die jeweilige Musik und ordnet sie in den idiografischen Erfahrungsschatz ein. Aus entsprechenden Studien ist zwar bekannt, dass Rhythmus, Tempo, Tonalität, Genre und harmonische Struktur gewisse emotionale Bewertungen nahe legen, jedoch bleibt die Wirkung der Musik letztlich immer eine individuelle (Bruhn et al. 2008). Wenn ich nun als Patient meine eigene Musik wählen, musizieren oder singen kann, wird allein der Akt der Auswahl eine positive Wertigkeit erzeugen, die mir das Gefühl gibt, meine Stimmung positiv beeinflussen zu können, also meine Gefühle im Griff zu haben.

Zur Wahl des akustischen Kanals zur therapeutischen Beeinflussung sei noch bemerkt, dass auditive Reize bereits im frühen fötalen Stadium zu imposanten Differenzierungsleistungen (Mutter versus andere Personen) führen (Spreng 2015) und damit vermutlich den ersten Sinneskanal darstellen, mit Hilfe dessen wir eine Differenzierung zwischen Selbst und Umwelt bereits sehr früh erlernen. Somit sind die akustischen Erfahrungen vermutlich sehr tief in unserem System verwurzelt und damit auch von großer Bedeutung für die Entwicklung des Selbst. Mit unserem wichtigsten Sinnesorgan, dem Auge, sehen wir in der Regel nur die Außenwelt und nicht uns selbst. Das Ohr unterscheidet dagegen sehr deutlich zwischen Ich und Umwelt und es gibt Hinweise, dass die tonverarbeitenden Hirnregionen sehr lange aktiv sind.

5.2 Demenz: Krankheitsbild und Interventionen

5.2.1 Symptomatik, Diagnostik und Behandlung

> **Die Kernsymptome einer Demenzerkrankung beinhalten:**
> - **fortschreitende kognitive Funktionseinbußen, damit verbundene zunehmende Einschränkungen in den Alltagsfähigkeiten**
> - **psychopathologische und verhaltensbezogene Symptome,**
> - **emotionale Veränderungen und Persönlichkeitsveränderungen sowie**
> - **sprachlich-kommunikative Defizite.**

Die häufigsten Demenzformen sind die Alzheimer-Demenz gefolgt von der vaskulären Demenz inklusive der häufig vorkommenden gemischten Alzheimer- und vaskulären Demenz.

Leitsymptom im kognitiven Bereich ist typischerweise das Nachlassen der Gedächtnisfunktionen sowie auch des Orientierungsvermögens, auf psychopathologischer Ebene finden sich am häufigsten Depressivität, Angstsymptome, psychotische Symptome, Agitation, Aggressivität, Apathie sowie Störungen des Schlaf-Wach-Rhythmus und Apathie (u. a. Förstl 2006).

Zu einer umfassenden Diagnostik gehören
- neben der Exploration (klinische Befragung) der Patient/-innen und Angehörigen eine ausführliche Eigen- und Fremdanamnese,
- die internistische Basisdiagnostik zum Ausschluss behandelbarer Demenzen und anderer körperlicher Erkrankungen mit kognitiven Einschränkungen (Labor, EKG etc.),
- die neurologische Diagnostik und Differenzialdiagnostik (neurologische Untersuchung, ggf. EEG, Einsatz bildgebender Verfahren wie Magnetresonanztomografie [MRT]) u. a. zum Ausschluss anderer neurologischer Erkrankungen, wie z. B. Morbus Parkinson, ischämische Attacken, Schädel-Hirn-Trauma oder Apoplex,

die psychiatrisch-psychologische Diagnostik, welche neben der Erstellung des psychopathologischen Befundes vor allem die Testung der kognitiven Leistungsfähigkeit mit psychometrischen Testverfahren (Mini Mental Status Test, Demtect, Uhrentest, größeren Testbatterien wie CERAD) vor allem die Differenzialdiagnostik verschiedener Demenzformen, die Abgrenzung psychiatrischer Krankheitsbilder wie z. B. Depression oder Psychosen sowie die Erfassung parallel bestehender psychischer Symptome und Krankheiten umfasst (vgl. Fischer-Terworth 2013).

Psychologische und pharmakologische Interventionen können dazu beitragen, erhaltene kognitive Ressourcen zu stabilisieren, die Belastung der Angehörigen zu reduzieren und psychopathologische Symptome zu lindern. Pharmakologisch werden bei der Alzheimer-Demenz kognitive Symptome mit Antidementiva (Rivastigmin, Galantamin, Donepezil und Memantin) behandelt. Mittelschwer bis schwer ausgeprägte depressive und Angstsymptome können mit Antidepressiva gelindert werden (selektive Serotonin-Wiederaufnahmehemmer wie Citalopram oder Mirtazapin), schwere psychotische Symptome und Aggressivität mit Antipsychotika, wie z. B. Risperidon oder Quetiapin (Leitlinien der DGPPN und DGN 2010; Drach u. Adler 2010).

5.2.2 Psychologische Interventionen bei Demenz

Bei einem noch immer bestehenden Mangel an qualitativ hochwertigen Untersuchungen zeigen einige Studien klar die Bedeutung unterschiedlicher psychologischer Interventionen in verschiedenen Demenzstadien sowie bei verschiedenen Symptomen (vgl. u. a. Woods 2002; Livingston et al. 2005; Fischer-Terworth et al. 2009; Fischer-Terworth 2013). Individuell angepasste kognitiv-verhaltenstherapeutische Interventionen zeigen in allen Krankheitsstadien die stabilsten Langzeiteffekte bei der Erhaltung bestehender kognitiver Fähigkeiten, der Reduktion von Depressivität, Aggressivität, Agitation und demenztypischem pathologischem Verhalten (Logsdon

et al. 2007). Spielerisch durchgeführte Gruppenprogramme zur kognitiven Stimulation (Frank u. Conta 2005) können zumindest teilweise Ressourcen zur Kompensation vorhandener Gedächtnisdefizite anregen und über Ausschöpfung der vorhandenen Reservekapazität (Gauggel u. Böcker 2004) eine gewisse Verbesserung kognitiver Defizite bewirken. Milieutherapeutische Ansätze, d. h. die zunehmend etablierte krankheitsgerechte Gestaltung von Wohnumgebung und Betreuungsqualität (Wojnar 2007), z. B. in speziellen Abteilungen oder Häusern für die Betreuung Demenzkranker, können psychische und physische Symptome von Demenzpatienten sowie das Befinden Angehöriger positiv beeinflussen.

Zusätzlich eingesetzte multisensorische Stimulation, d. h. der Einsatz beruhigender Klänge, sanfter Beleuchtung, Aromata und Handmassagen (Remington 2002) erweisen sich als effektiv bei der Reduktion von Agitation und Unruhe sowie zur Entspannungsförderung bei mittlerer bis schwerer Demenz. Interventionen wie Psychoedukation und Psychotherapie können bei pflegenden Angehörigen effektiv zur Prävention und Reduktion eigener psychischer Belastung, so z. B. Depressivität, Ärger und Angst beitragen. Weiterhin eignen sie sich zur Bewältigung der Auswirkungen der Erkrankung sowie zur Vermittlung von Coping-Strategien zum Umgang mit symptombezogenen Verhaltensweisen bei den Patienten.

Die Musiktherapie als bisher am besten evaluiertes kreatives psychotherapeutisches Verfahren etabliert sich zunehmend als sichere, effektive und sehr beliebte Methode zur kurz- bis mittelfristigen Reduktion psychischer und verhaltensbezogener Symptome, zur Verbesserung des emotionalen Ausdrucks sowie der Kommunikationsfähigkeit von Demenzpatienten in allen Stadien, wie die Studien von Raglio et al. (2008) sowie von Fischer-Terworth und Probst (2011, 2012) gezeigt haben.

5.2.3 Kreative psychotherapeutische Verfahren in der Demenztherapie

Kreative Verfahren auf psychotherapeutischer Grundlage nutzen nonverbale Mittel in der Beziehung zwischen Patient/-in und Therapeut/-in und

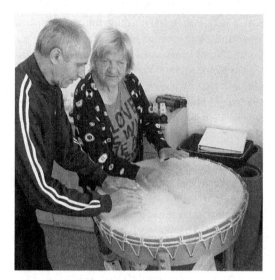

Abb. 5.2   Versuch mit der Tischtrommel. © Allton, Fotograf Mike Bogner

können helfen, kognitive, emotionale und psychomotorische Schwierigkeiten und Bedürfnisse zu erkennen, zu vermindern oder besser zu verarbeiten (Hirsch 2009). Kreative Therapien, die idealerweise im Gruppensetting durchgeführt werden, setzen an den erhaltenen persönlichen Fähigkeiten und Ressourcen der Patientin/des Patienten an, d. h. an der erhaltenen kognitiven Reservekapazität (Gauggel u. Böcker 2004), die damit ausgeschöpft und zu einem gewissen Grad optimiert werden kann. Die therapeutischen Aktivitäten wirken zudem strukturierend und können negative Emotionen lindern (Bonder 1994).

Ziel der kreativen psychotherapeutischen Verfahren bei Menschen mit Demenz ist es ferner, das Selbstwertgefühl zu stärken, die Wahrnehmungs- und Erinnerungsfähigkeit zu fördern und positive Erfahrungen zu unterstützen. Durch das Experimentieren mit verschiedenen Materialien, Singen oder gemeinsames Musizieren wird eine spielerische Haltung gefördert, die helfen kann, Ängste im Kontext wahrgenommener Defizite leichter zu verarbeiten und Freude zu empfinden.

So können die Erlebnisfähigkeit im Hier und Jetzt, Lebendigkeit sowie auch der empfundene Halt der Patient/-innen in sich selbst gestützt werden. Wiederholungen und Erfolgserlebnisse können psychische Stabilisierung, Kompetenzerleben und Selbstsicherheit fördern, während die bewertungsneutrale

Haltung helfen kann, Missgeschicke und Einbußen nicht negativ zu bewerten und so das Defiziterleben zu verringern (vgl. Hirsch 2009).

5.3   Grundlagen psychologisch fundierter Musiktherapie bei Demenz

5.3.1   Musiktherapie: Definitorische Umschreibung

Musiktherapeutische Interventionen gehören nach unserer Definition zu den auch bei Demenzpatienten mit Erfolg angewendeten kreativen psychotherapeutischen Verfahren bzw. solchen mit psychologischem Fundament. Ausgehend von einem biopsychosozialen Krankheitsverständnis ist die Musiktherapie nach Definition der Deutschen Gesellschaft Musiktherapie (1998) ein psychotherapeutisches Verfahren, welches wissenschaftlich fundiert mit dem psychologischen Mittel Musik arbeitet. Es lassen sich für die klassische professionelle Musiktherapie zwei wesentliche methodische Ausrichtungen feststellen: aktive und rezeptive Musiktherapie. Bei aktiver Musiktherapie sind Patienten bei der Musikausübung mit ihrer Stimme oder einem Instrument beteiligt, der Therapeut/die Therapeutin spielt i.d.R. mit und ist in das Geschehen eingebunden (◘ Abb. 5.2). Im Zentrum stehen Improvisationen, die ohne vorbereitende Absprache oder strukturiert durch Vorgaben ablaufen können. Bei der rezeptiven Musiktherapie steht das Musikhören im Zentrum, wobei Musik vom Tonträger vermittelt werden kann bzw. die Therapeutin/der Therapeut auf einem Instrument spielt oder singt (vgl. Landsiedel-Anders 2003a).

5.3.2   Allgemeine Grundprinzipien musiktherapeutischer Arbeit

Ein Grundprinzip bei der musiktherapeutischen Arbeit ist es, den Selbstwert der Patient/-innen zu stärken. Dazu werden diese in all ihren Gedanken, Handlungen und Verhaltensweisen und Verhaltensmöglichkeiten grundsätzlich akzeptiert. Therapeut/-innen sollten es nach Möglichkeit vermeiden, in die Rolle von Belehrenden oder Korrektoren zu schlüpfen, die Patient/-innen sagen, was sie zu tun haben. Therapeut/innen lassen Patient/-innen idealerweise gewähren und selbstverantwortlich agieren. Das vorhandene Potenzial wird angeregt, bewusst gemacht, gestärkt und gefördert. Für die Patient/-innen ist es von Bedeutung, sich ihrer eigenen kreativen Möglichkeiten bewusst zu werden und diese aktiv zu erleben. Therapeut/-innen erzeugen also eine Atmosphäre, in der dies möglich wird, in der sich die Patient/-innen ihrer jeweils vorhandenen positiven intellektuellen und emotionalen Ressourcen bewusst werden. „Fehler" (falsche Melodie, falscher Text, falscher Rhythmus) der Patient/-innen werden in der Gruppenarbeit vom Therapeuten/der Therapeutin nicht thematisiert. Dies scheint vor allem dann möglich, wenn die Patientengruppe bezüglich Sozialisation, Alter und kultureller Prägung möglichst homogen ist. In den heterogenen Patientengruppen ist vor allem das gegenseitige Kennenlernen, das gegenseitige Bestaunen, das voneinander Lernen ein lohnender therapeutischer Ansatzpunkt (◙ Abb. 5.3).

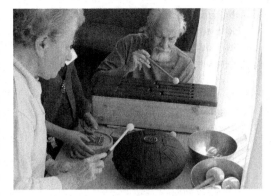

◙ **Abb. 5.3** Spiel mit Schlitztrommel und Hapi-Drum.
© Allton, Fotograf Caspar Harbeke

5.3.3 Musiktherapeutische Methoden bei Demenzpatient/-innen

Zur Methodik musiktherapeutischer Interventionen bei Demenz liegen bisher wenige, mittlerweile jedoch einige aussagekräftige wissenschaftliche Studien vor. Methoden psychologisch fundierter Musiktherapie bei Demenzpatienten sind primär solche der aktiven Musiktherapie, auch solche der rezeptiven Musiktherapie kommen zum Einsatz. Demenzpatienten aller Krankheitsstadien bevorzugen das Singen und Spielen auf elementaren Instrumenten (Trommeln, Triangel, Klangstäbe, Percussion-Instrumente etc.) sowie das Tanzen und Sich-Bewegen zur Musik gegenüber der musikalischen Improvisation (Landsiedel-Anders 2003b), die in der klassischen Musiktherapie im Zentrum der Interventionen steht.

Für Demenzpatient/-innen können spezifische Effekte der Musiktherapie gut identifiziert werden, wobei methodische Möglichkeiten gemäß musikalischer Vorbildung, noch viel mehr jedoch gemäß den individuellen Kompetenzen der Demenzpatient/-innen im jeweiligen Krankheitsstadium angepasst werden müssen. Musikalische Angebote müssen somit den komplexen Stimulus Musik nach und nach in einer einfacheren Struktur darbieten (Muthesius 2007), sodass Erfolgserlebnisse einen verstärkenden Effekt haben.

Singen und Musizieren auf elementaren Musikinstrumenten in der Gruppe sind bei mittlerer Demenz i.d.R. selbstständig durchführbar, während z. B. musikalische Improvisation nur bei leichter Demenz und/oder bei entsprechender musikalischer Vorbildung geeignet ist.

Insbesondere das gemeinsame Singen in der Gruppe (Clair 2000) ist in allen Demenzstadien effektiv und wird zumeist mit großer Freude praktiziert, da die Fähigkeit, mehrstrophige Lieder mit Text zu singen, trotz erheblicher Störungen des Gedächtnisses und des verbalen Ausdrucksvermögens häufig bis ins Stadium einer schweren Demenz erhalten bleiben (Muthesius 2007). Weiterhin erfolgreich eingesetzt wird das Hören individuell bevorzugter, biografisch bedeutsamer Musik (Aldridge 2000), möglich im Einzel- wie auch im Gruppensetting.

Nach aktueller Datenlage scheint sich über verschiedene Demenzstadien die Kombination des Singens mit Instrumentenspiel unter Einbeziehung des Musikhörens und Tanzens am besten zu bewähren. Letzteres deckt sich mit eigenen Erfahrungen aus dem klinischen Bereich. So ist eine breite Angebotspalette von Singen, Hören, elementarem musikalischem Gestalten und Bewegen sinnvoll, also eine Integration mehrerer musiktherapeutisch verfügbarer Methoden, die soweit möglich viele Hirnareale inklusive der verbliebenen Gedächtnissysteme aktivieren kann (Landsiedel-Anders 2003a).

> **Arbeitsmaterialien wie Noten oder Liedtexte sollten in großer Schrift gedruckt sein, Musikinstrumente als solche gut erkennbar und handhabbar sein. Lieder sollten allgemein bekannt sein und in angemessenem, nicht allzu schnellem Tempo gesungen werden. Nur bei kompetenzorientierter Strukturierung können durch therapeutische musikalische Aktivität kognitive Defizite kompensiert und Musiktherapie als positive Aktivität erlebt werden.**

Die im weitesten Sinne mit der Musiktherapie verwandte und in diese integrierbare Tanztherapie nutzt Tanz und rhythmische Bewegungen des Körpers zur Integration von körperlichen, emotionalen und kognitiven Prozessen. So ist es für die Patient/-innen möglich, mit ihren Körpern über Bewegung Gefühle und Stimmungen mitzuteilen und somit nonverbal mit anderen Menschen in Kommunikation zu treten. Methodische Hauptelemente sind Tanztechnik, Imitation über Modelllernen oder Improvisation im Sinne eines ungeplanten Geschehenlassens. Einige Formen der Tanztherapie sind auch im Sitzen möglich und somit bei mobilitätseingeschränkten Patienten anwendbar. Tanztherapie kann sozial-interaktive Fähigkeiten anregen sowie das Erinnerungsvermögen und die Erlebnisfähigkeit fördern (vgl. Hirsch 2009). Diese Angebotspalette sollte vor allem auch individuelle Präferenzen berücksichtigen und die Bereiche aufgreifen, welche den Menschen mit Demenz aus ihrem früheren Leben bekannt, vertraut und emotional bedeutsam sind.

5.3.4 Neurowissenschaftliche Korrelate des Musikerlebens bei Demenz

Musikpsychologische Interventionen bzw. Musiktherapie werden aufgrund der zunehmenden Erkenntnisse über neurobiologische Korrelate musikalischer Erfahrung (Spitzer 2002) verstärkt im Zusammenhang mit neurowissenschaftlichen Erkenntnissen betrachtet.

Befunde aus bildgebenden Verfahren (z. B. MRT) zeigen, dass bei musikalischer Erfahrung zahlreiche und komplexe neuronale Netzwerke aktiviert sind (Spitzer 2002), d. h. „das gesamte Gehirn macht Musik" (Landsiedel-Anders 2003a). Beteiligt sind z. B. Areale des Kortex, der für die Gedächtnisbildung und Affektlage wichtige Hippocampus und die für die emotionale Verarbeitung entscheidende Amygdala. Bei Musikerfahrung sind ferner zahlreiche Neurotransmitter und Neuropeptide beteiligt, darunter u. a. Melatonin (Kumar et al. 1999), verschiedene Endocannabioide, Endorphine und Dopamin (Boso et al. 2006). Die Ausschüttung von Endorphinen ist häufig mit dem Erleben von Glücksgefühlen und psychischer Entspannung assoziiert, welche das Erleben von Musik mit sich bringt. Die genannten Befunde implizieren, dass über die Wirkung von Musik in verschiedensten Hirnarealen zahlreiche kognitive und emotionale Funktionen beeinflussbar sein können.

Da sich bei Demenzpatient/-innen während, unmittelbar und bis zu 3 Tagen nach musikalischer Aktivität und Musikhören kognitive Funktionen wie Wachheit, Orientierungsvermögen, Gedächtnis, Aufmerksamkeitsfokussierung und verbales Ausdrucksvermögen verbessern können (Brotons 2000; Bruer et al. 2007) und weitreichende Auswirkungen auf das emotionale Erleben haben, kann Musik zunehmend der neuropsychologischen Forschung als Mittel zur Untersuchung funktionaler Plastizität und somit der zugrunde liegenden Pathophysiologie der Erkrankung dienen (Johnson et al. 1998). Durch eine starke emotionale Beteiligung können Aufmerksamkeit, situative Präsenz, Ausdauer und Motivation gesteigert werden (Muthesius 2007), was wiederum zeigt, dass sich selbst bei fortschreitendem Nervenzellverlust, welcher typisch für die Demenzen ist, noch Wechselwirkungen von Kognition und Emotionalität vollziehen.

Weiterhin scheint Musikerleben insbesondere die autobiografische Erinnerungsfähigkeit verbessern zu können, was durch Praxiserfahrungen sowie Studien (Irish et al. 2006) belegt werden kann. Verschiedene Untersuchungen (vgl. Janata 2005) zeigen, dass in dem bei der Musikwahrnehmung aktivierten Areal des rostralen medialen präfrontalen Kortex autobiografische Erinnerungen, die kognitive Regulation von Emotionen, affektive Reaktionen auf musikalische Stimuli sowie Musikverstehen lokalisiert sind. Da diese Region von der bei Alzheimer-Demenz stattfindenden Atrophie noch lange Zeit ausgenommen ist, könnte dies zumindest teilweise das positive Ansprechen von Alzheimer-Patient/-innen auf autobiografisch bedeutsame Musik erklären. Diese Hinweise unterstützen die Hypothese, dass insbesondere das beschriebene Areal für die Verknüpfung von Musik, Emotion und Erinnerungen innerhalb des komplexen Netzwerks eine wichtige Rolle spielt (Janata 2005).

Aufgrund der Beteiligung zahlreicher Hirnareale an der Musikverarbeitung (Spitzer 2002) ist es nicht ausgeschlossen, dass bei zunehmendem atrophiebedingtem Ausfall einzelner Gehirnareale durch noch immer stattfindende Neuroplastizität (Gürthler 2006) auch andere an Musikverarbeitung beteiligte Hirnareale aktivierbar sind (Muthesius 2007), welche möglicherweise eine substituierende Funktion für bereits zerstörte Areale erfüllen. Dies könnte zumindest teilweise erklären, dass Musikerleben auch bei einem hohen Grad an neuronaler Degeneration möglich ist.

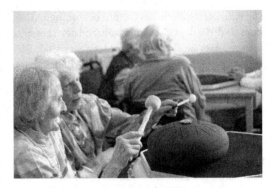

☐ **Abb. 5.4**　　Zwei Frauen spielen auf der Hapi-Drum.
© Allton, Fotograf Mike Bogner

5.4　Wirkmechanismen und psychologisch-therapeutische Effekte von Musiktherapie bei Demenzpatienten

5.4.1　Wirkung der Interaktion zwischen Therapeut/-in und Patient/-in

Therapeut/-innen sollten Patientenleistungen bedingungslos anerkennen. Wenn die Patientin/der Patient merkt, dass eigene Beiträge mit Respekt und Hochachtung von der Therapeut/-innenseite beantwortet werden, wird die Selbstwirksamkeit gestärkt und damit vermutlich auch die Lebensqualität. In gruppentherapeutischen Settings sollten Therapeut/-innen im Umgang mit der Gruppe auch die individuellen Beiträge zur Gruppenleistung honorieren.

Die bedingungslose Anerkennung der Patientenleistungen im therapeutischen Kontext schließt nicht aus, dass Therapeut/-innen in Abhängigkeit vom Niveau der individuellen Fähig- und Fertigkeiten fein dosierte Anforderungen stellen, die über das von einer Patientin/einem Patienten erbrachte Niveau hinausgehen. Durch diese Forderungen fühlen sich die Patienten ernst genommen und sie werden, je nach dem Schweregrad ihrer Erkrankung, auch motiviert, an sich zu arbeiten und sich neue Ziele zu setzen. Das kurzfristige Erzeugen von dosierten Stresssituationen, die von der Patientin/vom Patienten aller Voraussicht nach gemeistert werden können, führt nach deren effektiver Bewältigung auch wieder zu einer positiven Einschätzung der eigenen Ressourcen. Das, was von der Patientin/vom Patienten also anfänglich als Diskrepanz zwischen eigener Leistung und neuem Anspruchsniveau als Distress erlebt wird, verwandelt sich nach erfolgreicher Bewältigung der Diskrepanz retrospektiv in Eustress (☐ Abb. 5.4).

Die Therapeutin/der Therapeut sollte darauf achten, dass die Patienten den Mittelpunkt darstellen.

Die Patienten sollten das Gefühl bekommen, dass sie es sind, die das Geschehen während der Therapie steuern, dass sie also die Hauptdarsteller sind. Die Patienten sollten nicht den Eindruck erhalten, dass sie belehrt werden. Musik vermittelt intuitives kreatives Wissen, was einen Vorteil gegenüber der Vermittlung objektiver Inhalte darstellt.

Auf neurochemischer Ebene lassen sich Bezüge zur Aktivierung von Stresshormonen wie Cortisol sowie von Hormonen und Neurotransmittern wie Adrenalin, Noradrenalin und Dopamin herstellen (u. a. Boso et al. 2006). Solche kleinen Anforderungssituationen sind auch geeignet, dem täglichen Einerlei der meisten Patient/-innen kleine Glanzpunkte, markante Punkte des persönlichen Erlebens zu verleihen, bei denen ihr persönlicher Einsatz explizit gefordert wird. Ein weiterer positiver Nebeneffekt des therapeutischen Einsatzes dosierter Diskrepanz-Erlebnisse besteht darin, dass die Patienten zu neuem Lernen, d. h. zur Überwindung dieser Diskrepanz, animiert werden (Rudolph 2013).

5.4.2 Musiktherapie als kognitive Stimulation

Bei Demenzpatient/-innen scheint musikalische Aktivierung einen unmittelbar kognitiv-stimulierenden Effekt auszuüben. Auditive Stimulation durch das Hören klassischer Musik kann eine signifikante Verbesserung des Abrufs autobiografischer Erinnerungen bei Alzheimer-Patient/-innen bewirken (Irish et al. 2006). Diese ging in genannter Studie zugleich mit einer signifikanten Reduktion von Angstsymptomen bei Musikeinspielung einher, objektiviert mit dem „State Trait Anxiety Inventory" (STAI, Laux et al. 1981) einher.

> ❯ Reminiszenzfokussierte Musiktherapie (Ashida 2000) macht sich diesen Effekt in doppelter Hinsicht zunutze. Sie verwendet zum einen spezielle Musik als assoziativen Trigger für autobiografische Erinnerungen und nutzt zum anderen die Tatsache, dass Musikhören per se den Abruf aus dem autobiografischen Gedächtnis erleichtert. Auch kombinierte Interventionen aus musikalischer und psychomotorischer

> Aktivierung können die allgemeine Kognition und Wortflüssigkeit signifikant verbessern (van Winkel et al. 2004).

Die Effektivität musiktherapeutischer Interventionen bei der Beeinflussung kognitiver Funktionen inklusive u. a. der Gedächtnisfunktion, des Orientierungsvermögens, der Aufmerksamkeitsfokussierung, Konzentration und Sprache ist nach mehreren Ergebnissen feststellbar (Aldridge 2000; Brotons 2000), was teilweise auch mit einem Anstieg von ca. 4 Punkten bis zu 3 Tage nach der Intervention im psychometrischen Standardverfahren „Mini Mental Status Test" (MMST, Folstein et al. 1975) objektiviert werden konnte. Der Effekt war jedoch zeitlich begrenzt und bisher lediglich während bzw. kurz nach genannter Anzahl von Tagen objektivierbar, jedoch nicht mehr nach einer Woche (Bruer et al. 2007). Somit kann Musiktherapie nach aktuellem Forschungsstand kognitive Symptome einer Demenz nicht langfristig verbessern, jedoch kurzfristige positive Veränderungen hervorrufen (Fischer-Terworth 2013).

5.4.3 Reduktion psychischer und verhaltensbezogener Symptome

Deutlich besser belegt ist die hohe Effektivität psychologischer Interventionen auf sogenannte neuropsychiatrische bzw. psychische und verhaltensbezogene Symptome einer Demenz (▶ Abschn. 5.2.1). Dabei spielt die Musiktherapie neben verhaltenstherapeutischen und milieutherapeutischen Interventionen eine wichtige Rolle (Livingston et al. 2005; Fischer-Terworth et al. 2009). Eine Aufhellung der Stimmung der Patient/-innen ist nach praktischer Erfahrung während und nach Musiktherapie-Sitzungen erkennbar, wobei bisher keine stabilen Effekte auf depressive Symptome nachweisbar sind.

> ❯ Fast ausnahmslos kontrollierte Studien Ende der 1990er sowie der 2000er Jahre belegen bei zunehmender Qualität und Differenziertheit eindeutige Effekte musiktherapeutischer Interventionen auf demenzbedingte Agitiertheit (Unruhe, Umherwandern, Enthemmung etc.), Angstsymptome, Aggressivität und Apathie

(Clark et al.1998; Holmes et al. 2006; Sung et al. 2006; Svansdottir u. Snaedal 2006; Ledger u. Baker 2007). Die Effekte halten je nach Studie während, einige Stunden nach und bis zu 4 Wochen nach den Interventionen.

Raglio et al. (2008) zeigten nach Musiktherapie-Sitzungen über 16 Wochen mit dem Neuropsychiatric Inventory (NPI; Cummings et al. 1994) objektivierte, nach einem Follow-up von 4 Wochen teils signifikante Verbesserungen in Agitation, Aggressivität, Angst, Irritabilität, Wahnvorstellungen, Apathie, psychomotorischen Symptomen und Schlafstörungen der Patienten. Das NPI erfasst standardisiert psychische und verhaltensbezogene Symptome. Fischer-Terworth und Probst (2011, 2012) konnten nach 6 Monaten Gruppenmusiktherapie (zweimal wöchentlich) mit einem Kontrollgruppendesign ebenfalls mit dem NPI teils signifikante Besserungen innerhalb der Untersuchungsgruppe sowie im Vergleich mit der Kontrollgruppe zeigen, welche die Ergebnisse von Raglio et al. (2008) teils replizieren. Betroffen waren die Symptome Apathie, Angstsymptome, Aggressivität, Agitation und psychomotorische Symptome (Fischer-Terworth u. Probst 2011, 2012).

5.4.4 Beeinflussung von Emotionalität und Stressbewältigung

Da Musik immer eine emotionale Färbung besitzt, eignet sich die Musik auch ganz besonders zur Erzeugung und zur Darstellung verschiedenster Emotionen. Aber nicht nur das: Musik ist auch geeignet, für eigene emotionale Zustände externe Ursachen zu liefern, sodass in der musiktherapeutischen Arbeit auch eine bestimmte Musik zur Exkulpation für schlechte Gefühle herangezogen werden kann. Wenn ich mich also schlecht fühle und sagen kann, „Diese Musik macht mir dieses Gefühl", schafft das automatisch eine Entlastung, und ich muss mich nicht als schlechter Mensch fühlen.

> **Musiktherapie kann grundsätzlich in gewissem Grade zur emotionalen Stabilisierung beitragen und die Bewältigung von Stress erleichtern (Probst et al. 2007).**

Mit dem Fortschreiten der Demenz tauchen Affekte bei intensivem emotionalem Erleben häufig zunehmend ungefiltert auf (Wojnar 2007). Über die Beeinflussung des auch in späteren Demenzstadien erhaltenen emotionalen Erlebens kann Musik dazu beitragen, negative Emotionen zu lindern (Bonder 1994) und durch musikalische Strukturierung eine Möglichkeit des kontrollierten Ausdrucks und der Verarbeitung solcher Emotionen schaffen, die mit im Langzeitgedächtnis gespeicherten Erinnerungen assoziiert sind (Landsiedel-Anders 2003a).

Eine signifikante Verbesserung des Ausdrucks von Emotionen konnte mit dem genannten halbjährigen Gruppenmusiktherapie-Programm gezeigt werden (Fischer-Terworth u. Probst 2011, 2012). Die emotionale Wirkung von Musik unterscheidet sich abhängig vom jeweiligen Krankheitsstadium. Bei leichter Demenz kann Musik eine Form kontrollierten Emotionsausdrucks ermöglichen sowie erhaltene Ressourcen und Fähigkeiten zur Wahrnehmung erlebbar machen (Hörmann u. Weinbauer 2006), was dem Erleben des defizitbedingten Kontrollverlusts entgegenwirken kann.

5.4.5 Förderung der Psychomotorik

Bewegung zu Musik fördert in ihrer Eigenschaft als akustische und kinästhetische Stimulation Psychomotorik, Sensorik, Koordination und allgemeines Körperempfinden. Sie trägt somit Elemente basaler Stimulation (Fröhlich 1997) und kann durch gestisch-mimischen und körperlich-rhythmischen Mitvollzug der Musik zur allgemeinen Vitalisierung beitragen (Muthesius 2007). Der häufig anzutreffende ungerichtete Bewegungsdrang von Demenzpatient/-innen spiegelt oft das Suchen nach Bekanntem und Vertrautem wider. Durch Kanalisierung dieses Bewegungsdrangs innerhalb vertrauter musikalischer Strukturen und die gleichzeitige Verbesserung des Körperempfindens kann auch zumindest temporär eine Zurückgewinnung des bei Demenzerkrankungen oftmals verlorenen Bewusstseins für die eigene Identität unterstützt werden (Hörmann

u. Weinbauer 2006). Psychomotorische Aktivierung ist gut mit Musik- und Tanztherapie kombinierbar, eignet sich jedoch auch in paralleler Anwendung mit kognitiver Stimulation.

Praxistipp

Die motorische Komponente sollte auf keinen Fall unterschätzt und nach Möglichkeit explizit oder begleitend in den therapeutischen Prozess eingebunden werden. Erst durch die Motorik des Musizierens (begleitende Rhythmik, aktive Atemprozesse, Haltungs- veränderungen) wird der Dreiklang von Hören, Verarbeiten und Bewegen zu einem ganzheitlichen Geschehen, das den Patient/-innen mittel- und langfristig das Gefühl vermittelt, körpereigene Prozesse (Wahrnehmung, Denken und Motorik) selbst steuern zu können und somit die Selbstwirksamkeit fördert. Ist erst einmal die subjektive Überzeugung wieder vorhanden, dass man nicht einfach nur einem Krankheits- schicksal ausgeliefert ist, sondern dass man selber in der Lage ist, die körpereigenen Prozesse relativ autonom in die gewünschte Richtung zu beeinflussen, wächst auch die Fähigkeit zur Achtsamkeit, sodass idealerweise nach einiger Zeit ein positiver Regelkreis angeregt wird.

Die Aufmerksamkeit der Patient/-innen wird dadurch weggelenkt von den potenziell schädli- chen Einflüssen der Umwelt und hingelenkt auf das Geschehen im eigenen Körper (Lacey u. Lacey 1970), auf die Eigenproduktionen, was sich wiederum durch die Minimierung der Produktion von Stresshormo- nen in einer vorwiegend parasympathisch beeinfluss- ten Lage äußert und das Gefühl einer angenehmen Entspannung erzeugt. Die bewusste Wahrnehmung von sensorischen, motorischen und verarbeitenden Prozessen, also das bewusste Erleben der eigenen Person, kann damit per se zum therapeutischen Ziel werden, das in einer Musiktherapie ideal verwirk- licht werden kann. Ist die Aufmerksamkeit einmal primär auf die eigene Person konzentriert, dann

werden potenzielle Ziele zu intraindividuellen Zielen und die Anfälligkeit gegenüber Versagensrückmel- dungen von außen sinkt beträchtlich. Weiterhin ver- schiebt sich dadurch der Fokus der Aufmerksamkeit auf die Dinge, die ich kann, und damit werden die Dinge belanglos, die ich nicht kann.

5.4.6 Förderung sozialer Kommunikation und Interaktion

Neben der Stärkung des Selbstwerts durch inspirierte musikalische Produktionen sind die kommunikati- ven Gruppenprozesse in der Musiktherapie von ent- scheidender therapeutischer Bedeutung.

> ❯ Die Erfahrung, dass eigene Handlungen von anderen Gruppenmitgliedern positiv aufgenommen werden, dass eigene Handlungen andere zum Handeln animieren, führt mit der Zeit zu einer erhöhten Bereitschaft, aktive Gruppenbeiträge zu leisten.

Durch die Wahrnehmung der Effektivität der eigenen Aktionen kommt es vermutlich zu einer deutlichen Verbesserung der Selbstwirksamkeitserwartung sowie der Lebensqualität. In der Kommunikation mit den Therapeut/-innen und den Gruppenmitglie- dern im musiktherapeutischen Szenario kommt es zu einer koordinierten (idealerweise selbstgesteu- erten) Aktivität von Wahrnehmungsprozessen, die alle Sinne einschließen, zu Verarbeitungsprozessen, die das zeitgleiche Zusammenwirken steuern und motorischen Prozessen der vielfältigsten Art (Singen, rhythmische Bewegungen, Tanzen, Körperkontakt mit Gruppenmitgliedern). Nicht zuletzt führt das Erleben eines solchen komplexen Gruppenerlebens zu der unmittelbaren Erfahrung der Selbstwirksam- keit. Sensomotorische Koordination zusammen mit gestalterischen (also in die Zukunft gerichteten) Tätigkeiten und reflektiertem Erleben (also Bewer- tung der Vergangenheit im Sinne von: „Hat das geklappt?") ergeben eine ganzheitliche Erfahrung, die sich nach relativ kurzer Zeit äußerst positiv auf andere Lebensbereiche auswirken kann. Dadurch, dass die individuellen Leistungen im Rahmen einer Gruppenleistung erbracht werden, kann die Gruppe auch gegebenenfalls ein Gefühl der Zugehörigkeit bewirken, welches seinerseits das Selbstwertgefühl weiter verstärkt und unterstützt. Diese Ausführungen basieren auf der praktischen musiktherapeutischen Arbeit mit Demenzpatient/-innen.

All diese Leistungen basieren möglicherweise nicht zuletzt auf dem Gleichgewichtssinn, dessen reibungsloses Funktionieren nachgewiesenermaßen einen gewissen Schutz vor Demenzsymptomen und anderen alterstypischen Krankheitsrisiken darstellt (Forbes et al. 2015). Aus therapeutischer Sicht scheint es in jedem Fall angemessen, nicht die eigenen Qualitätsansprüche an die Patientenleistungen anzulegen, sondern sich vorwiegend als Katalysator der Prozesse, die von Patient/-innen angeregt wurden, ins Geschehen einzubringen (◻ Abb. 5.5).

Der positive sozial-kommunikative Effekt der Musiktherapie bei Demenzpatient/-innen hat darüber hinaus auch „historische" Wurzeln. Aktive Musikausübung in der Gruppe, vor allem das gemeinschaftliche Singen, vollzog sich insbesondere in den 20er bis 40er Jahren des letzten Jahrhunderts zu bestimmten Anlässen und Zeiten wie in Schulstunden, im Kirchenchor, Vereinen, bei Wanderungen und Festen. Musikausübung diente als Ritual und war mit Gemeinschaft und sozialen Kontakten verknüpft. Durch diesen Ritualcharakter ergibt sich ein weiteres strukturierendes Element der Musik auf gesellschaftlich-sozialer Ebene. Innerhalb der Musiktherapie ist ferner die Integration von Elementen aus den klassischen strukturierten Lernformaten möglich und förderlich. Musikalische Aktivitäten können bei Demenzerkrankungen sozial-kommunikative Fähigkeiten fördern (Schmitt u. Frölich 2006, Fischer-Terworth u. Probst 2011, 2012).

> Musik stellt ein eigenständiges Kommunikationssystem dar, das bei beiden Syndromkomplexen verbale Kommunikation ergänzen kann. Grundsätzlich kann gemeinsames Musikerleben Geborgenheit vermitteln (Bonder 1994). In Gruppentherapien können durch Musik ausgelöste Erinnerungen Ausgangspunkt für die Initiierung sozialer Kommunikation sein, ferner kann Musikausübung auch die Kommunikation und Interaktion mit Angehörigen oder Betreuern verbessern (Brotons u. Marti 2003).

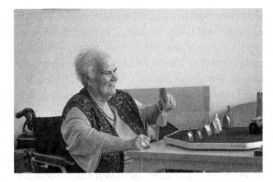

◻ **Abb. 5.5** Spaß mit den Musikglocken. © Allton, Fotograf Mike Bogner

Musiktherapeutische Interventionen erlauben eine indirekte Kontaktaufnahme, die einen subjektiv sicheren Raum für Interaktion schaffen kann, welcher der allgemeinen psychischen Verunsicherung der Patient/-innen durch den Verlust basaler kognitiver, emotionaler und motorischer Fähigkeiten entgegenwirken kann. Bei gemeinsamer, interaktiver musikalischer Aktivität von Musiktherapeut/-in und Patient/-in (z. B. beim Spiel auf Instrumenten) können kommunikative Kompetenzen wie die Herstellung gemeinsam geteilter Aufmerksamkeit und die Initiierung verbaler oder nonverbaler Kommunikationsakte aufgebaut werden (Probst et al. 2007).

Die Förderung sozialer Interaktion kann bei Demenzpatienten zu einer Reduktion psychischer und verhaltensbezogener Symptome und der Angehörigenbelastung führen (Orange u. Colton-Hudson 1998), weiterhin gibt es einen Zusammenhang zwischen der Qualität sozialer Interaktion zu Symptomen demenztypischer Agitation (Kolanowski u. Litaker 2006). Durch Eingehen auf die speziellen musikalischen Interessen der Patienten kann die Motivation für soziale Kommunikation und Interaktion verbessert werden (Muthesius 2007).

5.4.7 Musiktherapie als strukturierendes, orientierungsgebendes Element

Krankheitsgerechte Milieugestaltung in Form einer spezifischen Betreuung von Demenzpatienten umfasst eine krankheitsgerechte Raum- und

Umgebungsgestaltung, eine individuelle Betreuungsqualität (Wojnar 2007) sowie Strukturierung auf musikalischer, sensorischer, zeitlicher und räumlicher Ebene. Strukturierende Elemente liefern einen geeigneten Konzeptrahmen für musiktherapeutische Interventionen und wirken primär auf kognitiv-verhaltenstherapeutischer Basis (Fischer-Terworth u. Probst 2011, 2012). Struktur hilft bei der Suche nach räumlicher, zeitlicher und situativer Orientierung, welche die Basis für Lernprozesse darstellen kann, die auch im Demenzbereich noch möglich sind (Plattner u. Ehrhardt 2002; Gürthler 2006). Somit fungiert Strukturierung als Rahmenbedingung eines Lernprozesses.

- **Wiedererkennbarkeit**
- ❯ Verlässlichkeit und Wiedererkennbarkeit musikalischer Strukturen bieten dabei starke Orientierung, wobei Musik für den Austausch von Affekten und somit für die emotionale Kommunikation in dieser Phase ein wichtiges Hilfsmittel sein kann (vgl. Muthesius 2007).

Musikalisches Erleben im therapeutischen Kontext hat per se strukturierendes Potenzial durch die musikimmanente Struktur. Musikalische Strukturen, d. h. Lieder, Takte, Motive und Harmonien werden wiederholt, variiert, moduliert oder sequenziert, wobei Vertrautes abgewandelt wird und wieder erscheint. Insbesondere bekannte Volkslieder haben klare und einfache textliche, melodische, harmonische und rhythmische Strukturen sowie immer wiederkehrende Melodien, die den meisten Menschen mit Demenz bekannt sind.

Das Singen „alter" Lieder stellt somit eine vorhersagbare geordnete Struktur da. Interessant zu beobachten ist in diesem Kontext Folgendes: Wenn während des Singens dieser bekannten alten Weisen eine Abweichung stattfindet (z. B. in Liedstruktur, Harmonik oder Melodik), wird diese häufig sofort und sehr leicht bemerkt, sodass eine Orientierungsreaktion ausgelöst wird. Dieses legt wiederum nahe, dass bei Demenzpatienten eine Art musikalisches Gedächtnis existiert, welches teilweise unabhängig vom generellen Verfall der

anderen Gedächtnisstrukturen im Krankheitsverlauf bis in spätere Stadien erhalten bleibt (vgl. Janata 2005). Diese Orientierungsreaktion beim Bemerken einer Abweichung scheint über das aufsteigende retikuläre System zu einer globalen Aktivierung und Sensibilisierung des gesamten Kortex zu führen und kann das Verknüpfen neuer neuronaler Verbindungen erleichtern (Lindsley 1957).

Das Erfahren musikalischer Strukturen kann Aufmerksamkeit und situative Präsenz von Demenzpatienten verbessern, da Musik Vertrautheit und Wiedererkennbarkeit symbolisiert (Muthesius 2007).

- **Zeitliche Orientierung**
- ❯ Musik kann ferner einen auf sensorischer Ebene erfahrenen, geordneten zeitlichen Orientierungsrahmen darstellen (Hörmann u. Weinbauer 2006).

Musik als Zeitkunst verkörpert zudem zeitliche Strukturierung. Sie kann durch gezielt eingesetzte Begrüßungs-und Abschiedslieder Zeit strukturieren und dem Bedürfnis nach Klarheit und Vorausschaubarkeit alltäglicher Abläufe dienen (Probst et al. 2007).

- **Räumliche Orientierung**

Die räumliche Orientierung während Therapiesitzungen kann durch visuelle Strukturierung des Settings beeinflusst werden, indem Therapiesitzungen immer in einem farblich abgegrenzten, durch typische Materialien – Platzierung von Musikinstrumenten, Schallplattenspielern, Liederbüchern, Fotos von Instrumenten – definierten Raum stattfinden und die Sitzordnung der Teilnehmer unverändert bleibt (vgl. Häußler 2005b).

5.4.8 Positive Beeinflussung von Denken und Verhaltensmustern

Innerhalb musikpsychologischer Interventionen können kognitiv-verhaltenstherapeutische Strategien, Prinzipien und Techniken zur Anwendung kommen.

- Der systematische Aufbau positiver Aktivitäten hat sich bei der Therapie und Prävention depressiver Störungen im Alter (Hautzinger 2002) bewährt, was auch für depressive Symptome im Kontext von Demenzerkrankungen zutrifft. Singen und Musizieren stellen dem Interessens- und Kompetenzprofil von Demenzpatienten angepasste positive Aktivitäten dar, sind größtenteils selbstständig durchführbar und schaffen oftmals ein Bewusstsein für verloren geglaubte eigene Ressourcen.
- Automatisiert-negative, mit erlebtem Kompetenzverlust assoziierte kognitive Schemata wie „im Alter geht alles verloren"oder „Singen, das konnte ich früher einmal" können durch die Erfahrung erhaltener musikalischer Fähigkeiten teilweise zur kognitiven Umstrukturierung beitragen. Das bewusste Erleben der erhaltenen Ressourcen steigert das Selbstwertgefühl und kann depressogenen Gedankenmustern vorbeugen (Plattner u. Ehrhardt 2002).
- Modelllernen in Verbindung mit Imitationslernen geschieht z. B. durch Demonstration und Imitation musikalischer Verhaltensweisen. Bei Demenzpatient/-innen ist die Fähigkeit zum Imitationslernen zumindest bis ins mittlere Stadium häufig erhalten (Plattner u. Ehrhardt 2002).

Shaping und Prompting, d. h. die Verhaltensanregung mit verbaler Unterstützung, Berührung oder Führung von Bewegungen (Stuhlmann 2002), kann Modelllernen unterstützen. Es erleichtert die Anbahnung erwünschten Verhaltens und die Reaktivierung länger nicht mehr ausgeübter, erhaltener musikalischer Fähigkeiten auf psychomotorischer und kognitiv-emotionaler Ebene. Durch das Fading kann die Führung des Therapeuten nach und nach ausgeblendet werden, wodurch die Patientin/der Patient die Handlung zunehmend durchführen kann. Differenzielle Verstärkung durch Bekräftigung erwünschter Aktivitäten (Singen, Musizieren) mittels Lob und positiver Rückmeldung geht mit der oben beschriebenen Aneignung kognitiv-affektiver Schemata einher (Bund Deutscher Allgemeinmediziner – BDA 2000).

5.5 Beispiel für eine musiktherapeutische Gruppensitzung

5.5.1 Setting und Rahmenbedingungen

Beschrieben wird im vorliegenden Abschnitt ein Beispiel für eine musiktherapeutische Gruppensitzung, durchführbar in gerontopsychiatrischen bzw. geriatrischen Kliniken, ambulanten Praxen und Demenzzentren sowie in Seniorenpflegeheimen (vgl. Fischer-Terworth 2010, Fischer-Terworth u. Probst 2011, 2012).

Bei der Musiktherapie mit Demenzpatient/-innen empfiehlt es sich grundsätzlich, verschiedene Therapieelemente bei einem Grundgerüst stabiler Strukturen variabel einzusetzen, u. a. da der kognitive und psychische Zustand häufig Schwankungen unterworfen ist, die von Krankheitsstadium und Tagesverfassung abhängen. Kognitive Interventionen wie z. B. spielerische Gedächtnisübungen, erinnerungstherapeutische Elemente (d. h. die Verwendung von Musik als Trigger für Erinnerungen, darauf folgend kleine Gesprächseinheiten, in denen die Mitglieder diese ansprechen und in Interaktion mit dem Therapeuten und/oder anderen Gruppenmitgliedern treten können), sind nach klinischer Erfahrung wie auch die Kombination von Musiktherapie mit psychomotorischer Aktivierung (z. B. Zuwerfen von Bällen) gut einbaubar (◨ Abb. 5.6).

Wichtig ist im Therapiesetting eine freundlich-heitere Atmosphäre, die sich auf die Gruppenteilnehmer/-innen überträgt und sich gleichzeitig positiv auf Aufmerksamkeit, Motivation und Konzentration auswirken kann (vgl. Hirsch 2009).

Die Therapien sollten nach Möglichkeit immer in gleicher Häufigkeit (z. B. ein bis zwei Termine pro Woche), an gleichen Wochentagen zu gleichen Uhrzeiten im gleichen Therapieraum stattfinden, um zeitliche und räumliche Strukturierung zu gewährleisten. Demenzpatient/-innen mit starken zeitlichen Orientierungsstörungen haben bemerkenswerterweise für bestimmte Aktivitäten wie Musiktherapie häufig noch eine erhaltene innere Uhr oder Taktung.

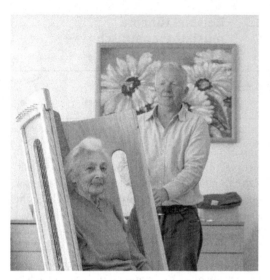

◻ Abb. 5.6   Eine Frau auf dem Klangschaukelstuhl. © Allton, Fotograf Mike Bogner

Auch sollten Sitzungen mit aktiver Musikausübung – wenn möglich – nicht später als 14.00 Uhr stattfinden, da das Aktivitätsniveau von Demenzpatienten für aktivierende Therapien häufig am Nachmittag nachlässt. An Nachmittagen können dann eher das Hören entspannender Musik (Live-Vortrag in Einzeltherapie, Einspielung über MP3 mit Kopfhörer, gemeinsames Hören in der Gruppe) als Methoden eingesetzt werden.

Die Therapieelemente sollten so gewählt sein, dass sie über Varianten sowohl für Patient/-innen mit leichter als auch für solche mit mittlerer Demenz verfügen, es sei denn, es handelt sich um eine Gruppe von Menschen mit durchgängig vorhandener musikalischer Vorbildung. Die Teilnehmenden sollten keinesfalls mit Defiziten konfrontiert werden, stattdessen sollten erhaltene Fähigkeiten fokussiert werden.

5.5.2   Ablauf

Das Programm des vorliegenden Beispiels ist inhaltlich und zeitlich in drei Phasen gegliedert: Anfangsphase – Hauptphase – Schlussphase.

Anfangsphase

Vor Beginn der Sitzung werden die Patienten auf die Aktivität klar und deutlich hingewiesen und – wenn nötig – zum Therapieraum geleitet. Deutliche Ablehnungen der Teilnahme sind zu akzeptieren, ein späteres Hinzukommen sollte ermöglicht werden. Während die Patient/-innen ihre Plätze in einer kreisförmigen Stuhlanordnung einnehmen, baut die Therapeutin/der Therapeut das Digitalklavier auf und legt ggf. weitere Materialien wie z. B. Musikinstrumente bereit.

Es wird deutlich gemacht, dass nach dem Einnehmen der Plätze das Therapieprogramm beginnt: Zu Beginn jeder Sitzung begrüßt die Therapeutin/der Therapeut die Patient/-innen mit Namen und kündigt die Aktivität nochmals persönlich an. Anschließend wird auswendig immer dasselbe Rituallied zur Begrüßung angestimmt. Falls mit Liedtexten in Liederbüchern und/oder Musikinstrumenten gearbeitet wird, werden diese nach dem Singen des Rituallieds ausgeteilt. Die Liedtexte befinden sich in einer roten DIN-A-4-Liedermappe und sind mit einer gut lesbaren Schrift (16 pt) gedruckt.

Die Verwendung der immer gleichen Begrüßungsformel stellt ein verbal-kommunikatives, das Aufbauen des Klaviers ein visuelles Signal für den Beginn der Sitzung dar, welches der situativen Orientierung der Patient/-innen dient. Nach Möglichkeit sollten die Teilnehmenden alle mit Namen begrüßt werden, was persönliche Wertschätzung demonstriert und persönliche Orientierung fördert. Als Begrüßungslied wird die erste Strophe des beliebten Volksliedes „Die Gedanken sind frei" mit Klavierbegleitung gesungen. Das Rituallied dient als musikalisches Signal zur Eröffnung der Sitzung.

Hauptphase

Es werden immer wieder beliebte, vertraute und wiedererkennbare Lieder, primär Volkslieder gewählt („Die Gedanken sind frei", „In einem kühlen Grunde", „Kommt ein Vogel geflogen" etc.), die den meisten Mitgliedern der Generation bekannt sind. Immer wiederkehrende Refrains werden akzentuiert und wiederholt, gemeinsam gesungen (evtl. auf Instrumenten gespielt) und am Klavier von der Therapeutin/vom Therapeuten begleitet und gespielt.

Melodien werden deutlich ausgespielt, harmonische Begleitungsschemata auf dem Klavier in traditioneller Weise gewählt. Während der Lieder wird auf die Betonung rhythmischer Strukturen geachtet, Anfang und Ende eines Liedes werden klar abgegrenzt.

Patient/-innen, die ungern auf Instrumenten spielen, werden ermutigt, zu singen und zuzuhören, solche, die in vereinzelten Sitzungen nicht singen und trotzdem dabei sein möchten, sind eingeladen, ausschließlich zuzuhören. Patient/-innen mit gut erhaltener Lesefähigkeit, gutem Altgedächtnis bzw. Liedtextgedächtnis werden dazu motiviert, Liedtexte vorzulesen oder vorzutragen bzw. in passender Situation eine Episode aus ihrer Biografie zu erzählen, wobei Eigeninitiative verstärkt und gefördert wird.

Kernbestandteil der Hauptphase jeder Intervention ist als invariabler Therapiebaustein die aktive Musikausübung durch Singen und Spiel auf Musikinstrumenten. Bei der Variante „Musikpsychologische Therapie" kommen alle Therapieelemente, d. h. Singen, Spielen und Hören zum Einsatz, auch werden die speziellen musikalischen Elemente angewandt.

Elemente des naturalistischen Lernformats (Probst et al. 2007) eignen sich beim Umgang mit musikalischen Therapiematerialien. So können Musikinstrumente oder Liederbücher gut erreichbar auf einen bestimmten Platz gelegt werden, wo die Patient/-innen zunächst die Instrumente auswählen, dann in die Hand nehmen, sich mit dem Gegenstand auf sensorischer Ebene vertraut machen und anschließend benutzen. Das Aufnehmen eines Instruments vor oder während eines Liedes ist als Kommunikationsangebot aufzufassen und kann mit positiver Rückmeldung verstärkt werden.

■ **Gemeinsames Singen**

Mit Klavierbegleitung singen die Patient/-innen je nach kognitiver Kapazität oder Therapieziel auswendig oder mit Text in jeder Sitzung bekannte Volkslieder, manchmal auch Kirchenlieder oder Schlager aus den 20er, 30er und 40er Jahren. Das Singen nimmt je nach Programmvariante zwischen 15 und 30 Minuten der Hauptphase in Anspruch, wobei fast alle Menschen mit Demenz dazu in der Lage sind, mindestens 10 Volkslieder in mehreren Strophen auswendig zu singen. Die Therapeutin/der Therapeut gibt ein Lied vor, wobei es mehrere Methoden der Initiierung einer musikalischen Einheit gibt:

1. Die Sitzungsleitung kündigt nach „klassischer Chorleiter-Methode" ein Lied an, gibt ein Einsatzsignal, singt und spielt den Liedbeginn auf dem Klavier, woraufhin alle Teilnehmenden einsetzen. Diese Methode ist älteren Menschen aus früheren Zeiten vom gemeinsamem Singen in Chören, Kirchen und Gesangvereinen bekannt und erweckt Vertrauen durch die Repräsentation von Bekanntem.

2. Bei der musikpädagogischen Methode kündigt die Leitung ein Lied an, liest den Text vor. Die Patient/-innen schlagen das Liederbuch auf, lesen den Text gemeinsam oder einzeln vor, sprechen ihn nach oder mit, daraufhin wird das Lied musikalisch umgesetzt. Während das Singen mit Liederbuch Wahrnehmung, Lesefähigkeit, Sprachverständnis sowie die simultane Bewältigung der Aufgaben „Singen" und „Lesen" fördert, wird beim Auswendigsingen vor allem das Langzeitgedächtnis aktiviert. Werden Musikinstrumente benutzt, ist das Auswendigsingen ohne die Benutzung von Liederbüchern vorzuziehen, um eine Überforderung durch parallele doppelte motorische (singen, spielen) und sprachlich-visuelle Handlungsanforderungen zu vermeiden.

3. Bei der demonstrierenden Methode singt die Leitung ohne Klavierbegleitung einleitend ein Lied vor oder spielt es an, die Patient/-innen stimmen ein und nehmen das musikalische Angebot auf. Daraufhin setzt die Leitung mit Klavierbegleitung ein. Hier wird eine musikalische Verhaltensweise nach dem diskreten Lernformat vorgegeben und nach Umsetzung durch Lob positiv verstärkt. Genutzt wird das starke, kommunikationsfördernde Potenzial des gemeinsamen Singens, welches in der Generation ein festes Ritual in Familie, Schule, Kirche und Vereinen darstellte. Beim Vorsingen ist das Herstellen einer kommunikativen Ebene durch gezielten Blickkontakt von Bedeutung.

4. Alternativ greift die Leitung spontan ein durch eine Patientin/einen Patienten begonnenes Lied auf, begleitet es entsprechend der Art des Vortrags, dann setzen die anderen ein.

Bei dieser Methode bietet die Therapeutin/ der Therapeut – orientiert am Prinzip des natürlichen Lernformats – musikalisches Material an, welches die Patient/-innen spontan aufgreifen. Es kommen innerhalb eines musikalischen Dialogs psychologisch-kommunikative Prozesse zustande, indem die Leitung ihre Begleitung dem durch die Art des Singens präsentierten Affekt anpasst und diesen spiegelt. Nach Aufbau einer Beziehung über den musikalischen Dialog können durch Modifikation musikalischer Elemente wie Lautstärke, Tonalität oder Tempo Affekte auf musikalischer und schließlich auf psychologischer Ebene beeinflusst werden.

- **Spiel auf Musikinstrumenten**

Beim Singen oder Hören von durch den Therapeuten vorgetragener Musik auf dem Klavier können gleichzeitig elementare Klang- und Rhythmusinstrumente benutzt werden.

Zunächst werden die Patienten gefragt, ob und welche Instrumente die Patienten benutzen möchten. Die Musikinstrumente werden orientiert am natürlichen Lernformat gezeigt, ausgeteilt, wobei einigen Patienten mehrere Instrumente zur Auswahl angeboten werden, darunter afrikanische Trommeln (Djemben), Rasseln, Triangeln, Klanghölzer, Klangstäbe, Glockenspiele und andere Percussion-Instrumente.

Während der Benutzung der Instrumente kommen verhaltenstherapeutische Techniken (BDA 2000) zur Anwendung, die weitgehend dem diskreten Lernformat (Lovaas 2003) entsprechen.

Die Benutzung der Instrumente wird von der Therapeutin/vom Therapeuten demonstriert, somit werden musikalische Verhaltensweisen initiiert. Es ist wichtig, den Patient/-innen im Sinne des Modelllernens das Instrument bewusst in die Hand zu geben, diesen Vorgang zu kommentieren und/oder die Bedienung zu demonstrieren.

Weiter erfolgen Verhaltensanregung durch Shaping und Prompting, d. h. durch die Anleitung zu und Führung von Bewegungen. Durch Lob und positive Rückmeldung erfolgt die Benutzung der Instrumente mit der Zeit zunehmend selbstständig, wobei die Hilfestellung schrittweise ausgeblendet wird (Fading).

Das diskrete Lernformat eignet sich für die Durchführung einzelner therapeutischer Einheiten und die Steigerung der Effizienz bei der Aktualisierung vorhandener Fähigkeiten in Lernprozessen. So kann die Therapeutin/der Therapeut

- bestimmte Instruktionen bezüglich einer musikalischen Verhaltensweise wie Singen eines Liedes, Klopfen eines Rhythmus oder Benutzung eines Instruments geben und
- auf eine bestimmte Verhaltensreaktion (Anstimmen eines Liedes, Beginnen eines Rhythmus) eine unmittelbare positive Rückmeldung im Sinne einer Verstärkung geben.
- Danach kann eine Entspannungsphase erfolgen.

Bei Benutzung der Instrumente ist das Auswendigsingen von Liedern dem Singen mit Text vorzuziehen, da die meisten Patient/-innen durch simultanes Singen, Lesen, Blättern und Spielen der Instrumente kognitiv und motorisch überfordert sind.

- **Spezielle musikalische Elemente**

Spezielle musikalische Elemente zur Anpassung der Musik an Atmosphäre, Stimmung, Emotionen und Verhaltensreaktionen sind Beschleunigen oder Verlangsamen des Tempos, Tonartenwechsel, flexible Modulation der Lautstärke oder ein spontaner Wechsel des Liedes durch musikalische Übergänge. Bedeutsam ist das Ermutigen und spontane Aufnehmen musikalischer Eigeninitiative der Patient/-innen, das spontane Begleiten von seitens der Patient/-innen begonnenen Liedern und somit aktive Umsetzung aktueller Stimmungen in musikalische Form (◘ Abb. 5.7).

- **Musikhören**

Bei der rezeptiven Musiktherapie erfolgt das gemeinsame Musikhören von CD oder der Vortrag von Musikstücken auf dem Klavier. Letztere Variante ist nach praktischen Erfahrungen beliebt, insbesondere der Vortrag klassischer Klavierstücke. Daran anschließend können auch Assoziationen und Erinnerungen bzw. Anekdoten der Patient/-innen aufgenommen werden, die diese zumeist aus dem Langzeitgedächtnis gut abrufen können. Auch interaktionelle Prozesse werden häufig initiiert. Als

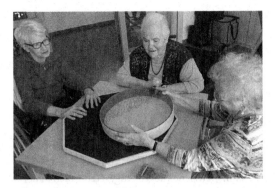

erinnerungstherapeutisches Element können insbesondere hier auch ausgelöste Emotionen aufgegriffen und ggf. nachträglich bearbeitet werden. Häufig findet sich die Auslösung von Emotionen wie Freude und Begeisterung, manchmal auch Trauer und Wehmut.

Schlussphase

Die Schlussphase der Sitzung dient wie auch die Eingangsphase der zeitlich-situativen Strukturierung. Wichtig ist, dass die Teilnehmenden das Sitzungsende als Abschluss der Therapieeinheit wahrnehmen und erkennen. Das Sitzungsende wird durch eine klare verbale Ankündigung vorbereitet, die sich unmittelbar an den Abschluss der Hauptphase anschließt.

Es folgt das dem Begrüßungslied entsprechende Rituallied als Abschlusslied und musikalisches Signal zur Beendigung der Sitzung, anschließend erfolgt die Verabschiedung. Gleichzeitig werden die in ihrer Mobilität eingeschränkten Teilnehmer darauf hingewiesen, dass sie beim Verlassen des Therapieraums unterstützt werden. Die Sitzungsleitung weist in stationären Einrichtungen darauf hin, welche Aktivität im Tagesplan nach der Therapie ansteht und informiert über die nächste Therapiesitzung mit Angabe von Wochentag und Uhrzeit.

Im Anschluss erfolgt der Abbau des Klaviers, was visuellen Signalcharakter für das Ende der Sitzung hat, danach verlässt die Therapeutin/der Therapeut den Therapieraum. Wichtig ist am Ende der Sitzung die Ankündigung einer folgenden Therapiesitzung,

um den Teilnehmenden das Gefühl einer Routine und der Regelmäßigkeit einer Aktivität zu vermitteln. Durch das Hilfsangebot zum Verlassen des Therapieraums wird die sowohl örtlich-räumliche als auch die situative Orientierung beim Übergang zu einer anderen Aktivität erleichtert.

5.5.3 Verhaltensbeobachtungen

Bei der beschriebenen Methode ist ein hohes Aktivitätsniveau fast aller Patienten zu verzeichnen. Die intensivste Beteiligung in gemischten Interventionen findet bei musiktherapeutischen Einheiten vor allem bei dem gemeinsamen Singen statt. Psychomotorische Aktivierung durch ein Ballspiel steigert häufig die Aufmerksamkeit, situative Präsenz und führt zumeist zu Stimmungsaufhellung und Anregung der Kommunikation. Einige Patient/-innen können motorische Fähigkeiten im Laufe der Sitzungen zumindest kurzfristig stabilisieren oder gar verbessern.

Während der Sitzungen zeigt sich häufig verbale und nonverbale Kommunikation zwischen den Patient/-innen untereinander und mit der Therapeutin/ dem Therapeuten, dies bei starker Aufmerksamkeitsfokussierung auf das Geschehen. Auch prosoziales Verhalten im Sinne gegenseitiger Unterstützung zwischen den Patient/-innen ist beobachtbar. Selten kam es zu Konflikten zwischen Patient/-innen, die fast immer durch die Patient/-innen selbst, situative Interventionen oder Eingreifen einer Pflegefachperson geschlichtet werden konnten.

Bei fast allen Patient/-innen zeigt sich im Zusammenhang mit dem Erleben der Musik der Ausdruck verschiedener Emotionen, wobei die Art des Ausdrucks bemerkenswerterweise weniger „ungefiltertenthemmt" als überwiegend kontrolliert erfolgt. Enthemmung sowie Aggressivität treten eher selten auf. Neben spontaner Freude wurden häufiger Rührung, Ergriffenheit oder auch Traurigkeit gezeigt, die mittels Verbalisierung, Mimik oder Körpersprache ausgedrückt wurden.

Beobachtbar ist ein hohes Maß an Vitalität, Konzentration und situativer Präsenz der Patient/-innen. Auch schwer depressive und apathische Patient/-innen beteiligten sich häufig zumindest andeutungsweise durch Mitsingen sowie nonverbale Reaktionen auf Musik. Weiter fand sich ein häufiges Hervortreten von Erinnerungen aus früheren Lebensabschnitten.

Die Stimmungslage innerhalb der Gruppe ist zumeist von Heiterkeit geprägt. Zu Sitzungsbeginn herrscht des Öfteren bei mehreren Patient/-innen Antriebslosigkeit, die nach der Eingangsphase oftmals abnimmt. Herausforderndes Verhalten, Unruhe und Angstzustände treten gelegentlich auf, legen sich jedoch zumeist durch erneute Refokussierung auf das therapeutische Geschehen. Passagere Reizbarkeit und Unruhe waren primär bei Störungen des Ablaufs zu verzeichnen, so bei interferierenden Geräuschen oder beim Betreten des Therapieraums durch andere Personen.

Die Strukturierung auf mehreren Ebenen bewirkt, dass das Programm von den Patient/-innen als positives und vertrautes Ritual aufgefasst wurde. Dies erlaubt eine gute Emotionsregulation, Verhaltenskontrolle und die Möglichkeit der Erfahrung gemeinschaftlicher Aktivität.

Folgende Beobachtungen stellten sich zusammenfassend als entscheidend heraus:

- Singen in der Gruppe mit Klavierbegleitung beeinflusst Stimmung, Emotionalität, Aktivitätsniveau und Aufmerksamkeit der Patienten während und bis zu eine Stunde nach den Sitzungen positiv und kann zur Reduktion von Angst, Aggressivität und Unruhe beitragen.
- Sich-Bewegen und Klatschen zur Musik und das Spiel auf Instrumenten tragen zu einer Verbesserung der Psychomotorik während und bis zu ein bis zwei Stunden nach den Sitzungen bei.
- Musikerleben ruft zumeist positive autobiografische Erinnerungen hervor (vgl. Irish et al. 2006).
- Über Musik kann zu Menschen mit Demenz ein kommunikativer Kontakt aufgenommen werden, der auf verbaler Ebene in dieser Form nicht möglich ist.
- Regelmäßige Musiktherapie-Sitzungen dienen als den Tag strukturierendes, Sicherheit und Orientierung vermittelndes Ritual.
- Die simultane Darbietung zu vieler Anforderungen, visuelle und akustische Reizüberflutung wirken sich negativ auf Affekt und Aufmerksamkeitsfokussierung aus. Es ist ratsam, sich in manchen Sitzungen auf das auswendige Singen zu beschränken. Wenn Liederbücher eingesetzt werden, stellt das zusätzliche Anwenden von Musikinstrumenten zumeist eine motorische und kognitive Überforderung dar.
- Das Spiel mit Musikinstrumenten zu von CD gehörter Musik ist weniger effektiv als das Instrumentenspiel bei gleichzeitigem Singen.
- Musikhören durch Vortrag z. B. klassischer Stücke durch die Therapeutin/den Therapeuten kann – zwischendurch eingesetzt – auch in der Gruppe Freude, Harmonieempfinden sowie auch die Reduktion von Unruhe bewirken.
- Die Kombination mit musikalischer und psychomotorischer Aktivierung fördert die Aufnahmebereitschaft für kognitive Stimulation.
- Die Patient/-innen verbalisieren zwischen den musikalischen Einheiten teils spontan weit zurückliegende Erinnerungen und äußern dabei Emotionen.
- Verhaltenstherapeutische Techniken helfen, die Reaktivierung musikalischer und kognitiver Fähigkeiten voranzutreiben.

5.5.4 Aussagen zum Musikerleben der Teilnehmenden

Alle Teilnehmenden der Studie von Fischer-Terworth (Fischer-Terworth u. Probst 2011, 2012), die zu sprachlichen Äußerungen in der Lage waren, wurden zu den Musiktherapie-Sitzungen befragt. Die überwiegende Mehrzahl der Teilnehmenden berichtete bei der qualitativ ausgewerteten Befragung (Mayring 2008, vgl. Fischer-Terworth 2013), dass sie gerne bzw. sehr gerne am Programm teilnähmen. Über die Hälfte der Patientinnen sagten, dass sie ja „eigentlich nicht mehr singen könnten, die Musiktherapie ihnen aber trotzdem Spaß bereite". Die meisten fügten etwas erstaunt über sich selbst hinzu, „dass es ja doch noch geht [das Singen und Spielen]".

Diejenigen Patient/-innen, die das Stattfinden der Aktivität aufgrund der demenzbedingten Gedächtnisdefizite vergessen hatten, reagierten bemerkenswerterweise fast ausnahmslos schnell bei verbaler Erinnerung an die Therapiestunde und assoziierten damit die Person des Therapeuten. Über die Hälfte der Patient/-innen sagte sinngemäß, dass sie froh seien, dass der Therapeut immer wieder komme und mit ihnen singe und Musik mache.

Bezüglich des Singens äußerten über die Hälfte der Teilnehmenden mindestens einmal, dass es „schade" sei, dass „heutzutage im Gegensatz zu früher so wenig gesungen" würde. Mehrere Patientinnen formulierten, dass Musik „etwas Bleibendes" sei, das „nicht wegginge", „immer da" sei und „bewahrt werden" müsse. Einige Patienten beschrieben, dass die Teilnahme am Programm sie ihren „Kummer vergessen ließe". Andere erwähnten, dass sie beim Singen weniger Angst hätten und sich „sicher und vertraut" fühlten, da es sei „wie früher zuhause" oder in der Schule, „wo immer viel gesungen wurde". Zwei Patienten sprachen von einem Rückgang halluzinatorischer Erlebnisse, d. h., dass die „Bilder schlimmer Dinge" beim Singen und Musizieren nicht so häufig auftreten.

Von fast allen Patient/-innen wurde erwähnt, dass durch Musik die Erinnerungen an früher lebendig würden, wobei überwiegend angenehme Erlebnisse erinnert würden. Es kämen manchmal auch traurige Erinnerungen, aber dies sei nicht so schlimm, die Traurigkeit ginge wieder vorbei.

Die zeitliche Strukturierung entspricht den Wünschen und Vorstellungen der meisten Patient/-innen. Die Musik sei ein wichtiges Ereignis im Tagesgeschehen, das sie „nicht verpassen wollen". Auch wollten sie immer „wissen, zu welcher Zeit der Therapeut wieder komme". Es wurde ausnahmslos begrüßt, dass dasselbe Rituallied am Anfang und Ende der Sitzungen gesungen wird. Auch bevorzugten die Patient/-innen immer die gleichen Plätze im Sitzkreis, wobei die meisten betonten, dass sie sich bei Störungen des Ablaufs durch fremde Lautstärkequellen oder durch spontan in den Therapiebereich tretende Personen ärgern.

5.6   Resümee

Jeder Mensch möchte im Grunde großartig, gut, schön und fehlerfrei sein. Das sind die Grundlagen eines positiven Selbstwertgefühls. Unbewusst wird alles, was dieser Grundüberzeugung widerspricht, abgewehrt, umgedeutet und nur schwer ins bewusste

Erleben aufgenommen. Im musiktherapeutischen Umgang mit Patient/-innen kann nun vermittelt werden, dass unabhängig von den tatsächlichen individuellen Fähigkeiten, Fertigkeiten und konkreten Leistungen, das jeweils Gezeigte von hohem subjektivem Wert ist und somit der Erhaltung oder Wiederherstellung des Selbstwerts dient. Die eigenen Leistungen sollen nicht als Einschränkung oder Beschränkung des Möglichen erlebt werden, sondern als veritabler Ausdruck eines uneingeschränkt akzeptierten Selbst. Das jeweils Geleistete soll als Erfüllung des eigenen Lebens interpretiert und genossen werden können. Um dies zu gewährleisten, müssen Patient/-innen die Möglichkeit erhalten, genau das zu tun, was ihrem jeweiligen kognitiven und emotionalen Zustand subjektiv angemessen erscheint. Patient/-innen sollten also ermutigt und angeleitet werden, sich frei von tatsächlichen und vorgestellten Zwängen zu artikulieren, also stärker den inneren Wertvorstellungen zu folgen, als das scheinbar sozial Angemessene oder Erwünschte zu tun.

Singen und Musizieren stellen dem Interessens- und Kompetenzprofil der überwiegenden Zahl von Menschen mit Demenz verschiedener Stadien angepasste positive Aktivitäten dar, sind größtenteils selbstständig durchführbar und schaffen oftmals ein Bewusstsein für verloren geglaubte Ressourcen. Automatisiert-negative kognitive Schemata wie „im Alter geht alles verloren" können durch die Erfahrung erhaltener musikalischer Fähigkeiten teilweise relativiert und zeitweise umgedeutet werden, zudem kann das bewusste Erleben der erhaltenen Ressourcen das Selbstwertgefühl steigern.

Aus klinischer Erfahrung und Studienergebnissen lassen sich die folgenden Aspekte der Musiktherapie bei Demenz bilanzieren:

> **Auswirkungen der Musiktherapie bei Demenz**
> — Singen in der Gruppe kann Stimmung, Emotionalität, Aktivitätsniveau und Aufmerksamkeit der Patient/-innen während und bis zu einer Stunde nach den Sitzungen positiv beeinflussen und mittelfristig zur Reduktion von Angst, Aggressivität und Unruhe beitragen.

- Sich-Bewegen und Klatschen zur Musik und das Spiel auf Instrumenten tragen zu einer Verbesserung der Psychomotorik während und bis zu eine Stunde nach den Sitzungen bei.
- Musikerleben ruft zumeist positive autobiografische Erinnerungen, seltener negativ besetzte Gedächtnisinhalte hervor.
- Über Musik kann zu Menschen mit Demenz kommunikativer Kontakt aufgenommen werden, der auf verbaler Ebene in dieser Form nicht möglich ist. Die Patient/-innen interagieren während Musikausübung und Musikhören stärker miteinander auf sozialer Ebene und finden gemeinsame Gesprächsthemen.
- Regelmäßige Musiktherapie-Sitzungen dienen als den Tag strukturierendes, Sicherheit und Orientierung vermittelndes Ritual.

Die Wirksamkeit von Musiktherapie als sichere Methode zur kurzfristigen Verbesserung kognitiver Funktionen ist belegt, Langzeiteffekte wären wünschenswert. Auch sozial-interaktive Kompetenzen sowie die Fähigkeit zum Erleben und Ausdrücken von Emotionen können entscheidend durch Musiktherapie in der Gruppe positiv beeinflusst werden. Vor allem jedoch kann die teils signifikante Reduktion von demenzbegleitenden psychischen und verhaltensbezogenen Symptomen (neuropsychiatrischen Symptomen), vor allem bei mittlerer bis schwerer Alzheimer-Demenz inklusive gemischten Formen in mehreren kontrollierten Studien belegt werden.

Literatur

Aldridge D (ed) (2000) Music therapy in dementia care. Kingsley, London

Ashida S (2000) The effect of reminiscence music therapy sessions on changes in depressive symptoms in the elderly. J Music Therapy 37(3): 170–182. doi:10.1093/jmt/37.3.170

Bonder BR (1994) Psychotherapy for individuals with Alzheimer disease. Alzheimer Dis Assoc Disord 8(Suppl 3): 75–81

Boso M, Politi P, Barale F, Enzo E (2006) Neurophysiology and neurobiology of the musical experience. Functional Neurology 21(4): 187–191

Brotons M (2000) An overview to the music therapy literature related to elderly people. In: Aldridge D (ed) Music therapy in dementia care. Kingsley, London, pp 33–62

Brotons M, Marti P (2003) Music therapy with Alzheimer's patients and their family caregivers: a pilot project. J Music Ther 40(2): 138–150. doi:10.1093/jmt/40.2.138

Bruer RA, Spitznagel E, Cloninger CR (2007) The temporal limits of cognitive change from music therapy in elderly persons with dementia or dementia-like cognitive impairment: a randomized controlled trial. J Music Therapy 44(4): 308–328. doi:10.1093/jmt/44.4.308

Bruhn H, Kopiez R, Lehmann AC (Hrsg) (2008) Musikpsychologie. Das neue Handbuch. Rowohlt, Reinbek

Bund Deutscher Allgemeinmediziner (BDA) (2000) Case-Management Demenz. BDA-Manual. BDA, Emsdetten

Clair AA (2000) The importance of singing with elderly patients. In: Aldridge D (ed) Music therapy in dementia care. Kingsley, London, pp 81–101

Clark ME, Lipe AW, Bilbrey M (1998) Use of music to decrease aggressive behaviours. J Gerontol Nurs 24(7): 10–17

Cummings JL, Mega M, Gray K, Rosenberg-Thompson S, Carusi DA, Gornbein J (1994) The neuropsychiatric inventory: Comprehensive assessment of psychopathology in dementia. Neurology 44(12): 2308–2314. doi: 10.1212/WNL.44.12.2308

Deutsche Musiktherapeutische Gesellschaft (1998) Kasseler Thesen zur Musiktherapie. http://www.musiktherapie.de/fileadmin/user_upload/medien/pdf/Kasseler_Thesen_zur_Musiktherapie.pdf. Zugegriffen: 10.11.2015

DGPPN, DGN (2010) Diagnose- und Behandlungsleitlinien Demenz: Interdisziplinäre S3-Praxisleitlinien. Springer, Berlin

Drach LM, Adler G (2010) Medikamentöse Alternativen zu Antipsychotika bei Demenzkranken mit Verhaltensstörungen. Psychopharmakotherapie 17(6): 264–273

Fischer-Terworth C (2010) Psychologische Therapien bei dementiellen Erkrankungen: Evaluation einer TEACCH-basierten musiktherapeutischen Intervention. Suedwestdeutscher Verlag für Hochschulschriften, Saarbrücken

Fischer-Terworth C (2013) Evidenzbasierte Demenztherapie: Wissenschaftlich fundierte neuropsychiatrisch-psychologische Interventionen für den ambulanten und stationären Bereich. Pabst, Lengerich

Fischer-Terworth C, Probst P (2011) Evaluation of a TEACCH- and music therapy-based psychological intervention in mild to moderate dementia: a controlled trial. Geropsych J Gerontopsychol Geriatric Psychiatry 24(2): 93–101. doi:10.1024/1662-9647/a000037

Fischer-Terworth C, Probst P (2012) Effekte einer psychologischen Gruppenintervention auf neuropsychiatrische Symptome und Kommunikation bei Alzheimer-Demenz. Z Gerontol Geriatrie 45(5): 392–399. doi:10.1007/s00391-012-0296-4

Fischer-Terworth C, Probst P, Glanzmann P, Knorr CC (2009) Psychologische Interventionen bei dementiellen Erkrankungen: Eine evaluative Literaturstudie. Z Psychiatrie Psychologie Psychotherapie 57(3): 195–206. doi:10.1024/1661-4747.57.3.195

Folstein MF, Folstein SE, McHugh PR (1975) „Mini-mental state". A practical method for grading the cognitive state of patients for the clinician. J Psychiatr Res 12(3):189–198

Forbes D, Forbes SC, Blake CM, Thiessen EJ, Forbes S (2015) Exercise programs for people with dementia. Cochrane Database Syst Rev 4:CD006489. doi:10.1002/14651858. CD006489

Förstl H (2006) Kognitive Störungen: Delir, Demenz, Koma. In: Förstl H, Roth G, Hautzinger M (Hrsg) Neurobiologie psychischer Störungen. Springer, Heidelberg; S 221–295

Frank W, Conta B (2005) Kognitives Training bei Demenzen und anderen Störungen mit kognitiven Defiziten (Schriftenreihe Health Technology Assessment, Bd 26). Deutsche Agentur für Health Technology Assessment des Deutschen Instituts für Medizinische Dokumentation und Information, Köln. http://portal.dimdi.de/de/hta/hta_ berichte/hta123_bericht_de.pdf. Zugegriffen: 20.10.2015

Fröhlich A (1997) Basale Stimulation. Verlag Selbstbestimmtes Leben, Düsseldorf

Gauggel S, Böcker M (2004) Neuropsychologische Grundlagenforschung bei dementiellen Erkrankungen anhand ausgewählter Beispiele. Z Gerontopsychol Gerontopsychiatrie 17(2): 67–75. doi:10.1024/1011-6877.17.2.67

Gürthler K (2006) Neuropsychotherapie bei Demenzerkrankungen. Psychoneuro 32(2): 87–92. doi:10.1055/s-2006-934203

Häußler A (2005) Der TEACCH Ansatz zur Förderung von Menschen mit Autismus. Eine Einführung in Theorie und Praxis. Modernes Lernen, Dortmund

Hautzinger M (2002) Psychotherapie in der Geriatrie: Verhaltenstherapie bei depressiven und demenziellen Störungen im Alter. In: Strauß B (Hrsg) Psychotherapie bei körperlichen Erkrankungen. Hogrefe, Göttingen, S 269–284

Holmes C, Knights A, Dean C, Hodkinson S, Hopkins V (2006) Keep music live: music and the alleviation of apathy in dementia subjects. Int Psychogeriatr 18(4): 623–630. doi:10.1017/S1041610206003887

Hirsch RD (2009) Psychotherapie bei Menschen mit Demenz. Psychotherapie 14(2): 317–331

Hörmann B, Weinbauer B (2006) Musizieren mit dementen Menschen: Ratgeber für Angehörige und Pflegende. Hrsg. vom Bayrischen Staatsministerium für Arbeit und Sozialordnung, Familie und Frauen. Reinhardt, München

Irish M, Cunningham CJ, Walsh JB, Coakley D, Lawlor BA, Robertson IH, Coen RF (2006) Investigating the enhancing effect of music on autobiographical memory in mild Alzheimer's disease. Dementia Geriatric Cogn Disord 22(1): 108–120. doi:10.1159/000093487

Janata P (2005) Brain networks that track musical structure. Ann NY Acad Sci 1060: 111–124. doi:10.1196/annals.1360.008

Johnson JK, Cotman CW, Tasaki CS, Shaw GL (1998) Enhancement of spatial temporal reasoning after a Mozart listening condition in Alzheimer's disease: a case study. Neurol Res 20(8): 666–672

Kolanowski A, Litaker M (2006) Social interaction, premorbid personality, and agitation in nursing home residents with dementia. Arch Psychiatr Nurs 20(1): 12–20. doi:10.1016/j. apnu.2005.08.006

Kumar AM, Tims F, Cruess DG et al. (1999) Music therapy increases serum melatonin levels in patients with Alzheimer's disease. Altern Ther Health Med 5(6): 49–57

Lacey JI, Lacey BC (1970) Some autonomic-central nervous system interrelationships. In: Black P (ed) Physiological correlates of emotion. Academic Press, New York, pp 205–227

Landsiedel-Anders S (2003a) Musiktherapie bei Demenzerkrankungen-eine klinisch experimentelle Studie im Rahmen einer Gedächtnissprechstunde. Diplomarbeit, Johann-Wolfgang-Goethe Universität, Frankfurt/M

Landsiedel-Anders S (2003b) Musiktherapie bei Demenzerkrankungen – aktuelle Forschungsergebnisse. Music Therapy Today 4(5). http://www.wfmt.info/ Musictherapyworld/modules/mmmagazine/issues/ 20031103132043/20031103133123/Landsiedel_Ger.pdf. Zugegriffen: 20.10.2015

Laux L, Glanzmann P, Schaffner P, Spielberger CD (1981) Das State-Trait-Angstinventar (STAI): Theoretische Grundlagen und Handanweisung. Beltz, Weinheim

Ledger AJ, Baker FA (2007) An investigation of long-term effects of group music therapy on agitation levels of people with Alzheimer's disease. Aging & Mental Health 11(3): 330–338. doi:10.1080/13607860600963406

Lindsley DB (1957) Psychophysiology and Motivation. In: Jones MR (ed) Nebraska Symposium on Motivation. University of Nebraska press, Lincoln, pp 44–105

Livingston G, Johnston K, Katona C, Paton J, Lyketsos CG (2005) Systematic review of psychological approaches to the management of neuropsychiatric symptoms of dementia. Am J Psychiatry 162(11): 1996–2021. doi:10.1176/appi.ajp.162.11.1996

Logsdon RG, McCurry SM, Teri L (2007) Evidence-based psychological treatments for disruptive behaviors in individuals with dementia. Psychol Aging 22(1): 28–36. doi: 0.1037/0882-7974.22.1.28

Lovaas OI (2003) Teaching individuals with developmental delays: Basic intervention techniques. Pro-ed, Austin

Mayring P (2008) Qualitative Inhaltsanalyse: Grundlagen und Techniken. Beltz, Weinheim

Muthesius D (2007) Musiktherapie in der Betreuung von Menschen mit Demenz. In: Teising M, Dach LM, Gutzmann H, Haupt M, Kortus R, Wolter DK (Hrsg) Alt und psychisch krank: Diagnostik, Therapie und Versorgungsstrukturen im Spannungsfeld von Ethik und Ressourcen. Schriftenreihe der Deutschen Gesellschaft für Gerontopsychiatrie und – psychotherapie (DGGPP), Bd 6. Kohlhammer, Stuttgart, S 377–382

Orange JB, Colton-Hudson A (1998) Enhancing communication in dementia of the Alzheimer's type. Topics Geriatric Rehabilitation 14(2): 56–75. doi:10.1097/00013614-199812000-00007

Plattner A, Ehrhardt T (2002) Psychotherapie bei beginnender Alzheimer-Demenz. In: Maercker A (Hrsg) Alterspsychotherapie und klinische Gerontopsychologie. Springer, Heidelberg, S 229–244

Probst P, Drachenberg W, Jung F, Knabe A, Tetens J (2007) Programm zur Förderung der sozialen Kommunikation im kombinierten Kleingruppen- und Einzelsetting bei Personen mit Autismus-Spektrum-Störungen: Eine explorative Interventionsstudie. Heilpäd Forsch 33(4): 174–191

Raglio A, Bellelli G, Traficante D, Gianotti M, Ubezio MC, Villani D, Trabucchi M (2008) Efficacy of music therapy in the treatment of behavioral and psychiatric symptoms of dementia. Alzheimer Dis Assoc Disord 22(2): 158–162. doi:10.1097/WAD.0b013e3181630b6f

Remington R (2002) Calming music and hand massage with agitated elderly. Nurs Res 51(5): 317–323. doi:10.1097/00006199-200209000-00008

Riello R, Frisoni GB (2001) Music therapy in Alzheimer's disease: is an evidence based approach possible? Rec Progr Med 92(5): 317–321

Rudolph U (2013) Motivationspsychologie kompakt. Beltz, Weinheim

Schmitt B, Frölich L (2006) Kreative Therapien bei Demenzen: Mit Tanz und Farbe dem Ich wieder näher kommen. Hausarzt 43(6): 2–3

Sherratt K, Thornton A, Hatton C (2004) Music interventions for people with dementia: a review of the literature. Aging & Mental Health 8(1): 3–12. doi:10.1080/13607860 310001613275

Sonntag JP (2005): Akustische Lebensräume in Hörweite der Musiktherapie: Über das Sonambiente stationärer Betreuung von Menschen mit Demenz. J Music Therapy 37(3): 170–182

Spitzer M (2002) Musik im Kopf: Hören, Musizieren und Erleben im neuronalen Netzwerk. Schattauer, Stuttgart

Spreng M (2015) Physiologische Grundlagen der kindlichen Hörentwicklung und Hörerziehung. Universität Erlangen

Stuhlmann W (2002) Psychotherapie im Alter. In: Möller HJ (Hrsg) Lehrbuch der psychiatrischen Therapie, 2. Aufl. Thieme, S 1222–1232

Sung HC, Chang SM, Lee W, Lee M (2006) The effect of group music with movement intervention on agitated behaviors of institutionalized elders with dementia in Taiwan. Complement Ther Med 14(2): 113–119. doi:10.1016/j.ctim.2006.03.002

Svansdottir HB, Snaedal J (2006) Music therapy in moderate and severe dementia of Alzheimer's type: a case-control study.: Int Psychogeriatr 18(4): 613–621. doi:10.1017/S1041610206003206

Vink AC, Birks JS, Bruinsma MS, Scholten RJ (2004) Music therapy for people with dementia. Cochrane Database Syst Rev 3: CD003477

Winkel A van den, Feys H, de Weerdt W, Dom R (2004) Cognitive and behavioural effects of music-based exercises in patients with dementia. Clin Rehab 18(3): 253–260. doi:10.1191/0269215504cr750oa

Wojnar J (2007) Die Welt der Demenzkranken: Leben im Augenblick. Vincentz, Hannover

Woods B (2002) Psychologische Therapie bei fortgeschrittener Demenz. In Maercker A (Hrsg) Alterspsychotherapie und klinische Gerontopsychologie. Springer, Heidelberg, S 341–354

„Wir tanzen wieder!" – Tanzen für Menschen mit und ohne Demenz in Tanzschulen

Stefan Kleinstück, Anna Heuvelmann

© Springer-Verlag Berlin Heidelberg 2016
I. Kollak (Hrsg.), *Menschen mit Demenz durch Kunst und Kreativität aktivieren*,
DOI 10.1007/978-3-662-48825-6_6

6.1 Da sind sie, die Damen meines Herzens

Leuchtende Kugeln an der Decke tauchen den verspiegelten Tanzsaal in warmes Licht. Reflektionen einer Discokugel hüpfen über Wände und Böden, im Hintergrund läuft leise Pianomusik. Eine besondere Stimmung liegt in der Luft, eine Mischung aus Vorfreude und Aufregung. Erste Wagen fahren vor, Hans-Georg Stallnig und ich begrüßen jeden Gast persönlich, umarmen, geben Begrüßungsküsschen, schütteln Hände und sind Begleiter zu Garderobe und Sitzplatz. Es kommen Damen in eleganten Kostümen und Jeanshosen, Herren im Sonntags- und im Trainingsanzug, Paare, Alleinstehende, Töchter, Söhne, Betreuende, ehrenamtliche Begleitpersonen – aber auch Menschen, die einfach nur gerne dabei sein möchten: Das Publikum ist bunt. „Da sind ja meine Tänzerinnen", empfange ich zwei Damen, die seit den ersten Projektmonaten dabei sind und sich keinen Tanznachmittag entgehen lassen. Andere wissen nicht, was sie in den nächsten Stunden erwarten wird, sie wissen nicht, warum sie da sind und auf wen sie treffen werden. In der Tanzschule angekommen ist es bei den meisten jedoch ruckzuck wieder da: Das Kribbeln in Bauch und Füßen, das der Besuch einer Tanzschule in der Vergangenheit, in der eigenen Jugend auszulösen vermochte. Manchen sind unsere Stimmen bereits vertraut (□ Abb. 6.1).

Dann geht die Musik los: Während der ersten Klänge des Eröffnungswalzers wird eine Tänzerin zur „Dame meines Herzens" auserkoren und so, wie es sich gehört, zum Tanz aufgefordert. Die ersten Schritte innerhalb dieser neuen Tanzbeziehung sind meist zögerlich, fast schüchtern. Weder jetzt noch zu einem anderen Zeitpunkt geht es darum, dass die Tanzschritte sitzen oder der Takt der Musik penibel eingehalten wird. Wir lassen uns auf die Musik ein, lassen uns treiben und von unseren Gefühlen leiten – „richtig" oder „falsch" sind dabei unbedeutend. Das Motto lautet „begegnen, bewegen, berühren" – und genauso geben wir uns unserem Gegenüber tänzerisch hin.

Während den einen der Rhythmus des Wiener Walzers in den Knochen zu stecken scheint, blühen andere bei unserem beliebten Schlager- und Evergreen-Quiz auf. Hierbei müssen die Interpreten altbekannter Stücke wie „Pack die Badehose ein", „Itzy Bitzy Teenie Weenie Yellow Polka Dot Bikini" oder

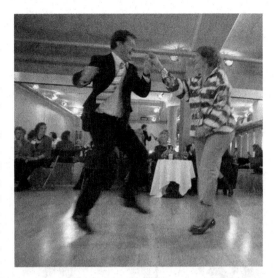

□ **Abb. 6.1**   Tanzball. © Michael Hagedorn

„Es gibt kein Bier auf Hawaii" erraten werden. Dabei gibt es natürlich auch etwas zu gewinnen: Die Siegerin wird bei einem Rock'n'Roll-Schnellkurs fit für die nächste „Swinging Sixties"-Party gemacht. Dass dabei auch mal eine Tanzpartnerin andeutungsweise über die Schulter geworfen wird, ist keine Seltenheit – egal ob sie 65 oder 95 Jahre alt ist. All das passiert ohne Osteoporose-Check und Aufnahme der Krankengeschichte – bisher ist jeder wieder gesund und munter, mit den Füßen zuerst, auf den Tanzboden zurückgekehrt (□ Abb. 6.2).

Im nächsten Moment dröhnen die satten Bässe eines Hip-Hop-Songs aus den Boxen der Musikanlage. Es gibt keinen Kuchen. Kaffee und andere Getränke werden an der Bar ausgeschenkt. Unsere Tänzerinnen und Tänzer kommen nicht zum Tanztee oder -kaffee. Sie kommen nicht, um im Kreis sitzend zu schunkeln oder in die Hände zu klatschen. Sie sind mit dem Herzen und voller Freude dabei, weil wir sie als die Menschen verstehen, die sie sind und die sie waren. Mitten im Leben, immer in Bewegung, mit einer Schwäche für Musik, Tanz und Miteinander. Und so „hip-hoppen", „swingen" und „twisten" wir zu der Musik, die sie ihr Leben lang begleitet hat. Zu der Musik, die Erinnerungen weckt, lange vergessene Gefühle aufblühen lässt oder einfach nur großen Spaß macht!

Menschen mit demenziellen Erkrankungen bleiben frühe Erfahrungen, Klänge, Gefühle und

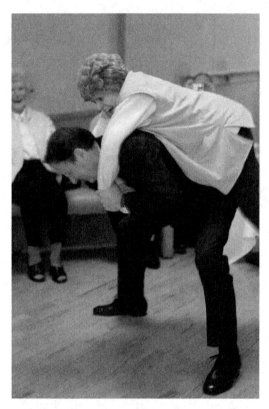

◨ **Abb. 6.2**   Rock'n'Roll-Schnellkurs ohne Osteoporose-
Check. © Michael Hagedorn

Melodien lange in Erinnerung. Die Texte ganzer
Lieder werden nach den ersten Tönen mitgesungen; die Musik geht durch Rhythmus und Melodie
ganz natürlich in die Tänzerinnen und Tänzer über.
Bei „Wir tanzen wieder!" verbinden sich Tanz und
Gesang – Erinnerungen erscheinen vor dem inneren
Auge: Die erste Liebe, der erste Kuss, das erste Mal
in Schale werfen. Gefühle, die durch Musik verstärkt
werden, werden wieder wach – genauso wie bei mir
und vermutlich auch bei Ihnen.

6.2   Die Initiative in den Kinderschuhen

Ich bin Leiter des Demenz-Servicezentrums Region
Köln und das südliche Rheinland in Trägerschaft
der Alexianer Köln GmbH und Ideengeber, Initiator
und Koordinator der mittlerweile deutschlandweit

vertretenen Initiative „Wir tanzen wieder!". Seit fast
20 Jahren ist das Tanzen für mich Hobby und Leidenschaft – ich darf mich glücklich schätzen, mein pri-
vates Hobby und den Beruf in dieser idealen Weise
vereinen zu können.

Bei meiner Arbeit im Demenz-Servicezentrum,
als Sozialarbeiter und Krankenpfleger habe ich
viele Geschichten gehört: Erzählungen von Menschen, die ihre Erinnerungen mit mir geteilt haben.
Musik, Feste und Tanz gehörten oft dazu – immer
verknüpft mit positiven Gefühlen. Schließlich
stehen Feiern in unserem Leben häufig für Leich-
tigkeit, Fröhlichkeit und Freiheit. Wir „feiern die
Feste, wie sie fallen" – wenn wir Lust darauf haben,
dann tanzen wir. Wenn wir glücklich sind, dann
tanzen wir. Wenn wir etwas Tolles erreichen, einen
Sieg erringen, eine gute Nachricht erhalten, dann
tanzen wir.

Etwas anderes wird Menschen, die alt sind, die
womöglich allein oder in einer Pflegeeinrichtung
leben, Menschen die an Demenz erkrankt sind, regelmäßig vorgelebt. Zwar gibt es auch Tanzangebote für
sie – die wenigsten davon finden jedoch in einer passenden, stimmungsvollen Umgebung statt. Der Ver-
anstaltungssaal einer Pflegeeinrichtung ist eben keine
Tanzschule. Beim Tanzen als Programmpunkt eines
durchstrukturierten und fremdbestimmten Tages
kommt nur selten die emotionsgeladene Stimmung
auf, die wir von der Tanzfläche oder aus einem festlich geschmückten Saal kennen.

6.2.1   Normalität steht über allem – Kleine Schritte

Es ist mir eine Herzensangelegenheit, die Versorgung
von Menschen mit Demenz und auch ihren Angehörigen, zu verbessern. Durch meine mittlerweile
15 Jahre andauernde Erfahrung in der gerontopsychiatrischen Beratung, davon 10 Jahre im Demenz-
Servicezentrum, weiß ich um ihre Situatio

❯ Eines der größten Bedürfnisse, das mir dabei
  immer wieder begegnet, ist der Wunsch
  nach Normalität: Menschen mit Demenz
  möchten dabei sein! Es ist mein Bestreben,
  ihnen zumindest für einen begrenzten

Zeitraum eine normale Teilnahme am gesellschaftlichen Leben zu ermöglichen.

Bereits im Jahr 2005 wuchs in mir die Idee, Menschen mit Demenz zurück in die Tanzschulen zu holen. Dass ich mich damit auf keinen einfachen Weg begeben würde, war mir von Anfang an bewusst. Ich war zwar passionierter Hobbytänzer und Fachmann im Umgang mit Menschen mit Demenz – die so wichtige Professionalität in Sachen Tanz musste jedoch von anderer Stelle kommen. Also holte ich mir Hilfe: Hans-Georg Stallnig von der ADTV Tanzschule Stallnig-Nierhaus in Köln, zum damaligen Zeitpunkt mein Freund und Tanzlehrer, war anfangs nur zögerlich gegenüber meiner Idee: „Was ist eigentlich Demenz? Kann ich mit Menschen mit Demenz umgehen? Und laufen mir vielleicht sogar die Kunden davon, wenn sie die demenzerkrankten Menschen in der Tanzschule sehen?"

Zwei Jahre nahm ich mir Zeit, um ihn in kleinen Schritten für das Thema Demenz zu sensibilisieren und um ihm die gesellschaftliche Bedeutung der Erkrankung, auch mit Blick auf die kommenden Jahrzehnte, deutlich zu machen. Seine anfänglichen Befürchtungen konnte ich ihm schnell nehmen. Es dauerte nicht lang und er war mit der gleichen Leidenschaft dabei wie ich. Und so ist es noch heute: Mit Hans-Georg Stallnig habe ich einen Partner und professionellen Tanzlehrer gewonnen, der berührt, der sich berühren lässt und der im Umgang weder Scheu noch Unsicherheiten in sich trägt. Er lächelt, ist Conférencier, Charmeur und mit vollem Herzen dabei. Wenn er von unserer Initiative erzählt, strahlt er über das ganze Gesicht: „Diese lächelnden und erhitzten Gesichter, diese Fröhlichkeit, Wärme und unmittelbare Dankbarkeit. Wir wollen sie nicht mehr missen." Sein persönlicher Lieblingssatz lautet: „Das Herz wird nicht dement!"

6.2.2 Wir haben ganz Köln plakatiert – „Wir tanzen wieder!" geht in die Projektphase

Am Anfang stand das selbstentworfene Plakat: Pünktlich zum Welt-Alzheimertag im September 2007 hatten wir ganz Köln zu unserem ersten Tanznachmittag für Menschen mit Demenz eingeladen. Dem Aufruf, der durch eine groß angelegte Öffentlichkeitsoffensive auch in der Presse, im Internet und im Rundfunk erschienen war, folgten über 80 Personen. Wir waren überwältigt und glücklich von der großen Resonanz: „Wir tanzen wieder!" war geboren.

Ein Teil der Menschen kam aus ambulanten, teilstationären und stationären Einrichtungen in und um Köln, welche unser Angebot als willkommene Abwechslung nutzten. Andere kamen mit Angehörigen oder auch allein direkt von zuhause, längst nicht alle waren an Demenz erkrankt. Allen Menschen, die den Wunsch zum Tanzen haben, einen Tanzraum zu bieten, gehört zu unseren wichtigsten Anliegen. Dabei steht – wie schon erwähnt – die Normalität im Mittelpunkt: Wir vermitteln Wärme, Nähe, Emotion, ohne bei unseren Gästen den Eindruck eines „besonderen Angebots, extra für Menschen mit Demenz" zu hinterlassen. Jede Tänzerin, jeder Tänzer wird bei uns an- und ernstgenommen – egal, welchen Hintergrund sie haben oder ob sie an Demenz erkrankt sind oder nicht.

Hauptsache Lust aufs Tanzen: Die hatten die 80 Teilnehmenden bei unserem ersten Tanznachmittag mitgebracht, und so brachten Hans-Georg Stallnig und ich die Tanzschule mit jüngeren und älteren Senioren, Alleinstehenden, Paaren und Gruppen zum Kochen. Wir fühlten uns als Pioniere des Tanzes für Menschen mit Demenz in Tanzschulen und legten so den Grundstein für den Erfolg, den wir mit unserer Initiative in den vergangenen 8 Jahren erleben durften. An jedem ersten Montag im Monat besuchen uns seither zwischen 30 und 60 Frauen und Männer jenseits der 60 Jahre – viele von ihnen sind schnell zu Stammgästen geworden.

Die Professionalität, auf die wir den ersten Tagen von „Wir tanzen wieder!" großen Wert legen, drückt sich seit 2009 auch in unserer Außendarstellung aus. Mit Fotos von verschiedenen Fotografen und einem wertigen Design möchten wir vor allem den Menschen, die unser Angebot nutzen, unsere Wertschätzung ausdrücken (◻ Abb. 6.3). Für uns ist die Entscheidung, in professionelle Dienstleister zu investieren, eine Frage der Haltung – und wir haben den Eindruck, dass dies auch gewürdigt wird.

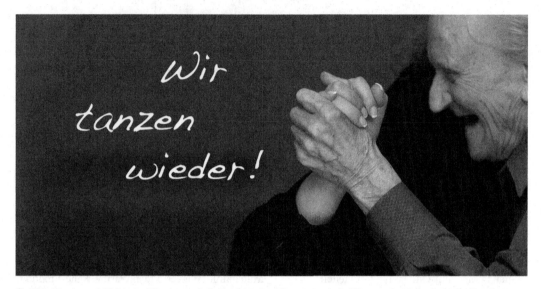

☐ **Abb. 6.3**   Logo der Initiative „Wir tanzen wieder!". © Initiative „Wir tanzen wieder!", Fotografin: Michaela Weiler (Fotodesign Augenblick)

6.2.3   Projekt und Initiative: Wie wir gewachsen sind

„Wir tanzen wieder!" war in seinen ersten Jahren als Projekt ausgelegt, genauer gesagt: als bundesweit einzigartiges. Entstanden ist es im Rahmen meiner Arbeit im Demenz-Servicezentrum für die Region Köln und das südliche Rheinland. Die 12 regionalen Demenz-Servicezentren und das landesweite Demenz-Servicezentrum für Menschen mit Zuwanderungsgeschichte sind zentrale Akteure im Rahmen der Landesinitiative Demenz-Service NRW. Sie arbeiten in ihren Regionen sowohl eigenständig als auch in Kooperation mit vorhandenen Diensten, Einrichtungen oder Initiativen. Hieran ist neben Trägern aus unterschiedlichen Wohlfahrtsverbänden und Alzheimer-Gesellschaften auch die Verbraucherzentrale NRW beteiligt. Gefördert werden die Zentren vom Ministerium für Gesundheit, Emanzipation, Pflege und Alter des Landes Nordrhein-Westfalen. Weitere Förderung erhalten sie durch die Landesverbände der Pflegekassen. Die Koordinierung erfolgt über die Informations- und Koordinierungsstelle der Landesinitiative Demenz-Service NRW im Kuratorium Deutsche Altershilfe (KDA) Wilhelmine-Lübke-Stiftung e.V.

Eine gemeinsame Plattform, in deren Zentrum die Verbesserung der häuslichen Situation Erkrankter und der sie unterstützenden Angehörigen steht: Das waren die Gedanken, die hinter der Gründung der Landesinitiative Demenz-Service NRW im Jahr 2004 steckten.

> **Ziele der Landesinitiative Demenz-Service NRW**
> Durch Informations- und Qualifizierungsangebote, die Weiterentwicklung wohnortnaher Unterstützungsangebote sowie Vernetzung
> - soll es Menschen mit Demenz möglich gemacht werden, in einem vertrauten Umfeld zu leben, das ihren Bedürfnissen entspricht,
> - sollen die Voraussetzungen dafür verbessert werden, dass Menschen mit Demenz sowie Familien, Freunde und Nachbarn, die sich um sie kümmern, an ihrem Wohnort die Beratung und Unterstützung finden, die sie benötigen,
> - sollen Wertschätzung und Anerkennung für Menschen mit Demenz und diejenigen, die sie im Alltag begleiten, gefördert werden und
> - soll ein Beitrag zur Enttabuisierung von Demenzerkrankungen geleistet werden.

Nach dem Abschluss der Projektzeit ist „Wir tanzen wieder!" 2014 als Initiative in die Trägerschaft der Pia Causa Köln GmbH, eine Tochter der Alexianer Köln GmbH übergegangen. Gleichzeitig wurde „Wir tanzen wieder!" als Wort-/Bildmarke geschützt. Das eröffnete uns völlig neue Möglichkeiten: Langfristige Planung, die enge Arbeit mit Multiplikatoren in ganz Deutschland und die Entwicklung neuer Projekte unter dem Dach von „Wir tanzen wieder!" sind nur ein Teil der Felder, die wir seither mit großer Leidenschaft bearbeiten.

6.2.4 Ritual und Flexibilität: Der Tanznachmittag

Es versteht sich von selbst, dass der montägliche Tanznachmittag sich nicht von heute auf morgen zu dem entwickelt hat, was er heute ist. Wir Initiatoren lernen bei jeder Veranstaltung dazu. Dabei sind die Gäste unsere wichtigsten Lehrmeister, viele Ideen stammen direkt von ihnen. „Könnten wir nicht auch mal steppen?", schlug eine Tänzerin vor einigen Jahren vor. Gesagt, getan. Seit diesem Tag gehört der „Steppkurs" zum festen Programm bei „Wir tanzen wieder!". Ob dabei wirklich das auf die Tanzfläche gebracht wird, was gemeinhin unter Stepptanz verstanden wird, ist nebensächlich. Es ist der Augenblick, der zählt. Ein Moment der Freiheit: Wir tanzen, frei von der Beobachtung unseres Gegenübers, frei von der Beobachtung von uns selbst. Wir zelebrieren einen Moment, in dem wir alle Ängste und Vorbehalte verlieren und durch Freude und Spaß an der Bewegung vergessen, wie wir nach außen wirken. Nicht ohne Grund ist der „Steppkurs" eines der Highlights in unserem Repertoire – ein Highlight, das bis heute immer wieder eingefordert wird.

Im Laufe der Jahre hat sich ein festes Tanzprogramm herauskristallisiert, nach dem wir uns richten. Dieses ist natürlich nicht in Stein gemeißelt. Es gehört zu unseren wichtigsten Aufgaben als Gastgeber, die Tagesform der Tänzerinnen und Tänzer einzuschätzen und das Programm flexibel darauf und natürlich auch auf unsere Bedürfnisse abzustimmen. Jeder Tanznachmittag ist eine Mischung aus Ritual und Veränderung, aus Altbekanntem und spontanen Einlagen – einzelne Elemente bleiben gleich, andere kommen hinzu. In unserer Funktion als Tanzlehrer und Animateure gehen wir auf die Tänzerinnen und Tänzer ein und passen das Programm ihren Wünschen und Bedürfnissen entsprechend an. Es richtet sich dabei zu jedem Zeitpunkt an alle Gäste, egal ob mit Gehstock, Rollator oder Rollstuhl. Es wird kein spezieller Tanz für diese Menschen angeboten – jeder wird in das normale Tanzgeschehen integriert.

Nach dem Begrüßungswalzer mit der „Dame meines Herzens", der auch sonst in der Tanzschule üblich ist, nehmen wir unsere Gäste mit auf eine tänzerische Weltreise: Zu Cha-Cha-Cha, Samba, Foxtrott, Swing und Rock'n'Roll bewegen wir uns nicht nur von Kontinent zu Kontinent, sondern auch durch die Jahrzehnte. Zum Schluss landen wir immer wieder im „Hier und Jetzt": Wer sagt denn, dass nicht auch Menschen jenseits der 60 bei einer Hip Hop-Einlage eine gute Figur machen, geschweige denn einen Moment überbordender Freude erleben können?

Bei der Planung unseres Tanzprogramms, ein Prozess, den wir regelmäßig durchlaufen, ist uns stets wichtig, dass ein gewisser Spannungsbogen eingehalten wird. Auf den ruhigeren Walzer zu Beginn dürfen gerne wilde Rock'n'Roll-Einlagen und ausgiebige Schlagergesänge folgen. Spätestens beim stimmungsvollen Abschluss, wenn wir Arm in Arm zu den großen Hits in kölscher Mundart schunkeln, ist die Stimmung auf ihrem Höhepunkt angekommen. Die alten Schlager ihrer Jugend und Kindheit versetzen die Menschen in eine andere Zeit zurück. Sie kennen jedes Wort, jede Textzeile wird aus vollem Herzen mitgesungen, und Erinnerungen an vergangene Feste und tief verborgene Emotionen erscheinen vor dem inneren Auge einer jeden Tänzerin und eines jeden Tänzers. Es ist die tiefe Verbindung mit der Heimat, das gefühlvolle Zurückbesinnen auf die eigenen Wurzeln und die enge Gemeinschaft, die nur die Lieder aus Kindheit und Jugend aufzuwecken vermögen. Auch an anderen Standorten enden die Tanznachmittage mit den kölschen Hits: Selbstverständlich verstehen wir uns nicht nur als Botschafter für Tanz und Demenz, sondern möchten auch das kölsche Liedgut und Lebensgefühl in die Welt hinaus tragen. Die Augen glänzen, die Gesichter strahlen – glücklich und beseelt verlassen sowohl unsere Tänzerinnen und Tänzer als auch wir nach einem solchen Nachmittag die Tanzschule. Wir sind dankbar dafür, was die Menschen uns geben.

6.3   Von Köln nach Celle, nach Gütersloh, nach Hamburg

Das kleine Projekt, das 2007 in Köln entstand, hat sich mittlerweile zu einem großen Netzwerk einer bundesweit agierenden Initiative entwickelt, die in ganz Deutschland Menschen mit und ohne Demenz Freude am Tanzen vermittelt.

Das Konzept, das deutschlandweit immer mehr Anhänger findet, benötigt zwei Akteure vor Ort: Einen lokalen Sozialträger und eine Tanzschule mit Willen zu sozialem Engagement, die sich der Idee öffnen. Träger können Demenznetzwerke, Diakonie-Stationen oder lokale Initiativen in privater Trägerschaft sein. Gibt es zwei Partner an einem Ort, findet dort eine Schulung statt, die die lokalen Träger und Tanzschulen auf die Arbeit mit dem Konzept von „Wir tanzen wieder!" vorbereitet und damit vertraut macht.

6.3.1   Erste Schritte aus Köln hinaus

Im November 2009 verließ „Wir tanzen wieder!" die Kölner Stadtgrenzen. Bei einer Multiplikatorenschulung in der Arnsberger „Lern-Werkstatt" Demenz stellten wir unser Projekt erstmals einer Gruppe von 50 Teilnehmenden vor. Die Multiplikatorenschulung führte damals zwar nicht zur Einrichtung eines festen Tanzangebots vor Ort, markiert aber den Anfang einer langen Reihe von Schulungen, die wir seither veranstalten durften.

Der erste Ableger von „Wir tanzen wieder!" außerhalb Kölns wurde schließlich 2011 in Celle ins Leben gerufen. Mit der dort ansässigen Tanzschule Krüger, die neben vielfältigen Tanzsport-Angeboten auch soziales Engagement zeigt, wurde die erste Kooperationsvereinbarung zur Teilnahme am Projekt „Wir tanzen wieder!" geschlossen. Schnell zeigten sich die Inhaber von der Idee begeistert, die Tanzschule Krüger öffnete ihre Türen für Menschen mit und ohne Demenz und veranstaltete im April 2011 nach einer intensiven Schulung ihren ersten Tanznachmittag. Seitdem freuen sich in Celle zahlreiche junge und alte Teilnehmer mit und ohne Demenz auf ihr musikalisch-tänzerisches Stück Lebensfreude am Dienstagnachmittag (◻ Abb. 6.4).

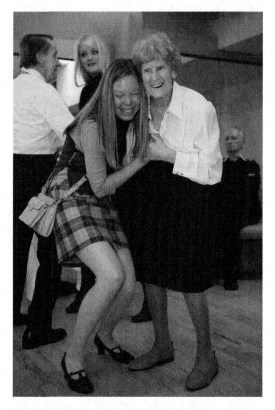

◻ **Abb. 6.4**   Jung und Alt beim Tanz. © Michael Hagedorn

Der zweite Schritt ging nach Monheim am Rhein: Das im kulturellen und sozialen Leben der kleinen Stadt bei Düsseldorf seit Jahren engagierte Tanzcenter Hupperich wurde über einen Kontakt ins Peter Hofer Haus im Monheimer Stadtteil Baumberg auf „Wir tanzen wieder!" aufmerksam. Sogleich wurden die Inhaber neugierig und interessierten sich für die Idee. Schnell wurde der Kontakt zu uns nach Köln gesucht und mit dem lokalen „Netzwerk Demenz" der Stadt Monheim am Rhein der passende Träger für das Monheimer Projekt gefunden. Im Januar 2012 fand dann der erste Tanznachmittag statt. Seitdem erfreuen sich die Veranstaltungen in Monheim und Umgebung großer Beliebtheit.

Im Großraum Hamburg traf unsere Initiative direkt in zwei Stadtteilen auf Interesse. Die „Hamburgische Brücke e.V.", eine lokale Gesellschaft für private Sozialarbeit, zeigte sich von der Idee des Lebensfreude und Lebensqualität spendenden Tanzens für Menschen mit und ohne Demenz so begeistert, dass sowohl in Hamburg-Harburg als auch in der nördlichen Hamburger City zwei Tanz-schulen als Partner gewonnen werden konnten.

In der Stadtmitte veranstaltet die Tanzschule „Die 2" seit Oktober 2014 ihre Tanznachmittage, die von Beginn an ein voller Erfolg waren und zahlreichen Menschen mit Demenz die Freude am Tanzen und an der Bewegung vermitteln konnten. Im südlichen Stadtteil Harburg öffnete sich die Club-Tanzschule Hädrich dem sozialen Engagement. Auch dort wurde im Oktober 2014 der erste Tanznachmittag veranstal-tet – auch hier zeigten sich von Beginn an die Gäste begeistert. Ein Detail zeichnet „Wir tanzen wieder!" in Hamburg besonders aus: Einen ganz besonderen Startschuss haben wir hier mit einem Ball gegeben.

6.3.2 Hier wird (wieder) getanzt: Die bundesweiten Standorte unserer Initiative

- **Bad Homburg**
  Seit Oktober 2015 wird durch die Zusam-menarbeit des Deutschen Roten Kreuzes Kreisverband Hochtaunus und der Tanzschule Karabey auch in Bad Homburg getanzt.
- **Bonn**
  Seit Januar 2014 werden in der ADTV-Tanz-schule Tanzhaus Bonn Tanznachmittage veranstaltet, die sich großer Begeisterung und wachsender Teilnehmerzahlen erfreuen. Die lokalen Partner in der ehemaligen Bundes-hauptstadt sind der Caritasverband für die Stadt Bonn e.V. und die Caritasstiftung Bonn.
- **Eschborn**
  Seit März 2015 finden auch in Eschborn regelmäßig Tanzveranstaltungen statt. Dort hat die Tanzschule Tanzpunkt Axel Hurow ihre Tür für Menschen mit und ohne Demenz geöffnet, die Freude am Tanzen haben. Kooperations-partner ist die evangelische Andreasgemeinde Niederhöchstadt, die „Wir tanzen wieder!" lokal unterstützt.
- **Gütersloh**
  In Gütersloh finden die Tanznachmittage von „Wir tanzen wieder!" seit April 2014 in der Tanzschule Stüwe-Weissenberg statt. Die Initiative wird vor Ort durch die Alzheimer Gesellschaft Kreis Gütersloh e.V. unterstützt.

- **Kronberg**
  Bei Kronberg handelt es sich um das jüngste Mitglied im Netzwerk von „Wir tanzen wieder!". In Kooperation mit dem Deutschen Roten Kreuz Kreisverband Hochtaunus e.V. und der Tanz!Schule Pritzer soll hier ab Februar 2016 wieder getanzt werden.
- **Lemgo**
  Die Tanzschule Tanz-Treff Hey hat in Lemgo seit Juni 2012 Menschen mit und ohne Demenz ihre Türen zu Tanznachmittagen geöffnet. Dort tritt die Pflegeberatung Kreis Lippe als lokaler Träger in Erscheinung.
- **Netphen**
  Seit August 2012 wird in Netphen wieder getanzt. Die Tanzschule Im Takt und das Demenz-Servicezentrum Region Südwestfalen im Caritasverband Siegen-Wittgenstein e.V. machen sich gemeinsam vor Ort für „Wir tanzen wieder!" stark.
- **Neu-Anspach**
  Die Tanzschule Klouda in Neu-Anspach und die Diakoniestation Taunus veranstalten seit September 2015 regelmäßige Tanznachmittage.
- **Rhein-Erft-Kreis**
  Im Juni 2015 ging im Rhein-Erft-Kreis die Tanzschule Erich Gaspers mit „Wir tanzen wieder!" an den Start. Getragen wird die Initiative dort vom Rhein-Erft-Kreis selbst.
- **Wolfhagen**
  In Wolfhagen im nordhessischen Habichtswald veranstaltete Zeitlos – Das Zentrum für Demenz seit April 2014 regelmäßige Tanznach-mittage in der Stadthalle. Leider sind die Kolleginnen und Kollegen aus Wolfhagen Ende 2015 aus dem Netzwerk ausgeschieden.

Zusätzlich zu den 14 Tanzangeboten in 13 deutschen Städten möchten wir gerne einen neuen Tanznach-mittag in Köln schaffen – diesmal auf der rechten Rheinseite. Mit Kolleginnen und Kollegen aus dem Stadtbezirk Porz befinden wir uns dazu gerade in intensiven Gesprächen. Wichtig, vor allem im Hin-blick auf die Qualitätssicherung, ist uns grundsätzlich der Erfahrungsaustausch, zu dem sich alle Beteiligten einmal im Jahr treffen. Im Rahmen dieses Gesprächs gehen wir auf Verbesserungsvorschläge und Ideen ein, tauschen Anekdoten und Erkenntnisse aus und arbeiten so daran, mit „Wir tanzen wieder!" weiterhin einen wertvollen Beitrag leisten zu können.

6.3.3 „Wir tanzen wieder!" steht fest auf Wachstumskurs

Seit wir 2007 in Köln damit begonnen haben, Menschen mit und ohne Demenz Freude am Tanzen und der Musik zu vermitteln, ist unsere Initiative durch unsere zahlreichen Kontakte ins gesamte Bundesgebiet gewachsen. Immer mehr soziale Träger und Körperschaften, gleich ob auf demenzielle Erkrankungen spezialisiert oder nicht, erkennen die wichtige Funktion unserer Arbeit für die Lebensqualität und die Lebensfreude, die wir in speziellen Schulungen vor Ort vermitteln. Diese Schulungen, bei denen qualifizierte Kenntnisse und unsere langjährigen Erfahrungen weitergegeben werden und der Spaß und das Tanzen selbst nie zu kurz kommen, möchten wir Ihnen im nächsten Abschnitt näher vorstellen.

6.4   Abschluss mit Zertifikat: Die Multiplikatorenschulung

Wie auch immer der Kontakt in eine Gemeinde, eine Stadt, zu einer Tanzschule, zu einer Einrichtung oder zu einer Trägerverband zustande kommt: Nach dem ersten Kontakt und den ersten Gesprächen, in denen die Modalitäten der Kooperationsvereinbarung zwischen der Initiative „Wir tanzen wieder!" und den lokalen Partnern erörtert werden, geht es an die praktische Umsetzung des Vorhabens. Wir zeigen den Partnern und Menschen vor Ort, wie „Wir tanzen wieder!" funktioniert und zeigen, wie großartig es ist, durch Tanzen, Bewegung und persönliche Nähe die Welt für Menschen mit Demenz schöner und bunter zu machen.

Dabei steht für uns, neben der Vermittlung von Freude am Tanzen, stets die Professionalität im Mittelpunkt: „Wir tanzen wieder!" ist kein Pausenfüller oder Zeitvertreib, sondern ein seriöses Konzept mit Mehrwert für alle Beteiligten; es ist ein Netzwerk, dessen Partner ohne die Verbindung über uns vermutlich nie zueinander gefunden hätten. Daher arbeiten an allen Entwicklungen und Ideen von „Wir tanzen wieder!" immer ausgewiesene Expert/-innen

für Demenzerkrankungen und ebensolche Profis für Tanzen und Tanzsport mit. So garantieren wir eine gleichbleibende Qualität und das professionelle Niveau unserer Tanznachmittage in ganz Deutschland. Dies verstehen wir vor allem als Wertschätzung unseren Gästen, den Tänzerinnen und Tänzern gegenüber.

6.4.1 Was ist eine Multiplikatorenschulung?

Nähern wir uns dem Wort „Multiplikatorenschulung" einmal an: Wer oder was ist ein Multiplikator? Bei „Wir tanzen wieder!" sind die Multiplikatoren ein ganz entscheidender Faktor für den Erfolg der Initiative vor Ort. Menschen, die an der Multiplikatorenschulung teilnehmen, tragen die Idee und das Konzept des Tanzens für Menschen mit Demenz in die Kommune, die Pflegeeinrichtungen, die lokale Politik, in Ämter und in Kirchengemeinden. Die Multiplikatoren erzählen von ihren Erkenntnissen und Erlebnissen aus der Schulung, erzählen von den Tanznachmittagen, von der Freude, die durch das Tanzen vermittelt wird. So werden in der ganzen Stadt nach und nach immer Personen auf die Tanznachmittage aufmerksam, und die Menschen mit und ohne Demenz beginnen sich dafür zu interessieren, was in der örtlichen Tanzschule für sie geboten wird.

Die Teilnehmer einer Multiplikatorenschulung sind daher bunt gemischt: Ehrenamtlich Tätige und Profis aus dem niedrigschwelligen, ambulanten, teilstationären und stationären Altenhilfebereich, soziale und soziokulturelle Dienste, Vertreter der Gemeinde usw. – also alle, die sich mit der Betreuung und dem Leben von Menschen mit (und ohne!) Demenz vor Ort ehrenamtlich oder professionell beschäftigen. Natürlich sind auch Mitarbeitende der jeweiligen Tanzschulen eingeladen: Sie öffnen ihre Tanzschulen, haben den verdienstvollen Willen, sich sozial zu engagieren und möchten wissen, wie sie mit Menschen mit Demenz beim Tanzen im Rahmen des Projekts umgehen sollen, wie sie sich den Gästen am besten nähern, wie die Menschen berührt werden, was sie vermeiden sollten. Es ist ersichtlich: Es gibt eine Menge Dinge, über die alle im Vorfeld sprechen sollten.

6.4.2 Es geht ums Tanzen – aber nicht ums Tanzenlernen!

Sinn und Inhalt der Schulung ist nicht, dass die Teilnehmer tanzen lernen. Denn alle können tanzen und sich zu Musik bewegen, Freude an dieser Bewegung empfinden und schöne Erinnerungen und Gefühle beim Klang bekannter und unbekannter Melodien haben. Genau darüber möchten wir mit den Teilnehmenden der Multiplikatorenschulungen reden: Wir erforschen gemeinsam unsere individuellen Tanzbiografien. Alle, egal ob sie schon einmal eine Tanzschule besucht haben oder nicht, haben in ihrem Leben bereits getanzt und dabei ganz besondere, persönliche Empfindungen gehabt: Menschen, die keine Beziehung zum Tanzen haben, gibt es nicht. Natürlich erstrecken sich die Schulungsinhalte für eine professionelle Begleitung und Durchführung der Tanznachmittage aber nicht nur auf das Tanzerlebnis an sich, sondern auch auf organisatorische Fragen. So wird auch die betriebswirtschaftliche Frage geklärt, denn unsere bisherigen Erfahrungen zeigen, dass sich die Investition in die lokale Projektarbeit auch in finanzieller Hinsicht für beide Seiten lohnt.

Ein wichtiger Schwerpunkt der Schulung sind professionell aufbereitete und nach neuesten Erkenntnissen recherchierte Hintergründe und Fragen zum Thema Demenz, Demenzprophylaxe und die Wichtigkeit von Bewegung bei demenziellen Erkrankungen. So ist das Tanzen für die an Demenz erkrankten Teilnehmerinnen und Teilnehmer eines Tanznachmittages eine wichtige Möglichkeit, Gefühle auszudrücken und zu empfinden. Hierfür müssen Menschen, die den Umgang mit Menschen, die an Demenz erkrankt sind, nicht aus der täglichen Praxis gewohnt sind, jedoch speziell sensibilisiert werden. Da die fortschreitende Krankheit die emotionale Empfindungs- und Äußerungsfähigkeit stark vermindert und in der weiteren Progression der Demenz noch verstärkt, ist es nicht immer einfach, Gefühlsäußerungen sofort zu deuten und richtig zu verstehen. Unsere Schulung möchte daher vor allem eines erreichen: Die Organisatoren, Träger und Ausrichter, hierzu gehören insbesondere das Personal der Tanzschulen sowie die Begleitpersonen der an Demenz erkrankten Teilnehmer aus den Einrichtungen, zu sensibilisieren. Sie sollen empfindsam dafür werden, was im Kopf der Teilnehmer vorgeht:

Was empfinden die Menschen beim Tanzen, welche Erinnerungsmuster werden aktiv, welche Gefühle werden stimuliert? Wie werden sich diese Gefühle äußern? Wie kann ich damit umgehen? Mit dieser Wissensbasis führen wir das Projekt gemeinsam mit den Teilnehmern zum Erfolg – auf einer professionellen, nachhaltigen und an fachlichen Erkenntnissen orientierten Basis.

Dies unterstreicht auch der Nachweis über die Teilnahme, den wir jeder Teilnehmerin und jedem Teilnehmer am Ende der Multiplikatorenschulungen von „Wir tanzen wieder!" übergeben: Alle erhalten ein Zertifikat über die Teilnahme. Dieses darf selbstverständlich für die eigenen Referenzen verwendet werden: So können die Mitarbeiter der Tanzschulen nachweisen, dass sie für den Umgang mit Menschen mit Demenz sensibilisiert sind. Natürlich können aber auch die Profis aus dem Altenpflegebereich sowie den sozialen und soziokulturellen Diensten die gewonnenen Erkenntnisse in ihre tägliche Arbeit einfließen lassen.

„Wir tanzen wieder!" – Schulungsinhalte für eine professionelle Begleitung

- Einleitung
- Von der Idee zum Projekt
- Wer braucht wen wofür?
- Tanzen als Kommunikation
- Das Krankheitsbild Demenz
- Demenz braucht Bewegung
- Demenz-Prophylaxe
- Historie zum Tanzen
- Tanzen als Ausdrucksmerkmal von Gefühlen
- Tanzschulen als Ort der Begegnung

Erfolgsfaktoren für das Projekt

- Geeignete Tanzschulen und Tanzlehrer
- Interessierte Kooperationspartner
- Geeignete Betreuungs- und Begleitpersonen
- Geeignete Öffentlichkeitsarbeit
- Qualitätsgesicherte Tanzangebote

6.5   Das Highlight des Tanzjahres: „Wir tanzen wieder!" – Der Ball

Der Saal ist festlich geschmückt und erstrahlt in feierlichem Licht. Alle Anwesenden haben sich ganz besonders in Schale geworfen: Smokings, Anzüge, Krawatten und Fliegen bei den Herren, die Damen tragen würdevolle Roben und festliche Kleider. Herein kommt nur, wer eine Einladungskarte vorweisen kann. Keine Frage: Der Höhepunkt des Tanzjahres hat begonnen. Die hiesige Ausgabe von „Wir tanzen wieder!" – der Ball findet auch in diesem Jahr an einem ganz besonderen Ort statt – der „Wolkenburg" in der südlichen Altstadt von Köln. Die Schirmherrschaft über den Kölner Ball übernimmt seit einigen Jahren die Bürgermeisterin Elfi Scho-Antwerpes – eine Ehre, die uns selbstverständlich besonders freut.

6.5.1   Kein Betreuungsangebot, sondern ein exklusives Gesellschaftsereignis

Für uns und alle Beteiligten ist der Ball ein absolut herausragendes Ereignis im Jahresverlauf. Dies vermitteln wir den Ballgästen bereits mit der Einladung: Wir laden jeden Teilnehmer, anders als bei unseren Tanznachmittagen, mit einer persönlichen Einladung zu einem ganz besonderen Anlass ein. So erzeugen wir vor allem bei unseren Gästen mit Demenz, aber auch bei allen anderen, bereits von vornherein ein Gefühl von Exklusivität und Wertschätzung: Hier werde ich als normaler Mensch, als Teilnehmer einer besonderen gesellschaftlichen Veranstaltung eingeladen – und nicht als Patient oder Pflegebedürftiger.

6.5.2   Kleider machen Leute

Diesen Gedanken setzen wir mit der Vorgabe eines gehobenen Dresscodes für alle Beteiligten fort. Erfahrungsgemäß macht diese Vorgabe den Einrichtungen leider die meisten Probleme: Es gäbe nichts Passendes anzuziehen für die Gäste, es sei keine Ballkleidung vorrätig. Doch genau die festliche und würdevolle Kleidung ist es, die den Ball zu einem ganz besonderen Ereignis macht: Es handelt sich um eine gesellschaftliche Veranstaltung auf hohem Niveau –

und diese besucht man nicht im Trainingsanzug. Gemeinsam mit den Pflegeeinrichtungen, den Angehörigen und über gute Kontakte können wir die Frage der Abendgarderobe jedoch immer lösen. Und das ist auch gut so: Wir spüren genau, dass sich die Gäste in ihrer feinen Kleidung, oft seit Langem einmal wieder, als Mann oder Frau wahrnehmen und diese Rolle mit Stolz ausfüllen. Wer weiß schon, in welcher Zeit so mancher an einem Ballabend gedanklich schwelgt …

6.5.3   „Darf ich Ihnen meine Tanzkarte überreichen?"

Das Programm für die Gäste beginnt bereits beim Einlass: Alle Eingeladenen müssen ihre Einladungskarten vorzeigen. Nur wer eine Karte hat, kommt auch herein. So wird erneut der Persönlichkeitswert der Gäste hervorgehoben – „nur für geladene Gäste" hat seit jeher einen ganz besonderen Klang, der vielen älteren Gästen noch aus ihrer Jugend vertraut ist.

Anders als die Tanznachmittage von „Wir tanzen wieder!" hat der Ball keine feste Struktur, sondern ein jährlich und regional wechselndes Programm unterschiedlicher Darbietungen. Diese können beispielsweise aus der Jugendabteilung der Tanzschulen oder auch aus Vereinen kommen. Natürlich beeindruckt aber auch ein von professionellen Tänzern vorgetragener leidenschaftlicher Paso Doble oder ein schwungvoller Swing die Zuschauer jeder Altersgruppe.

6.5.4   Keine Konstruktion, sondern erlebte Lebenswirklichkeit

Für die teilnehmenden Menschen mit Demenz stellt der Ball daher nicht nur eine Möglichkeit zum Nehmen, sondern auch zum Geben dar: So bekommen gerade die Kinder-Ballettgruppen der Tanzschulen besonders viel Applaus für ihre Darbietungen. Darüber freuen sich nicht nur die kleinen Tänzer/-innen, sondern auch die Mütter, Väter und Angehörigen.

So kommen auf ganz natürliche, unverkrampfte und ungekünstelte Weise persönliche Begegnungen zustande: Nichts ist konstruiert, alles ist echt, und alle Teilnehmenden fühlen sich als Menschen mit Würde und Persönlichkeit. Dies führt zu einem generationenübergreifenden Interesse, bei dem sogar anwesende Jugendliche zu fragen beginnen: „Was machen die denn da?"

Beispiel

Bei einem unserer Bälle hat sich für Hans-Georg Stallnig ein besonders rührender Moment ergeben, von dem er immer wieder gern erzählt: Eine Dame, offenbar beeindruckt von seiner Präsenz, sprach ihn an und fragte:„Darf ich Ihnen meine Tanzkarte überreichen?" Atmosphäre, Musik und Emotion hatten sie in die Zeit ihrer Jugend zurückversetzt, in der die Damen bei Tanzbällen noch Karten erhielten, auf denen sich ihre Verehrer für die Tänze des Abends eintragen konnten.

Natürlich fühlen sich insbesondere die teilnehmenden Menschen mit Demenz wertgeschätzt, ernst genommen und als Persönlichkeit beachtet – und nicht als Pflegefall behandelt. Dies macht den Ball für die Gäste wie für uns zum wichtigsten Ereignis des Tanzjahres – seit nunmehr 7 Jahren.

6.6 Wir sind laut, damit wir gehört werden: Die Initiative, unsere Vision und Öffentlichkeit

Natürlich genießen wir Tanznachmittage und Bälle, freuen uns über die positive Resonanz unserer Kooperationspartner und sind berührt von den glücklichen Momenten, die wir mit den Menschen, die zu unseren Tanznachmittagen kommen, verbringen dürfen. Natürlich wissen wir, dass es einen medizinisch und wissenschaftlich belegbaren Trainingseffekt gibt, den das Tanzen gerade bei Menschen mit Demenz auslöst und der deutlich zu ihrem Wohlbefinden beiträgt. Das Tanzen kann zudem eine positive Auswirkung auf die Koordinationsfähigkeit der Menschen haben. Noch nie haben wir eine Tänzerin oder einen Tänzer mit den Worten „Heute haben Sie aber eine Menge für Ihre Sturzprophylaxe getan!" verabschiedet: Es handelt sich um positive Nebeneffekte, die wir zwar kennen, jedoch nicht besonders deklarieren.

> **Tanzschulen sind natürliche Mehrgenerationenhäuser. Es gehen Männer und Frauen jeden Alters ein und aus, Mütter und Väter bringen ihre Kinder zum Kindergartentanz, die coolen Jungs aus der Street-Dance-Gruppe üben ihre Moves gleich neben dem Tangokurs für Singles ab 40, in der oberen Etage flattern bei Schülerinnen und Schülern die ersten Schmetterlinge im Bauch herum. Unserem Empfinden nach ist es eine natürliche Entwicklung, dass auch ältere Menschen die Tanzschule besuchen. Das Gleiche gilt für Menschen, die mit gesundheitlichen Einschränkungen leben müssen, zum Beispiel Menschen mit Demenz.**

Seit Jahren praktizieren wir in unserer Initiative Inklusion. Sie ist für uns selbstverständlich und war es auch schon, bevor das Thema gesellschaftlich diskutiert wurde. Wir nehmen die Menschen, die sich im Alltag isoliert fühlen, oftmals keine Angehörigen mehr und keine Teilhabe am gesellschaftlichen Leben haben, selbstverständlich an und auf und vermitteln ihnen Nähe, emotionaler und körperlicher Natur. Unser Motto lautet: „begegnen, bewegen, berühren" – und genau das ist unser Ziel. Niemand wird bei uns perfekte Tanzschritte lernen. Es geht um Spaß, Freude und Genuss – nicht um Therapie. Es ist keine Pflege-, sondern eine Tanzbeziehung, die wir zu unseren Tanzpartnerinnen und -partnern sowie unsere Tänzerinnen und Tänzer unter sich aufbauen. Wer sich nur zur Musik wiegen möchte, der kann das tun – ist es doch Ausdruck größten Wohlgefühls und so die Essenz dessen, was uns zu unserer Arbeit antreibt.

Menschen mit Demenz ist es oft nicht möglich, sich an bestimmte Aspekte ihres Lebens zu erinnern. Die Krankheit steht meist im Mittelpunkt ihres Daseins – der Wunsch nach Biografiearbeit, danach, „Geschichten von früher" zu erzählen oder einfach mal wieder in Erinnerungen zu schwelgen, ist für sie schwierig umsetzbar und mit Angst, Traurigkeit und Frustration verbunden. Das Tanzen knüpft an den biografischen Begebenheiten der Menschen an und ist Teil aktiver Erinnerungsarbeit. Allein die Tatsache, dass sich Paare während eines Tanzes wieder als Mann und Frau fühlen und begegnen können, zeigt uns, dass die Musik, die intime Atmosphäre und die Bewegung vergessene Gefühle wieder aufleben lassen. In solchen Momenten steht nicht die Krankheit mit all ihren Veränderungen und Unsicherheiten im Vordergrund, sondern Halt, Nähe und Wärme. „Wir tanzen wieder!" möchte das Leben für diese Augenblicke lebenswert gestalten – trotz und mit Demenz.

Beispiel

Wie immer im Leben dreht es sich um Beziehungen: Häufig erlebe ich Momente, in denen ich mit Damen tanze die 80, 85, 90 Jahre alt sind. „Wissen Sie, wie lange ich nicht mehr getanzt habe?", werde ich dann regelmäßig gefragt. Meist endet die Tanzbiografie der Damen mit dem Tod des Ehegatten, der oft schon über 20 Jahre zurückliegt.

Diese Momente jagen mir eine Gänsehaut über den Rücken: schließlich wagen die Damen mit mir ihr erstes Tänzchen seit vielen Jahren. Ohne ihre Vergangenheit, das große Versprechen, das ein Tanz mit einem Ehepartner bedeutet, zu vergessen, werden sie nach langer Zeit, in einem legitimen Rahmen, zum Tanz aufgefordert. In jeder Tanzbeziehung stecken kleine Geschichten, Fragmente aus Biografien, die die Menschen mit uns teilen. „Wir tanzen wieder!" ermöglicht uns solche Begegnungen und seien sie auch noch so kurz – dafür sind wir sehr dankbar.

6.6.1 Demenzielle Erkrankungen im Bild der Öffentlichkeit: Unsere Aufgabe

Ja, wir sind laut! Wir zeigen uns in Deutschland, präsentieren „Wir tanzen wieder!" auf Tagungen und Kongressen, tanzen bei unseren europäischen Nachbarn und beantworten eine Journalistenfrage nach der nächsten. Und wir sind froh darüber. Nicht, weil wir unser Angebot, unsere Idee und unser Konzept für den einzig richtigen Weg halten, Menschen mit Demenz in die Mitte unserer Gesellschaft aufzunehmen und Inklusion nicht nur theoretisch zu befürworten, sondern weil wir etwas tun. Natürlich freuen wir uns über die Möglichkeit, „Wir tanzen wieder!" bewerben zu können. Wir sind aber auch froh, weil die Demenz, eine Krankheit, die im Zuge der demografischen Entwicklung immer weiter an Bedeutung gewinnt, auf diesem Wege ihren Weg aus Betreuungseinrichtung und Pflegeumgebungen heraus und in die Öffentlichkeit findet.

Nicht selten fungiere ich als „tanzende Beratungsstelle". Besucher der Tanznachmittage kommen mit pflegerischen Fragestellungen auf mich zu, möchten wissen, wo sie in ihrer individuellen Situation Hilfe erhalten können, oder einfach nur mal reden. Im Kleinen ist das genau die Funktion, in der ich mich auch im Großen, in der Öffentlichkeit, sehe. Ich möchte die Menschen für das Thema Demenz sensibilisieren, ihnen zeigen, wie der normale Umgang mit Menschen mit Demenz im Alltag unser aller Leben bereichern kann und wie bedeutsam Inklusion, gerade mit Blick in die Zukunft, in unserer Gesellschaft ist.

6.6.2 „Wir tanzen wieder!" unterwegs

Die Initiative „Wir tanzen wieder!" ist deutschlandweit einmalig – das ist sie, seit wir 2007 an den Start gegangen sind. Zu unserem Glück haben wir schnell die Möglichkeit gehabt, das Konzept von „Wir tanzen wieder!", das Projekt, beziehungsweise die Initiative an sich, auf verschiedenen Fachtagungen und Kongressen vorzustellen. So sind wir mit unserer Arbeit auf ein breites Publikum gestoßen – ein Publikum, das uns mit seiner größtenteils positiven Resonanz immer wieder vermittelt hat, dass wir uns auf dem richtigen Weg befinden.

Angefangen hat alles in Esslingen: Bei der Kongressveranstaltung „Aufbruch in unserer Kommune: Gemeinsam für ein besseres Leben mit Demenz" des Kongresses Aktion Demenz e.V. brachten wir gleich 300 Menschen in Bewegung. Es folgten Highlights, wie unsere Teilnahme an der 19. Europäischen Alzheimer-Konferenz in Brüssel 2009, beim Deutschen Kirchentag 2011, bei dem wir die Börse Dresden zum Beben brachten und beim Mitteldeutschen Kirchentag in Jena 2013, wo wir die Menge bei einer großen Mitmachaktion anheizten. Dann kam der Plenarsaal: Als erste Tanzanimateure durften wir mit „Wir tanzen wieder!" in den Plenarsaal des Nordrhein-Westfälischen Landtags in Düsseldorf einziehen.

Neben den großen Aktionen finden wir in unseren Terminkalendern auch immer noch Platz für die vielen Sitzungen, Fachveranstaltungen und Tagungen, auf denen wir „Wir tanzen wieder!" regelmäßig vorstellen. So machen wir die Menschen auf unsere Arbeit aufmerksam – ein essenzieller Faktor bei der für uns so wichtigen Netzwerkarbeit. So mancher Blickkontakt, so manche erste, unverbindliche Anfrage ist so bis heute zu einer festen Kooperation geworden. „Wir tanzen wieder!" hat klein angefangen – ein lokales Angebot für die Menschen im Quartier. Wie ein Schneeball ist es stetig gewachsen.

Heute stehe ich in engem Kontakt zu internationalen Kollegen, die großes Interesse an „Wir tanzen wieder!" haben. Wir werden eingeladen – nach Polen, Belgien, in die Niederlande und zuletzt nach England. In der kleinen Stadt Slough, westlich von London, durfte ich als Teil des europäischen Projekts WeDO2 die Initiative einem internationalen Publikum vorstellen. Selbstverständlich hätte einem elaborierten Fachvortrag mit meinen Englischkenntnissen nichts im Wege gestanden – ich habe mich dann aber doch lieber dazu entschieden, mit den Gästen aus ganz Europa ein Tänzchen zu wagen. Und siehe da: Viele Worte waren nicht nötig. Mit Empathie, Schwung und einem Lächeln war es ganz einfach möglich, Sprachbarrieren zu überwinden und das Gefühl, die Idee, die hinter „Wir tanzen wieder!" steckt, zu transportieren.

Von einem Erlebnis in England möchte ich gerne berichten, da es mich nachhaltig berührt hat. Wir besuchten ein Seniorenheim in Slough, das sich auf die Pflege von Menschen mit Demenz spezialisiert hat. Wunderschön gelegen und in typisch englischer Eleganz ausgestattet, machte es auf mich von vornherein einen durchweg guten Eindruck, den ich auch mit meiner Anekdote nicht schmälern möchte. Eingeladen wurden wir zu einem „Tanznachmittag", den ich natürlich mit besonderer Spannung erwartete. Dieser Tanznachmittag stellte sich folgendermaßen dar:

Eine große Runde Seniorinnen und Senioren saß im sogenannten „Wohnzimmer" im Kreis. In der Mitte stand die Gruppenleiterin, die mit zwei leeren Plastikflaschen verschiedene Rhythmen trommelte. Die Gruppe war angehalten, ihr dies nachzumachen. Schnell wuchs in mir der Wunsch, etwas Stimmung in die Gesellschaft zu bringen, sodass ich eine der Damen zum Tanz aufforderte. Dafür musste sie sich natürlich von ihrem Platz erheben, was sie, trotz der besorgten Pflegekräfte, gern und flink schaffte.

Ein Gefühl für den Tanzpartner zu entwickeln und seine Bedürfnisse ernst zu nehmen, gehört zu den wichtigsten Grundlagen einer jeden Tanzbeziehung. So spürte ich natürlich, als es der Dame reichte und geleitete sie wieder zu ihrem Platz – glücklich und strahlend – und noch immer unter der kritischen Beobachtung der umstehenden Pflegenden und der Leiterin des Tanznachmittages. Wenig später kam der Sohn einer Bewohnerin auf mich zu und bat mich, auch einmal seine Mutter aufzufordern: „Sie würde so gerne auch mal mit Ihnen tanzen!"

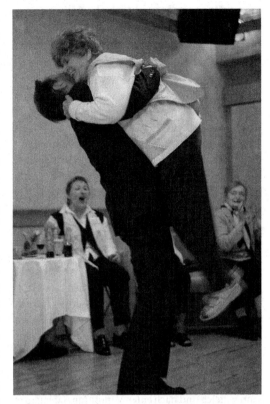

◘ **Abb. 6.5**   Tanzen ist Berührung. © Michael Hagedorn

Ich bin sehr dankbar für dieses Erlebnis. Eine schönere Bestätigung kann ich mir kaum wünschen. Selbstverständlich habe ich mit der Dame an diesem Nachmittag ein Tänzchen gewagt – ebenso wie mit der Leiterin der Einrichtung. In Erfahrungen wie dieser sehe ich den eigentlichen Schatz von „Wir tanzen wieder!" Das, was wir von den Menschen zurückbekommen, sei es durch ein solch deutliches Zeichen wie oben beschrieben, ein Festklammern oder Drücken beim Paartanz oder die reine Tatsache, dass so viele Menschen an unseren Tanzveranstaltungen teilnehmen. Ein zittriges, unsicheres „Halt mich!" einer Tanzpartnerin kann schnell zu einem Ausdruck der Sehnsucht nach Berührung und Wärme werden: „Halt mich!" dient dann, mit fester Stimme, als Aufforderung, diese Sehnsüchte zu erfüllen – zumindest für einen Augenblick. Ebenso drückt es eine Fähigkeit aus, die wir von unseren Kooperationspartnern erwarten: Sie sollten in der Lage sein, auf Menschen zuzugehen, offen für ihre Bedürfnisse zu sein und ihnen den Halt und die Wärme zu vermitteln, die sie gerade benötigen (◘ Abb. 6.5).

6.6.3 Flashmob und Lokale Allianzen: Wir bleiben „up to date"

„Wir tanzen wieder!" steht für Bewegung, körperlich und geistig. Und so bleiben auch wir flexibel: Mit immer neuen Ideen möchten wir unser Tanzangebot mehr Personen zugängig machen, und mit „Wir tanzen wieder!" auch über die Tanzschulen hinaus Schwung in die Menschen bringen. Zusammen mit dem Wunsch, die Öffentlichkeit für das Krankheitsbild der Demenz zu sensibilisieren und Menschen mit Demenz in die Mitte unserer Gesellschaft zu holen, ist diese Vision Grundlage für unser aufregendstes Angebot geworden: Der Flashmob unter dem Motto „Generationen bewegen" hat bis heute, egal ob bei Regen oder Sonnenschein, egal ob in der Kölner Fußgängerzone oder um den Leuchtturm in Warnemünde herum, hunderte Menschen in Erstaunen versetzt.

Es ist ja auch ein wunderliches Bild: An einem belebten Platz oder in der Fußgängerzone ertönt plötzlich laute Musik. Einzelne Personen, vor allem ältere Menschen beginnen zu tanzen, scheinbar zufällig machen sie die gleichen Bewegungen. Kurze Zeit später tun es ihnen vermeintliche Passanten gleich und nach einer Minute tanzt der ganze Platz. Jeder einzelne ist in Bewegung zur Musik – auch Unbeteiligte werden zum Mitmachen animiert. Nach 10 Minuten ist die Aktion vorbei. Jeder geht seiner Wege, als sei nie etwas passiert.

> ❯ Den ersten Flashmob haben wir 2011 in Köln auf die Beine gestellt: In Zusammenarbeit mit dem Gesundheitsamt der Stadt brachten wir mit über 400 Menschen das Dreieck zwischen Hoher Straße und Schildergasse zum Beben.

Das haben wir 2015 im Vorfeld der Kölner Aktionstage „gesund und mobil im Alter" noch einmal wiederholt. Trotz strömenden Regens war die Resonanz großartig: über 100 Tänzerinnen und Tänzer sowie Passantinnen und Passanten nahmen „nass, aber glücklich" an der Aktion teil. Auch Gütersloh wurde im Rahmen des 8. Kongresses der Deutschen Alzheimer Gesellschaft e.V., Selbsthilfe Demenz schon Schauplatz des Flashmobs, ebenso wie das Seebad Warnemünde in Mecklenburg-Vorpommern. Für 2016 ist sogar ein europäischer Flashmob in Planung: Anlässlich des „European Day of Solidarity between Generations" (Europäischer Tag der Solidarität zwischen den Generationen) wird Brüssel von uns – natürlich rein tänzerisch – aufgemischt.

Selbstverständlich machen wir mit unseren Flashmobs auf das Thema „Demenz" aufmerksam. Wir stellen die Bedeutung von Bewegung, sowohl in jungen Jahren als auch in höherem Alter, anschaulich dar: Alle sind dabei, alle haben Spaß, jeder wird animiert, sich an dieser kurzen Aktion, die lange im Gedächtnis bleibt, zu beteiligen. Ein anderes wichtiges Anliegen ist uns jedoch die Tatsache, dass sich die Gesellschaft sowohl sprachlich als auch in allen anderen Aspekten den Bedürfnissen der älteren Menschen öffnet. Schnell wird beim zweiten Blick deutlich, dass nicht in jedem Wohnzimmer einer 80 Jahre alten Dame ein Hirschkopf an der Wand hängt und schwere Möbel im Stil des „Gelsenkirchener Barocks" die Räume zieren. Das Gleiche gilt für die Musik: Die Menschen, die heute alt sind, möchten sich nicht auf die Musik der „Wildecker Herzbuben" beschränken, die oftmals blechern aus den Lautsprechern der Senioreneinrichtungen klingt. Sie haben die 60er und 70er Jahre miterlebt, haben sich in den Jahrzehnten des Rock'n'Rolls genauso an der aktuellen Musik erfreut wie junge Menschen. Es ist nur eine Frage der Zeit, bis die ersten Bewohner einer Pflegeeinrichtung sehnsüchtig um Musik von „Rammstein" bitten – seien Sie also vorbereitet. Oder besser: Brennen Sie sich Ihre eigene Musik-CD!

Ähnlich verhält es sich mit dem umstrittenen Begriff „Flashmob". Oft sind wir dafür kritisiert worden, wissen die alten Menschen doch nichts damit anzufangen. „Kann man da keine deutsche Bezeichnung für finden, die auch jeder versteht?" Nein – das möchten wir nicht. Das Wort „Flashmob" ist in den vergangenen Jahren zu einem feststehenden Begriff geworden, der international verstanden wird. Unsere Sprache zeichnet sich durch Offenheit und steten Wandel aus, ebenso wie die Gesellschaft, die wir uns wünschen. Ähnlich wie wir ist sie immer in Bewegung – eine Bewegung, die wir schätzen und von der wir auch alte Menschen auf keinen Fall ausschließen möchten!

6.6.4 Die Öffnung in die Wohnanlagen: „Wir tanzen wieder!" im Wohnquartier

Seit 2014 tanzen wir auch im immer weiter an Bedeutung gewinnenden Wohnquartier. Ich schätze mich sehr glücklich, die Unterstützung des

Bundesmodellprogramms „Lokale Allianzen für Menschen mit Demenz", gefördert vom Bundesministerium für Familie, Senioren, Frauen und Jugend zu haben, die dem Projekt und auch mir den Rücken stärkt. Im vergangenen Jahr wurde es in Trägerschaft des ambulanten Pflegedienstes der Alexianer Köln, der Pia Causa GmbH sowie in Kooperation mit der Antoniter Siedlungsgesellschaft mbH im Evangelischen Kirchenverband Köln (ASG) aus der Taufe gehoben und erfreut sich mittlerweile großer Beliebtheit.

Das Projekt soll das Angebot von „Wir tanzen wieder!" für die Menschen in den Stadtteilen Kölns, den Quartieren, öffnen, sie zu einem aktiven Lebensstil, egal in welchem Alter, animieren und ihnen die Möglichkeit geben, ihre Freizeit beweglich und abwechslungsreich zu gestalten. Modellstandorte für das Projekt sind derzeit die beiden Köln-Mülheimer Stadtteile Dünnwald und Höhenhaus. Unser Ziel ist dabei die kulturelle und gesellschaftliche Teilhabe von Menschen mit und ohne Demenz als Mieterinnen und Mieter von Wohnanlagen der Wohnungswirtschaft im Quartier. Dabei steht die Sensibilisierung zum Thema Alter und insbesondere zum Thema Demenz im Mittelpunkt unserer Arbeit. Dies erreichen wir durch die Veranstaltung regelmäßiger Tanznachmittage in den Wohnanlagen mit professioneller tänzerischer und psychosozialer Unterstützung. Für die Bewohner entstehen so neue Begegnungs- und Bewegungsräume – quartiersnahe Akteure werden dazu angeregt, zu kooperieren und sich zu vernetzen.

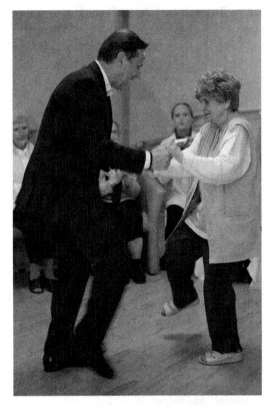

□ **Abb. 6.6**   Tanzen ist Bewegung. © Michael Hagedorn

6.7   Blick in die Zukunft: „Wir tanzen wieder!" bewegt sich weiter

Die Initiative „Wir tanzen wieder!" ist gegründet auf der Freude an der Bewegung (□ Abb. 6.6). Daher bemühe ich mich immer, mich zu neuen Ufern zu bewegen und neue Perspektiven zu erschließen, die Menschen die Freude an der Bewegung ermöglichen. Vielen Menschen in geriatrischen oder gerontopsychiatrischen Kliniken und auf entsprechenden Krankenhausstationen ist es jedoch aus den unterschiedlichsten Gründen nicht möglich, diese Freude an der Bewegung erleben zu können. In manchen Fällen dürfen oder können die Menschen die betreffende Einrichtung oder sogar ihre Station nicht verlassen. Die Teilnahme an den Tanznachmittagen unserer Initiative bleibt ihnen leider verschlossen.

Geriatrische, gerontopsychiatrische oder vergleichbare Einrichtungen sind leider nur in den seltensten Fällen mit Räumlichkeiten ausgestattet, die eine Tanzveranstaltung im Stil von „Wir tanzen wieder!" ermöglichen. Eine Räumlichkeit ist jedoch immer vorhanden: Der Flur. Dieser nimmt für die Patienten während ihres Aufenthaltes auf der Station eine wichtige Funktion ein: Dort findet der Austausch mit den anderen Patienten statt, hier kommen die Familie oder Freunde entlang, wenn sie die Patienten besuchen und etwas Abwechslung in den stationären Alltag bringen. Der Stationsflur erfüllt somit neben seiner Funktionen als Zugang zu den Zimmern und zur Versorgung der Patienten eine wesentliche soziale Aufgabe: Er ist die zentrale Begegnungsstätte für soziale Interaktionen – wird in dieser Funktion allerdings bisher nur wenig genutzt.

6.7.1 Tanzen auf dem Klinikflur

Hier möchten wir mit unserem geplanten, neuen Projekt namens „Der Flur tanzt" ansetzen. Wir möchten den Stationsflur zu einem Ort machen, an dem die Freude an der Bewegung und der Musik, die wir bei unseren Tanznachmittagen mit „Wir tanzen wieder!" bei allen Teilnehmern schon so oft erlebt haben, für die Patienten erlebbar wird. Wir möchten „einbrechen" in den routinierten, von so vielen Wiederholungen und Ritualen geprägten Klinikalltag. Wir möchten Freude, bunte Farben und Musik in die meist eher freudlos gestalteten Klinikgänge bringen.

> ❯ Um dies wirkungsvoll und gleichzeitig organisatorisch vertretbar in den stationären Alltag zu integrieren, sind etwa 20-minütige Interaktionen geplant, während derer wir mit den Patienten, dem Pflegepersonal und Besuchern auf dem Flur tanzen werden. Der Ablauf ist natürlich mit dem Pflegepersonal abgestimmt – wir benötigen die Expertise der Pflegenden beispielsweise bei der Frage, welche Patienten von der Tanzintervention profitieren könnten.

Für die Patienten angekündigt, bricht schließlich in die Normalität der Abläufe das Tanzen, die menschliche Interaktion, die Musik ein. Die durch die Tanznachmittage von „Wir tanzen wieder!" so oft unter Beweis gestellte Steigerung des Wohlbefindens möchten wir so auf die Patienten übertragen.

6.7.2 Erste Pilotprojekte im Raum Köln in Planung

Über die erste Planungsphase hinaus sind wir mit „Der Flur tanzt" bereits in die Abstimmung mit Fachleuten aus der Geriatrie und Gerontopsychiatrie getreten. Durch die überaus positiven Rückmeldungen, die „Wir tanzen wieder!" auch in Fachkreisen bekommen hat, ist es uns gelungen, bei Ärzten und Pflegepersonen Interesse an unserer Projektidee zu gewinnen. Erste Pilotversuche sind bereits im Raum Köln geplant, sowohl in geschlossenen als auch in offenen Abteilungen. Sowohl auf ärztlicher als auch auf unserer Seite besteht ein reges Interesse an Konkretisierung,

Ausgestaltung und Umsetzung des Projekts. Wir möchten „Der Flur tanzt" als einen festen Begriff in der Betreuung von Menschen in geriatrischen und gerontopsychiatrischen Kliniken etablieren – so wie es uns mit „Wir tanzen wieder!" bereits der Betreuung von Menschen mit Demenz gelungen ist.

6.7.3 „Wir tanzen wieder!" im Verein

Ähnlich wie im Wohnquartier und auf dem Krankenhausflur finden wir auch in den örtlichen Sportvereinen die Menschen, die wir mit unserer Arbeit ansprechen möchten. „Wir tanzen wieder!" im Verein ist genau darauf ausgelegt: Wir möchten ein Tanzangebot schaffen, das die Menschen in ihrer natürlichen Umgebung, in den Sporthallen und Vereinsheimen der Stadt erreicht und dort lokale Strukturen stärkt.

Seniorinnen und Senioren in Sportvereinen wird so ein Tanzangebot geschaffen, das Freude an Bewegung, Musik und Geselligkeit vermittelt, Kontakte schafft und Menschen mit und ohne Demenz die Möglichkeit gibt, im Verein weiterhin aktiv und beweglich zu bleiben. „Wir tanzen wieder!" im Verein soll in Zusammenarbeit mit dem Stadtsportbund Köln als regionaler Ansatz umgesetzt werden und wurde bereits im Rahmen einer Fachtagung zum Modellprojekt „Alter in Bewegung" des Landessportverbandes Schleswig-Holstein einem Fachpublikum vorgestellt. Beim Welt-Alzheimertag 2013 in Frankfurt haben wir ebenfalls in der Sporthalle getanzt: Die anwesenden Vertreter der Vereine, Menschen mit und ohne Demenz, Jung und Alt nahmen begeistert an der Aktion teil.

6.8 „Man wird doch wohl noch träumen dürfen ..." – Schlusswort

Immer, wenn es darum geht, die Initiative „Wir tanzen wieder!" zu beschreiben, verwende ich seit Jahren regelmäßig bei Vorträgen und Workshops, in Artikeln und Berichten den Satz des polnischen Lyrikers Stanislaw Jerzy Lec:

> ❯ Das Tanzen ist die Kunst, wo die Beine denken, sie seien der Kopf.

Er drückt all das aus, was „Wir tanzen wieder!" ausmacht – viel deutlicher, als ich das mit vielen Worten kann.

Man wird doch wohl noch träumen dürfen – und aus genau diesem Grund teilen Hans-Georg Stallnig und ich eine Vision: Jede Stadt in Deutschland hat ein Netzwerk und eine Tanzschule, die nach „Wir tanzen wieder!" Normalität und Teilhabe ermöglichen. Inklusion gehört wie selbstverständlich zu unserer Gesellschaft, Menschen mit Demenz werden aktiv in unsere Mitte geholt, angenommen und als das erkannt, was sie sind: Menschen mit bewegten Biografien, denen die Normalität des Denkens und der Erinnerung, all das, was für uns selbstverständlich ist, durch eine Krankheit genommen wurde. Daran arbeiten wir mit großem Einsatz, denn: „Man kann nur bewegen, wenn man sich selbst bewegt."

Literatur

Weiterführende Literatur

Arp A (2011) Wir tanzen wieder – Demenz und Bewegung. ProAlter 11(2): 9–11

Dirksen W, Matip EM, Schulz C (1999) Wege aus dem Labyrinth der Demenz. Projekte zur Beratung und Unterstützung von Familien mit Demenzkranken. Ein Praxishandbuch für Profis. Alexianer Krankenhaus GmbH, Münster

Gipp A (2010) Tanzen mit Menschen mit Demenz. Books on Demand, Norderstedt

Hokkanen L, Rantala L, Remes AM, Harkonen B, Viramo P, Winblad I (2008) Dance and movement therapeutic methods in management of dementia: a randomized, controlled study. J Am Geriatr Soc 56(4): 771–772. doi:10.1111/j.1532-5415.2008.01611.x

Kleinstück S (2009) „Wir tanzen wieder!" Demenzkranke und ihre Angehörigen in einer Tanzschule. Soziale Arbeit: Z soziale sozialverwandte Gebiete 58(11–12): 461–464

Kleinstück S (2010) „Wir tanzen wieder!" Ein Projekt in Köln lockt Menschen mit Demenz und ihre Angehörigen aus der sozialen Isolation und rein in die Tanzschule. Pflegen: Demenz 2010 (15): 14–17

Kleinstück S (2011) „Wir tanzen wieder!" – Menschen mit und ohne Demenz in Tanzschulen. In: Gemeinschaft leben: Referate auf dem 6. Kongress der Deutschen Alzheimer Gesellschaft e.V., Selbsthilfe Demenz, Braunschweig 7. bis 9. Oktober 2010. Deutsche Alzheimer Gesellschaft, Berlin, S 167–169

Kleinstück S (2014) „Wir tanzen wieder!" Tanzen für Menschen mit und ohne Demenz in Tanzschulen. Psychiatr Pflege Heute 20(1): 45–48

Lautenschlager NT, Cox KL, Flicker L et al. (2008) Effect of physical activity on cognitive function in older adults at risk for Alzheimer disease: a randomized trial. J Am Med Assoc 300(9): 1027–1037. doi:10.1001/jama.300.9.1027

Internetadressen zum Projekt

ADTV – Tanzen und Demenz: http://www.tanzen.de/tanz_und_gesundheit/demenz.php

Bundesministerium für Gesundheit – „Gute Pflege": http://www.ich-pflege-weil.de/tanzen.html

Bundesregierung – „Erfahrung ist Zukunft": http://www.erfahrung-ist-zukunft.de/SharedDocs/Erfahrungsberichte/20150303-wir-tanzen-wieder.html

Bundesverband Seniorentanz e.V.: http://www.seniorentanz.de/

Club Agilando – Tanzen 50+: http://www.tanzen.de/best_ager/single_tanz/club_agilando.php

Deutscher Olympischer Sportbund – „Richtig fit ab 50": http://www.richtigfitab50.de/de/richtig-fit-ab-50/gesundheitssport/sport-gegen-demenz/

Initiative „Wir tanzen wieder!": http://www.wir-tanzen-wieder.de

Schreiben

Selbsterkenntnis durch Schreiben – Kreative Schreibansätze für eine Biografiearbeit

Knud Eike Buchmann

© Springer-Verlag Berlin Heidelberg 2016
I. Kollak (Hrsg.), *Menschen mit Demenz durch Kunst und Kreativität aktivieren*,
DOI 10.1007/978-3-662-48825-6_7

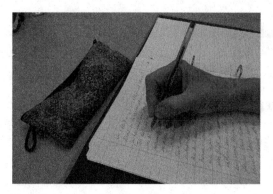

⬛ **Abb. 7.1**   Schreibende Hand. © Ingrid Kollak

Unsere Geschichten machen uns aus: Was haben wir erlebt? Was ist uns geschehen? Was haben wir getan? Welche Befürchtungen hatten wir? Worauf sind wir stolz? Was beschämt uns? Was erzählen wir gern – und was nicht? Und warum ist das so? Was haben wir aus unseren Geschichten gelernt? Die Geschichten sind der Kitt unserer Beziehungen. Aber wir wissen auch, dass Geschichten gern – so nach unserem Sinn – konstruiert werden/wurden.

Besonders ältere Menschen leben aus ihren Erinnerungen – und sie möchten in und mit ihrer Lebensgeschichte Bestätigung, Anerkennung und Interesse finden. Und ältere Menschen neigen dazu, immer wieder das Gleiche zu erzählen. Die Fülle des Lebens einer älteren Person ist aber viel reichhaltiger, als sie sich in den sich immer wiederholenden Anekdoten zeigt. Gerade Menschen an der Schwelle zu einer Demenzerkrankung fürchten ja nicht zu Unrecht, dass sie „alles" vergessen – und damit ihre Identität verlieren könnten. Durch gezielte und kreative Strukturierungshilfen können wir ihnen beistehen, ihre Erfahrungen und Erinnerungen noch längere Zeit zu bewahren – und sie ggf. für ihre Angehörigen zugänglich zu machen. Das ist ein besonders Thema für jene „Senioren", die als Kinder noch den Krieg und die Nachkriegszeit erlebt haben. Für sie ist es bedeutsam, manche erlebte, traumatisierende Begebenheit zu erzählen und in ihre Biografie einordnen zu können (⬛ Abb. 7.1).

7.1   Frühe (Kriegs-)Erlebnisse

In aller Munde sind „die Alten" als Kriegskinder, die ihre frühkindlichen Traumen mit sich herumtragen (u. a. Bode 2005, 2015; Reddemann 2015; Maerker u.

Fortsmeier 2013). Wir wissen aus der Traumatherapie, dass alles Wissen und Erkennen um diese Phänomene noch nicht die Heilung bringt: Es sind die Erfahrungen, die unsere Bewertungen bestimmen (Hüther 2011, S. 70):

> » ... um glücklich und zufrieden, mutig und zuversichtlich leben zu können, müssen wir in der Lage sein, etwas zu empfinden ... Wir müssen versuchen, die verloren gegangene Einheit von Denken, Fühlen und Handeln, von Rationalität und Emotionalität, von Geist, Seele und Körper wiederzufinden. Sonst laufen wir Gefahr, uns selbst zu verlieren (Hüther 2011, S. 87).

Reddemann geht mit ihrem Ansatz der Psychodynamischen Imaginativen Trauma Therapie (PITT) davon aus, dass wir Verletzungen der Seele am besten „durch mitmenschliche Zuwendung, Verständnis, Anerkennung des Leidens und Trost" heilen (Reddemann 2015, S. 135). Gerade bei den jetzt Älteren gab es zu deren Kinderzeit kaum Möglichkeiten für Trost und Verständnis – hatten doch Eltern und Lehrer selbst meist die größten Probleme.

Denken wir daran: Damals war das tägliche Leben völlig anders: Keine (kaum) Telefone, kein Fernsehen, Wohnungen oft ohne Bad oder mit „Toilette im Hof", Kohlenheizung in der Küche, das Zimmer wurde mit Geschwistern geteilt, Hausmusik, Handarbeit, Stabilbaukasten. Keine Autos, Spielen im Wald oder in Bunkern/Ruinen (Munitionsfunde). Einkaufen beim Kolonialwarenladen aus Säcken, Körben, großen Behältnissen, „lose Milch"; einzelne Bonbons/Brausepulver in kleinen Tüten ... Linkshänder wurden oft rabiat umgezogen!

> ◉ Reddemann meint, dass eine imaginative „Selbsttröstung" möglich ist, wenn ein alter Mensch sein „jüngeres Ich" – also sich selbst von früher – liebevoll umarmt und hält. Sie nennt das „Nachbeelterung" (Reddemann 2015, S. 136).

Meine Erfahrungen sprechen dafür, älteren Menschen nicht nur zur Klärung ihrer Geschichte Verstehen oder Einsichten zu vermitteln, sondern ihnen Möglichkeiten der wohlwollenden Erfahrung zu ermöglichen: Dazu gehört von den Betreuern Mitgefühl, Trost und nichtbewertendes Verständnis. Es ist wohl erst einmal notwendig, ein gutes Vertrauensverhältnis aufzubauen, bevor wir mit der Schreib„arbeit" beginnen können. Als Psychotherapeut/-innen neigen wir leicht dazu, aus den Geschichten der Älteren stets „Problemanalysen" zu fertigen. Das wäre ein Fehler. Weil wir wohl therapeutisch denken, glauben wir, dass Menschen immer das Ziel haben, mehr Kontrolle und Eigenverantwortung zu erlangen, damit sie ihr Leben kompetent gestalten und in eine gute Richtung bringen können … Das ist sehr oft *nicht* der Fall:

> **Erst im interaktionellen Geschehen stellt sich heraus, was genau die erzählenden und schreibenden Menschen selbst wollen.**

- **Geschichten sind sehr unterschiedlich in ihrer Bedeutung**

Ich halte die Arbeit mit älteren Menschen zu allen Themen für wertvoll, aber auch für schwierig. (Besonders schwierig ist es oft mit eigenen Angehörigen.) Gerade Männer haben oft ein sperriges Verhältnis zu ihren Gefühlen. „Wie haben Sie sich dabei *gefühlt*?", ist fast eine „verbotene Frage"! Fragen wir sie aber, was sie in bestimmten, lebensentscheidenden Situationen *gedacht* haben (Selbstgespräche), sprudeln sie oft ihre Gedanken – und damit auch ihre Gefühle – nur so heraus. Den Erkenntnissen der Altersforschung zufolge leiden 36,3% der alten Menschen unter nicht verarbeiteten traumatischen Erlebnissen und sind zudem mit den altersbedingten körperlichen und psychischen Veränderungen und Belastungen konfrontiert (Forstmeier u. Maerker 2008; Reddemann 2015, S. 12).

Aber Erinnerungen können auch sehr unterschiedlich sein. Eine alte Dame schreit plötzlich auf, als sie slawische Laute einer Pflegerin hört. Sie schreit und kann sich nicht artikulieren. Erst später wird herausgefunden, dass sie als junge Frau zum Ende des Krieges vergewaltigt wurde. – Der Klang der Sprache löst Gefühle der Verletzung aus. Ein alter Mann, ebenfalls von einer osteuropäischen Pflegerin betreut, fängt völlig gegen seine bisherige Art an, das „Polackengesocks" wüst zu beschimpfen. – „Soldatenjargon" bricht wieder durch.

7.2 Herangehensweisen

Hier sollen bewährte Vorgehensweisen aufgezeigt werden, wie ältere Menschen, anfangs über das vorsichtige Gespräch, später in der „Schreibarbeit", dazu gebracht werden können, viel von ihrem Leben zu erinnern und zu berichten.

> **Denn: Sich mitzuteilen, ist die häufigste Art, Interessen zu erzeugen, Zuwendung zu erhalten, Probleme zu bewältigen oder Klärungen zu erreichen.**

In vielen Fällen steht aber eine Gesprächspartnerin/ein Gesprächspartner nicht zur Verfügung. Und bevor ein Mensch sich mitteilt, muss ein Mindestmaß an Gedankenklarheit für sich selbst erreicht werden. Dazu kann das Schreiben dienen.

Gedanken sind immer sehr persönlich, haben eine persönliche Bedeutung. Außerdem läuft in uns ein unablässiger „Gedankenstrom". Eine gewisse Kontinuität und Verbundenheit der unterschiedlichen Gedanken ist sehr wahrscheinlich. Denn es ist immer „ein Gedanke", der uns zu einer Zeit besonders beschäftigt. Zugleich ist – psychologisch – bedeutsam, warum wir an bestimmte Ereignisse/Vorkommnisse etc. *nicht* gern denken bzw. warum wir sie verdrängt haben. Die pathologischen Erinnerungsstörungen sind stets gekennzeichnet von Begriffen wie Verdrängen, Abspaltung und Übertragung (Projektion). Durch ein „sanft gelenktes Interview" helfen Angehörige oder Betreuer dem alten Menschen, „beim Thema zu bleiben" und ggf. alte Zusammenhänge zu klären. Dazu sind oft einfühlsame Nachfragen notwendig.

Es sind oft nur wenige Menschen, die direkt zu einer Thematik schreiben können. Aber gerade eher intellektuell strukturierte Menschen finden in solch einem Vorgehen eine gute Möglichkeit, wesentliche Aspekte ihres Lebens zu erinnern und niederzulegen. Nach meiner Erfahrung entsteht nach anfänglichen Hemmungen und Schwierigkeiten binnen kurzem ein Sog, der dann fast zu einem „Schreibzwang" führen kann.

Schreiben hat jedoch viele Facetten: die Notiz, der Bericht, der Brief, das Gutachten, die Rechnung, das Tagebuch, das Gedicht, die Kurz-Geschichte, der Roman …

Schreibtherapeutische Ansätze

Schreibtherapeutische Ansätze gibt es (mit allen Überschneidungen) im deutschsprachigen Raum bisher als:

- Kreative und poesietherapeutische Schreibübungen im eher medizinischen Bereich, u. a. in der Tumorklinik Freiburg (vgl. Pennebaker 2010 zum expressiven Schreiben)
- Im außerklinischen Bereich der Sozialpädagogik, Biografiearbeit und – bedingt – in der Psychotherapie als ein Aspekt von Selbsterfahrung und Selbsterkenntnis – ebenso im kreativen Bereich (vgl. v. Werder 1988; Petzold u. Orths 2000 u.a .)
- Selbsttherapie (vgl. Koch und Keßler 2002)

■ **Für wen schreiben?**

Zu Beginn des Schreibens ist zu fragen, ob das Schreiben nur und ausschließlich für die schreibende Person selber gedacht ist – oder ob das Geschriebene als Grundlage für weiterführende Gespräche oder gar als mögliche Veröffentlichung (zum Beispiel für die Enkel) gedacht ist. Wo „selbstöffnende Effekte" erwartet werden, hängt es sehr stark vom Gegenüber ab, ob der Schreiber ehrlich und offen ist oder nicht.

❯❯ **Es ist nicht jedermanns Sache, „heiße Eisen", die uns schon lange im Hirn kreisen, a) hinzuschreiben und b) zur Diskussion zu stellen.**

■ **Wie wirkt Schreiben?**

Schreiben an sich ist keine „Wunderwaffe", mit der sich Probleme einfach so lösen lassen. Aber: Es ist aber weitaus mehr als nur eine elegante Form der „Beschäftigungstherapie". Und Schreiben kann zuweilen mit selbstgemalten Skizzen „bebildert" werden. Das „natürliche Schreiben" (ohne Einhaltung bestimmter Regeln oder Strukturen) vermag, bewusstes und unbewusstes Material miteinander in Kontakt zu bringen (Rico 1999). Das Verfahren des „Clustering" hat Ähnlichkeiten mit der Freien Assoziation nach Sigmund Freud. Es geht vom Vertrauen

der Schreibenden in die eigenen Fähigkeiten aus und davon, sich im Rahmen einer richtigen Dosis und eines angemessenen Zeitraums genau das zuzumuten, was ertragen und bearbeitet werden kann. Im selbstreflektierten Hinschreiben findet „Verarbeitung" statt. Dazu muss die schreibende Person sich allerdings bereit erklären und sie muss sich Zeit nehmen. Ein standardisiertes Vorgehen seitens der Betreuenden und Therapeut/-innen gibt es m.E. nicht.

Es ist wohl so, dass die Lebensereignisse (täglich neue ebenso wie „uralte") gedanklich in uns stets einen Aufruhr der Gefühle verursachen. Wir denken nach, grübeln, verwerfen, bezichtigen uns und andere, beschwichtigen oder dramatisieren – je nach (früh-)kindlichen, gelernten Schemata. Besonders nach traumatischen Erfahrungen hat es mit der Bearbeitung durch expressives Schreiben nach Pennebaker und Mitarbeitern (1987) Aufsehen erregende Erfolge gegeben. Denn es sind oft die nichtformulierten, formlosen, unbekannten und namenlosen Dinge/Befürchtungen, die uns Schwierigkeiten machen. Haben wir etwas in einer verstehbaren und nachvollziehbaren Form geäußert (das kann auch durch Musik, Malen usw. sein), können wir uns besser damit auseinandersetzen (vergleichbar auch mit dem „Namengeben" beim Focusing. Hier wird dem Einspüren Raum gegeben, soll der Körper „sprechen", wird ein Begriff gesucht, der stimmig ist und dann wird damit gearbeitet). So wie eine unversorgte Wunde eitert, so können auch scheinbar längst verheilte (Kinder-)Wunden im Alter oder bei einem Menschen mit Demenz wieder schmerzlich virulent werden.

Erfolge sind nicht a priori garantiert. Studien konnten aber belegen, dass das Schreiben eine gute Ergänzung zu anderen therapeutischen Verfahren sei kann wie Psychotherapie, Entspannungsverfahren, Medikamente, Ernährung, Bewegung und Kunst- bzw. Musiktherapie. Diese wissenschaftlichen Ergebnisse decken sich mit meinen Erfahrungen.

Es geht – vorwiegend im nichttherapeutischen Bereich – vor allem darum, (negative) Emotionen und Erfahrungen zu ent-äußern, loszulassen, hinzuschreiben, um damit eine Verbesserung des Wohlbefindens und der Gesundheit zu fördern.

❯❯ **Das Zurückhalten von negativen Gedanken und Gefühlen, auch von Geheimnissen**

(z. B. sexuelle Orientierungen, Suizid in der Familie, Schuld an Unfällen) wirkt langfristig negativ auf das Befinden (vgl. dazu die Inhibitionstheorie nach Pennebaker et al. (1987).

Es geht aber auch darum, sich seiner Ressourcen und Möglichkeiten bewusst zu werden. Studien und Metaanalysen über „das Schreiben" berichten von positiven Langzeiteffekten in folgenden Bereichen (zitiert nach Morgenstern 2011, unveröffentlichtes Manuskript):

- geringere Anzahl krankheitsbedingter Arztbesuche,
- deutliche verbesserte Immunwerte,
- verringerter Bluthochdruck,
- Verbesserung der Lungenfunktion,
- verbesserte Schlafqualität,
- verkürzte Wundheilung,
- Verkürzung der Verweildauer im Krankenhaus.

Ein weiteres Ziel der Schreibtherapie ist es, Klärung zu erreichen. Wenn auch zuweilen die Neigung besteht, sich z. B. nach einem traumatischen Ereignis in seiner „Leidensgeschichte" zu suhlen oder aber ein „Gedöns" vom eigenen Versagen, von Verpasstem und Verlorenem zu zelebrieren oder sich voll „süßen Selbstmitleids" in der Opferrolle zu gefallen, füttern wir uns mit schwarzer Asche! Das darf eine Zeitlang so sein, aber es sollten doch immer mehr auch die salutogenetischen Aspekte Berücksichtigung finden. Denn wir können unsere „Niederlagen" wie unsere „Siege" inszenieren und feiern! Hier wird vor allem eine erfahrene Psychotherapeutin/ein Psychotherapeut behilflich sein können.

> **Praxistipp**
>
> Hierbei können auch „Sprechpuppen" – Stofftiere, die über die Hand gezogen werden, um dann – vielleicht sogar mit verstellter Stimme – das Tier (s)eine Geschichte erzählen zu lassen. Dazu gibt es auch Beispiele aus der Kinder- und Jungendpsychotherapie. Ich selber habe bisher keine eignen Erfahrungen mit solchen Sprechpuppen.

- **Poesie**

Eine besondere Form der Schreibtherapie stellt die Poesie- und Bibliotherapie dar. Sie hatte sich zunächst vor allem bei psychischen Störungen und Krebserkrankungen als hilfreich/ heilend bzw. als eine Erleichterung im psychosozialen Bereich erwiesen. Meine Erfahrung ist, dass häufig sensible Menschen ihre „großen" Lebensaspekte durchaus in poetische Formen gießen können.

> Aufatmen
> wenn die Gefahr sich verbirgt
> in einer Furche Hoffnung
> und die Stirnwunde
> vernarbt
> (Rose Ausländer 1976)

Poesie spricht Gefühle an, weckt Assoziationen und schafft offensichtlich eine besondere, vertrauensvolle Atmosphäre. Das ist besonders im Umgang mit Menschen mit Demenz hilfreich und sinnvoll, die ihre Gefühle schwer ausdrücken können. Das Vorlesen von Gedichten ermöglicht einen besonderen Zugang zu einem anderen Menschen. „Stimmungen" werden reflektiert, ohne dass sie verbalisiert werden müssen muss. Das entspricht dem Vorgehen beim Validieren.

Sensible und sachgewandte Menschen vermögen überraschend oft ihre Gedanken zu ihrem Leben in durchaus literarischen ansprechenden Passagen darzustellen. Dazu hier einige Beispiele:

Beispiele

- „Meine Zukunft? Ich werde warten, dämmre die letzten Tage dahin, bis ich durch die enge Pforte der großen Nebel gehen werde – wie damals bei meiner Geburt."
- „Auch in meinen hellsten Stunden ruht das Dunkle am Grunde des Bechers, aus dem ich nun trinke. Und in schwierigen Zeiten lächelt zugleich das Heitere hinter allen Sorgen und Träumen …"
- „Meine Tinte verfärbt sich immer wieder ins Schwarze."
- „Ich lebe als wäre ich nicht da. Ich berichte über ein Leben – als Verbannter von Vernunft und Instinkt – jenseits von Leid und Lust. Jetzt endlich bin ich ,leidenschaftslos'."
- „Es ist die Unwissenheit. Aber die Unwissenheit ist das Wesen des Zaubers; sie macht unser

Leben prickelnd und kultiviert unsere Fähigkeit zum Staunen. Ich will noch einmal mein großes Staunen erleben, wenn auch nicht überleben …"

— „Diese Arbeit (mit Ihnen) sind mir jeweils Blumen für einen Tag."

— „Ich habe nun so viel gelernt, erkannt und erfahren. Aber es kommt niemand, der von den reifgewordenen Früchten des ‚reichen' Alters kosten will; niemand, der vom Wein der Zeit, vom Brot der Erfahrung etwas versuchen möchte. Niemand erkennt den Schatz – wahrscheinlich weil er nicht glänzt und auch nicht funkelt … ?"

— „Ob ich noch eine Sehnsucht verspüre? Eine Todes-Sehnsucht? Nein. Eine Sehnsucht nach Erlösung? Vielleicht. In jedem Fall eine Sehnsucht nach Würde, nach dem Schönen, Harmonischen – nach Frieden mit meinen Leuten. Sehnsucht ist besser als Trauer oder Langeweile oder als Angst. Vielleicht ist es auch die Sehnsucht nach der uns immer wieder versprochenen besseren Welt?"

— „… den Nebel durchdringen, um dem noch Gestaltlosen Gestalt zu verleihen?"

— „Lohnt es sich noch im Alter zu behalten, was doch in allernächster Kürze vergessen wird?"

■ **Handschrift oder PC?**

Nun ist das Schreiben per Hand in den letzten Jahren (und dem Zeitalter der technischen Medien) nicht mehr gerade in Mode. Es gibt wohl Belege dazu, dass es keinen Unterschied macht, ob wir mit der Hand oder am PC schreiben (Brewin u. Lennard 1999).

❯❯ **Ich mache keinen Hehl daraus, dass ich das Schreiben mit der eigenen Handschrift – in einer individuellen Situation/Stimmung – bevorzuge. Die Hand ist eine „Verlängerung" unseres Gehirns! Und der Stift wird von diesem in einem zeitlosen Jetzt bewegt!**

„Unsere eigenen Worte sind die sanftesten, kraftvollsten Mittel, die uns auf neue Wege des Sehens, Heilens und des Seins hinweisen" (Rico 1999, S. 23). Sie weist auch darauf hin, dass wir einige „mentale" Voraussetzungen berücksichtigen sollten:

❯❯ — loslassen, anstatt festhalten
   — anschauen, anstatt verabscheuen
   — erforschen, anstatt zu entdecken

— tun, anstatt sich treiben zu lassen
— ändern, anstatt erstarren
— wachsen, anstatt schrumpfen
   (Rico 1999, S. 23).

■ **Einen Anfang finden**

Es gibt sehr unterschiedliche Möglichkeiten, mit dem Schreiben zu beginnen. Anfangen. Über sich und die eigenen emotionalen Erfahrungen zu schreiben. Ins Wort finden, evtl. Erklärungen, Ursachen, „historische" Herleitungen aufschreiben – aber weniger intellektuelle Analyse als Aufschreiben des Erlebten/Empfundenen. Anfangen. Das ist oft der schwerste Schritt! Was ist im Moment in mir? Was beschäftigt mich? Was belastet oder erfreut mich? Sind es Ängste oder Hoffnungen, Enttäuschungen oder ist es Stolz, Freude? Was ist zurzeit in mir – und wie/wo spüre ich das? Ein derartig unstrukturiertes Schreiben ist für viele (ältere) Menschen schwierig. Meist neigen sie dazu, „bei Adam und Eva" anzufangen und ihr Leben von vorn bis zum heutigen Tag zu erzählen. Das ist für den Schreiber wie für (den späteren) Leser oft ermüdend.

Ich habe gute Erfahrungen mit folgendem Vorgehen gemacht. Sowohl in der Einzelbetreuung als auch mit Gruppen schlage ich vor, dass jede Teilnehmerin/ jeder Teilnehmer in einem Mind-Map sich in seinen Bezügen zu einem bestimmten Thema skizziert. ❏ Abb. 7.2 zeigt dazu ein erstes Beispiel: „Mein Leben".

Dabei gebe ich zu den Kernthemen keine Unterpunkte vor, sondern entwickle sie mit den Teilnehmer/-innen. Wesentlich ist mir dabei, dass meine Gesprächspartner/-innen „anbeißen", dass sie ins Nachdenken über ihr Leben kommen. Und dass sie überhaupt – unter Anleitung – unterschiedliche Aspekte ihres Lebens benennen. Hier muss ich oft bremsen, weil sie gleich zu jedem Punkt ihre jeweilige Geschichten (oder deren mehrere) erzählen wollen.

In meiner Beratung spreche ich ein sanftes „Verbot" aus, bereits jetzt aus dem Leben zu berichten. Das erhöht das Sprechbedürfnis. Und das ist durchaus gewollt: so entsteht der Schreibwunsch. Das Schreiben soll dann aber außerhalb der Beratung geschehen.

■ **Schreiben oder Sprechen? Oder beides?**

Nach meiner Erfahrung wäre es gut, wenn die Personen selber ihre Gedanken aufschreiben – aber gerade

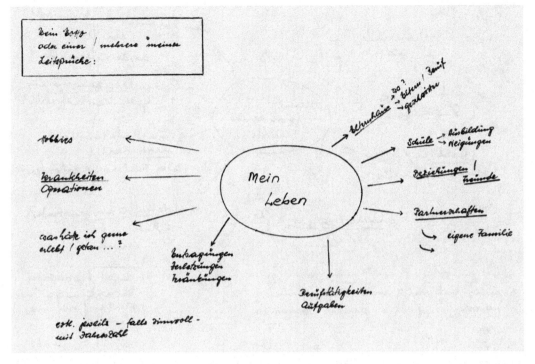

◻ Abb. 7.2   Skizze: Mein Leben

bei einer beginnenden Demenz ist das schwierig. In solchen Fällen schreibe ich (oder eine Vertrauensperson) das Gesagte in ein Oktavheft, auf Blätter oder aber in ein speziell dafür reserviertes Buch. Diese erhalten eine besondere Bedeutung dadurch, dass die Erzählerin/der Erzähler persönliche Anmerkungen, kleine Skizzen oder nur „Hieroglyphen" einfügt. Und wenn dann noch mit Farbe gearbeitet werden kann: prima.

Eine Vorgabe von „Unterpunkten" hilft als Struktur bei der eher systematischen Darstellung eines Themas. Allerdings sollte hier – mäeutisch – etwas geführt werden, das heißt, es sollte etwas zu den Unterpunkten erfragt werden.

Gerade beim Thema „Meine besonderen Kräfte" kommt anfangs wenig Substanzielles. Gehen wir aber in die Geschichte eines Menschen zurück, fragen wir, worauf er/sie besonders stolz war, was er/sie besonders gut konnte, wofür sie/er immer gelobt wurde, sind die alten Herrschaften oft selber überrascht, was ihnen alles einfällt. Ein Beispiel dazu zeigt ◻ Abb. 7.3.

Weitere Themen könnten sein:

- Was hat mein Körper alles als angenehm und unangenehm erlebt? (◻ Abb. 7.4)
- Was mir immer besonders wichtig war …
- Welche Menschen haben mir etwas bedeutet – und wem habe ich etwas bedeutet?
- Was ich gern (noch) gemacht/gelernt hätte …
- Verbotene Geschichten und Wünsche (unsere Geschichte ist nicht nur die zu verifizierende, greifbare Geschichte; sie ist mit vielen Unterströmungen und Strudeln, Wirbeln und „Totarmen" durchzogen … Hier könnte auch zu klären sein, was die Person vermisst oder bedauert oder versäumt hat.)
- Schuld, die ich mit mir trage …
- Gegenstände aus dem Haushalt oder der Raumausstattung (sprechende Dinge) haben ihre „Geschichte".
- Fotos von (früheren) prominenten Schauspielern, Sportlern, Künstlern, Politikern u.v.a. lösen etwas aus …
- Welche Briefe (o. Ä.) sind an diesem (Schreib-) Tisch geschrieben worden?

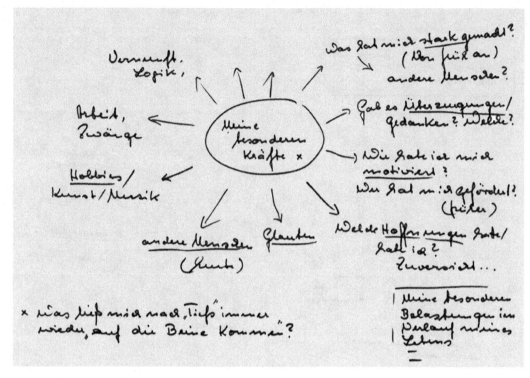

Abb. 7.3   Skizze: Meine besonderen Kräfte

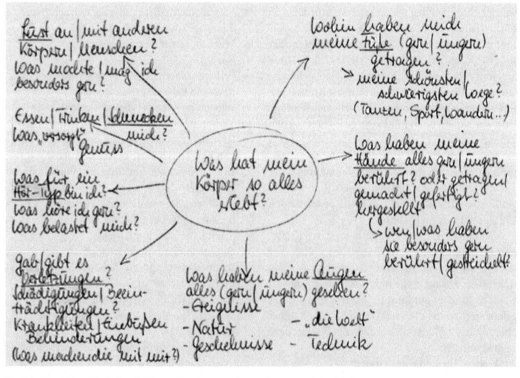

Abb. 7.4   Skizze: Was hat mein Körper alles als angenehm und unangenehm erlebt?

Gute Erfahrungen lassen sich mit dem Auflisten von Bemerkungen zu Gegensätzen machen:

- Was bedeuten mir „Himmel" und was „Hölle"?
- Was mir so zu „gut" und „böse" einfällt.
- Nach meiner Erfahrung „können Frauen besser als Männer …" und „können Männer besser als Frauen …"
- Welche Erfahrungen habe ich mit „festhalten" und „loslassen" gemacht?
- Was ist mir in meinem Leben „gelungen" – und was „nicht so richtig gelungen"?
- usw.

Praxistipp

Es ist sinnvoll, das Thema etwas allgemeiner zu formulieren – aber es ist zugleich sinnvoll, etwas straffer zu führen, bevor wir dem Erzähl- und Berichtsschwall „freie Bahn" geben. Sprachlich könnte das anfangs so lauten: „Sie haben so viel erlebt … und sicherlich gab es da Gutes und weniger Gutes. Woran erinnern Sie sich denn besonders gern?" Oder wir provozieren ein wenig: „In Ihrer Position haben Sie ja sicherlich nicht nur Freunde gehabt …? Was haben Konkurrenten über Sie gedacht oder gesagt?" Dabei kann die betreuende Person oder „Katalysator/-in" stets ein paar Notizen zu den Punkten fertigen und niederlegen. Dabei ist es wichtig, eine nichtwertende Gesprächsführung (vgl. Buchmann u. Frey-Luxemburger 2014) zu praktizieren. Denn jede Bewertung würde den Erzählstrang relativ leicht verändern. Es ist spürbar, dass sich der Übergang vom Erzählen zum selbständigen Schreiben in Anwesenheit einer „Moderatorin"/eines „Moderators" schwierig gestalten kann.

- **Lebensstrang**

Eine weitere Form, sich des bisherigen eigenen Lebens zu erinnern, ist der „Lebensstrang". Ein Blatt im Querformat wird gedrittelt (◨ Abb. 7.5). Im untersten Drittel kann eine Jahresangabe skizziert werden (wobei der Lebensstrang keinen akkuraten Maßstab benötigt). Dazu werden Ereignisse, die eine besondere Bedeutung hatten, eingetragen

(ein Vorschlag dazu in der Skizze). Die fett gezeichnete Lebenslinie unterteilt nach positivem (oben) und negativem (nach unten) Erleben. Diese Lebenschronologie muss nicht in allen Details der Wirklichkeit entsprechen: es ist das, was erinnert wird. Und die Chronologie kann im Verlauf der Zeit ergänzt oder korrigiert werden. Von links beginnend werden Erinnerungen, Ereignisse, die in der Vergangenheit lagen, benannt und mit der „Empfindungslinie" hinsichtlich positiv oder negativ gekennzeichnet. Vor dem rechten Rand werden jene Dinge/Ereignisse/Sorgen/ Befürchtungen usw. symbolisiert, die zurzeit „bewegen". Ganz nach rechts kommen mögliche zukünftige Ideen/ Hoffnungen/Befürchtungen/Erwartungen usw. für die kommende Zeit.

Nach solch einem Überblick, der über mehrere Tage/Sitzungen ständig erweitert/ergänzt oder illustriert werden könnte, greifen wir uns einige, besondere Gebiete heraus, die für den Einzelnen heute besonders interessant sind.

Dann bitte ich meine Gesprächspartnerin/ meinen Gesprächspartner, zu dem Ereignis, das sie/ er für besonders bedeutsam hält, etwas zu schreiben. Dieses expressive Schreiben ist „offenbar nur hilfreich, wenn wir versuchen, schreibend ein Ereignis zu verstehen, das wir bisher noch nicht verstanden haben" (Pennebaker 2010, S. 73). Durch Nachfragen ermutige ich mein Gegenüber während einer Sitzung, den eigenen Text ständig zu erweitern.

> Besonderes Interesse besteht bei mir für die „Wendepunkte": Wodurch fiel eine positive Linie ins Negative? Und welche Ereignisse, Erkenntnisse oder Personen tragen dazu bei, dass eine Linie im absoluten Tief wieder steigt und ins Positive hineinragt? Diese – oft mentalen – Kräfte stehen auch heute noch den Menschen zur Verfügung.

Selbst ein altersschwacher Mensch ist voller Erinnerungen, Einstellungen, Erwartungen und Erkenntnisse. Diese aufzuschreiben, stellt gehortete Schätze dar (auch wenn sie einem jungen Menschen von heute nicht immer gefallen werden). So oft habe ich gehört: „Mein Leben … Ach, das war nicht Besonderes …" Und dann sprudeln sie, weil ihnen eben ihr Leben nah geht!

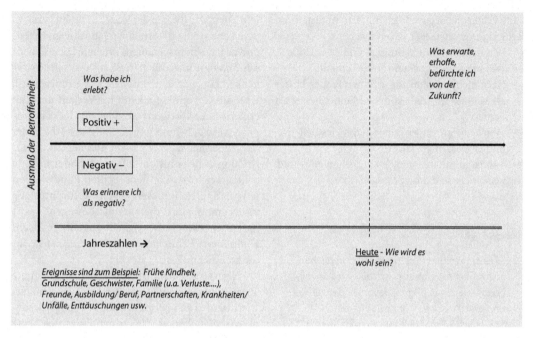

⬢ Abb. 7.5   Skizze: Lebensstrang

Praxistipp

In einer Gruppe spreche ich über die Vereinbarung, dass jede Person ihren Schutzraum haben darf und soll: Sowohl die „Schreibarbeit" als auch die sich anschließende „Aussprache" (sofern gewünscht) verpflichtet niemanden, sich zu offenbaren. Die Skizzen sind für andere tabu! Sehr wohl können und wollen wir aber Erfahrungen austauschen und überlegen, welche Vorgehensweisen für unsere Gesprächspartner/-innen geeignet sein könnten. Darüber hinaus rege ich dazu an, dass alle auch außerhalb der „Arbeitsstunden" an den Themen weiter schreiben.

■ **Noch zwei Anmerkungen zum Vorgehen**

Erstens sind in manchen Fällen Kinder oder Enkel gute Gesprächspartner für die älteren Menschen. Die strukturierten und ehrlichen Fragen der Jüngeren geben den Älteren auch das Gefühl, geschätzt und in ihrer Lebensauffassung gewürdigt zu werden.

Zweitens müssen Menschen zuweilen in ihrem Schreibdrang gebremst werden. Gerade sogenannte „Alpha-Tiere" sollten durch geschickte Fragen dazu gebracht werden, nicht ständig nur ihre „Heldentaten" aufs Papier zu bringen. Hier bietet sich ein provozierter Perspektivwechsel an (z. B.: „Wie denken Sie, haben andere Menschen Sie in der Situation zur Kenntnis genommen?" Oder: „Was meinen Sie, wie Ihre Kinder Sie in der Rolle erlebt haben?")

Die Biografiearbeit mit älteren Menschen ist nicht nur lehrreich und interessant, wir können und sollten den alten Menschen auch etwas sehr Schönes ermöglichen. Wir sollten ihnen ermöglichen, ihre Abendträume mit Dankbarkeit für ihr Leben zu füllen und ihr verbleibendes Leben in ein Licht von Zuneigung und Liebe zu tauchen, indem sie gern aus dem Gefäß ihrer Erinnerung trinken …

■ **Und zu guter Letzt …**

Es gibt immer wieder bei einigen Menschen zum Ende ihres Lebens hin den Wunsch, neben den formalen Faktoren ihres baldigen/abzusehenden Sterbens auch ihre „letzten Gedanken" zu formulieren oder niederzuschreiben.

> ⊗ Der Ansatz von Chochinov (2005; Chochinov et al. 2012) beschreibt im Rahmen seines „Dignity-Modells" ein Vorgehen, das sich m. E. sehr eignet, um Menschen an der Lebensgrenzen noch einmal die Möglichkeit zu eröffnen, Dinge zu sagen und Gedanken zu äußern, die bisher noch unausgesprochen waren.

» Durch gezieltes Nachfragen und Aufschreiben der Erinnerungen, Wünsche und Anliegen der Patienten soll die Wertschätzung für das eigene Leben erhöht, die Sinnfindung und die Bedeutung des eigenen Lebenswerkes erkannt oder verstärkt werden (Schramm et al. 2014).

Es bietet sich ein Vorgehen in drei Schritten an. Zuerst werden in ein bis zwei Gesprächssitzungen anhand eines Fragenkatalogs (► Übersicht) allgemeine Dinge zur Sprache gebracht. Die/der Berater/-in oder Begleiter/-in notiert dazu die Aussagen oder nimmt das Gespräch auf Band auf (immer mit der Einwilligung des Gegenübers). Sodann werden die transkribierten und editierten Texte mit der Gesprächspartnerin/dem Gesprächspartner besprochen und ggf. ergänzt bzw. korrigiert. Hierbei kann noch einmal eine Kürzung oder Zusammenfassung bzw. eine Umstellung der Wertigkeiten erfolgen. Dabei sollte auch darauf geachtet werden, dass potenziell für Angehörige verletzende Inhalte möglicherweise überarbeitet oder eliminiert werden (können). Hierbei kommt einer Schlussaussage, wie z. B. „Ich wünsche Euch allen Gottes Segen" oder „Ich hätte in meinem Leben nichts anders machen wollen" oder „Ihr ward mir alle eine unglaubliche Bereicherung meines Lebens … " eine besondere Bedeutung zu. In einem dritten Schritt wird der Gesprächspartnerin/dem Gesprächspartner das überarbeitete und vollständige Dokument überreicht. „Dies ist emotional häufig sehr bewegend, weil die Patienten ihre Worte, Gedanken und Gefühle ausgesprochen hören" (Schramm et al. 2014, S. 101). Dieses fertige Skript wird der Gesprächspartnerin/dem Gesprächspartner zur Verfügung gestellt, und sie/er kann es den eigenen Angehörigen aushändigen oder nach seinem Tode zustellen lassen.

Fragenkatalog (erweiterte Fassung nach der „Dignity Therapy" von Chochinov)
Zitiert nach Schramm et al. 2014, S.99 ff.

- Erzählen Sie mir bitte etwas aus Ihrem Leben; besonders über die Ereignisse, an die Sie sich besonders gern oder auch ungern erinnern – und die für Ihr Leben wichtig waren.
- Was war Ihrer Meinung nach Ihre beste Zeit?
- Was waren Ihre wichtigsten Rollen, die Sie in Ihrem Leben eingenommen haben (familiär, beruflich oder gesellschaftlich)? Warum waren Ihnen diese Rollen wichtig – und was haben Sie mit Ihrem Engagement erreicht?
- Worauf sind Sie besonders stolz? Was hat Sie besonders glücklich gemacht?
- Was haben Sie in Ihrem Leben gelernt, was Sie anderen Menschen (z. B. Kindern oder Enkeln) gern weitergeben möchten? Gibt es einen Rat oder eine besondere Lebensweisheit, den oder die Sie gern an die nächste Generation weitergeben würden?
- Gibt es bestimmte Dinge, die Sie Ihrer Familie über sich mittteilen möchten? Gibt es vielleicht gewisse Erinnerungen, die Ihnen besonders wichtig sind?
- Gibt es Dinge, von denen Sie merken, dass sie noch ausgesprochen werden sollten? Was macht es Ihnen schwer, über diese Dinge zu sprechen?
- Gibt es etwas, was Sie auf alle Fälle (jetzt oder später) Ihren Angehörigen gern noch einmal sagen möchten?
- Hüten Sie bis zum heutigen Tag ein Geheimnis, das (jetzt oder später) gelüftet werden sollte? Wer sollte davon erfahren?
- Was sind Ihre Hoffnungen und Wünsche für Ihre Angehörigen? An welche Angehörige haben Sie besondere Wünsche?
- Gibt es Worte/Botschaften oder vielleicht sogar dringende Empfehlungen, die Sie Ihren Angehörigen mitgeben möchten,

> um ihnen zu helfen, die Zukunft gut zu
> bewältigen?
> ─ Sind Ihnen während des Gesprächs noch
>   andere Dinge eingefallen, die wir noch als
>   Thema aufnehmen sollten?

Eine besondere Herausforderung ist es sicherlich, solch ein Vorgehen mit hochbetagten Menschen, die bereits durch erhebliche kognitive Einschränkungen gekennzeichnet sind, oder mit Menschen mit Demenz zu praktizieren. Doch der Aufwand lohnt, denn nicht nur die professionelle Altenpflege nutzt das biografische Arbeiten in ihrer täglichen Praxis, sondern auch Angehörige, die z. B. in der Alzheimer Angehörigen-Initiative organisiert sind, setzen darauf. Und erste wissenschaftliche Untersuchungen haben das biografische Arbeiten als wirkungsvoll nachgewiesen (Berendonk et al. 2014).

Literatur

Ausländer R (1976) Gesammelte Gedichte. Braun, Leverkusen

Berendonk C, Stanek S, Schönit M, Kaspar R, Bär M, Kruse A (2014) Biographiearbeit in der stationären Langzeitpflege von Menschen mit Demenz: Potenziale des DEMIAN-Pflegekonzepts. Z Gerontol Geriatr 44(1): 13–18

Bode S (2005) Die vergessene Generation. Piper, München

Bode S (2015) Nachkriegskinder. Klett-Cotta, Stuttgart

Brewin CR, Lennard H (1999) Effects of mode of writing on emotional narratives. J Trauma Stress 12: 355–361. doi:10.1023/A:1024736828322

Buchmann KE, Frey-Luxemburger M (2014) Der Ton macht die Musik – der Taschencoach für gelungene Kommunikation. Klett-Cotta, Stuttgart

Chochinov HM (2005) A novel psychotherapeutic intervention for patients near end of life. J Clin Oncol 23(4): 5520–5525. doi:10.1200/JCO.2005.08.391

Chochinov HM, Cann B, Cullihall K et al. (2012) Dignity therapy: A feasibility study of elders in long-terms care. Palliat Support Care 10(1): 3–15. doi:10.1017/S1478951511000538

Forstmeier S, Maerker A (2008) Probleme des Alterns. Hogrefe, Göttingen

Hüther G (2011) Was wir sind und was wir sein könnten. Ein neuro-biologischer Mutmacher. Fischer, Frankfurt am Main

Koch HH, Keßler N (2002) Ein Buch muss die Axt sein … Schreiben und Lesen als Selbsttherapie. Königsfurt, Kiel

Maerker A, Forstmeier S (2013) Der Lebensrückblick in Therapie und Beratung. Springer, Berlin

Morgenstern I, Girgensohn K (2011) Die Heilkraft der Sprache. (Lehrbrief, unveröffentlicht)

Pennebaker JW (2010) Heilung durch Schreiben. Huber, Bern

Pennebaker JW, Hughes CF, O'Heeron RC (1987) The psychophysiology of confession. Linking inhibitory and psychosomatic process. J Personality Social Psychol 52(4): 781–793. doi:10.1037/0022-3514.52.4.781

Petzold H, Orths I (2000) Poesie und Therapie. Junfermann, Paderborn

Reddemann L (2015) Kriegskinder und Kriegsenkel. Folgen der NS-Zeit und des Zweiten Weltkriegs erkennen und bearbeiten – Eine Annäherung. Klett-Cotta, Stuttgart

Rico GL (1999) Von der Seele schreiben. Im Prozess des Schreibens den Zugang zu tiefverborgenen Gefühlen finden. Junfermann, Paderborn

Schramm A, Berthold D, Weber M, Gramm J (2014) Eine psychologische Kurzintervention zur Stärkung von Würde am Lebensende. Z Palliativmed 15(3): 99–101. doi:10.1055/s-0033-1362464

Werder L von (1988) Schreiben als Therapie. Pfeiffer, München

Schreiben mit Demenzkranken: Impuls zur Belebung der beeinträchtigten Kommunikation

Erinnerungsalbum mit Nutzwert für Angehörige und andere pflegende Personen

Raimund Frings

© Springer-Verlag Berlin Heidelberg 2016
I. Kollak (Hrsg.), *Menschen mit Demenz durch Kunst und Kreativität aktivieren*,
DOI 10.1007/978-3-662-48825-6_8

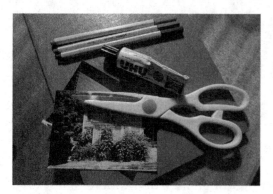

Bei von Demenz betroffenen Menschen schwindet schon in einem relativ frühen Stadium der Erkrankung die Fähigkeit, sich mündlich und schriftlich wie gewohnt auszudrücken. Die Gespräche holpern und stocken, Anlässe zum Schreiben von Notizen oder gar eines Briefes werden gemieden. Daraus entsteht unmerklich, aber fortschreitend ein Kommunikationsdefizit, das für die Menschen mit Demenz einen Verlust an Autonomie und eines Teils ihrer Partizipation an sozialer Interaktion bedeutet. Dieses Schwinden empfinden sie nicht nur geistig, sondern auch psychisch als schmerzhafte Belastung ihres Alltags.

Von der Demenzerkrankung eines Familienmitglieds ist zusätzlich besonders das enge Umfeld betroffen, das sich den Veränderungen erst stellen muss und auf die Persönlichkeitsveränderungen der Angehörigen in der Regel nicht vorbereitet ist. Es ist wesentlich, den Dialog zwischen Betroffenen und dem unmittelbarem Umfeld so lange wie möglich in guter Qualität aufrechtzuerhalten. Eine der wesentlichen Aufgaben aus therapeutischer Sicht sollte daher die dauernde Stärkung des Selbstwertgefühls der Betroffenen sein.

Gesprächs- und Schreibtherapie kann – besonders beim Beginn von demenziellen Erkrankungen – genauso wie Kunst- und Musiktherapie ein Mittel sein, altes Selbstbewusstsein wiederzuerwecken und dem betroffenen Menschen die Möglichkeit zu geben, sich intensiv mit seiner Vergangenheit auseinanderzusetzen. Zusätzlich kann der bereichernde innere Kontakt mit den Angehörigen, der im fortschreitenden Verlauf dieser Krankheit immer mehr schwieriger wird, so in gewissem Umfang stabilisiert werden (❏ Abb. 8.1).

In einer Schreibwerkstatt mit Menschen mit Demenz und ihren nächsten Angehörigen habe ich Möglichkeiten getestet, durch Schreibübungen einen trotz der Erkrankung erfüllenden, beiderseitigen Dialog aufrechtzuerhalten. Dieser Dialog soll zum einen die Identität der betroffenen Person durch Impulse an die Erinnerungsfähigkeit stärken und zum anderen den Angehörigen einen angemessenen kommunikativen Umgang – in einer gemeinsam verbleibenden Realität – ermöglichen.

8.1   Das Projekt „Schreibwerkstatt mit Menschen mit Demenz"

Die Schreibwerkstatt findet im sogenannten „Dienstagskreis" der Mannheimer Lukaskirche statt. Vor Beginn des Projekts hatte ich in diesem Kreis bereits mehrere Vormittage mit Schreibübungen gestaltet. Inhalte waren Wort- und Sprachrätsel, die zunächst nur mündlich im verbalen Gesprächskontext eingeführt wurden. Nach ersten spielerischen Schreibübungen konnten die Teilnehmenden kleine Texte – als Botschaften an Freunde und/oder Angehörige gerichtet – verfassen. Diese Texte wurden auf Postkarten geschrieben und anschließend von mir tatsächlich an die Adressaten verschickt.

Die Resonanz war überraschend. Verloren geglaubte emotionale Nähe von Betroffenen zu ihren Angehörigen konnte wieder ausgedrückt und tiefer empfunden werden. Ergebnis war für die Betroffenen die Wiedergewinnung eines Teils ihrer „alten", bereits verloren geglaubten Dialogfähigkeit und für die sich in der Pflege aufopfernden Angehörigen eine „kleine Belohnung".

An diese Übungen habe ich mit einer Schreibwerkstatt für Menschen mit Demenz in dieser Einrichtung angeknüpft. Die Gruppe hat an sechs Vormittagen in den Monaten Januar bis Juli 2015 stattgefunden. Aus der Arbeitshypothese, dass ein therapeutischer Erfolg für die Erhaltung der Kommunikationsfähigkeit gerade im Hinblick auf den alltäglichen, häuslichen Dialog der Betroffenen mit ihren pflegenden Angehörigen gewonnen werden kann, habe ich beide Seiten zusammen als „Paare" für Schreib- und Gesprächsübungen zusammengebunden. Mein Ziel war es, Impulse zur Belebung der beeinträchtigten Kommunikation bei Menschen mit

Demenz und ihren Menschen aus der unmittelbaren Umgebung zu setzen.

Die nun durchgeführte Schreibwerkstatt hat vielfältige und meine These bestätigende Ergebnisse erbracht, die ich derzeit in meiner Masterarbeit im Studium „Biographisches und Kreatives Schreiben" an der Berliner Alice Salomon Hochschule in einer Fallstudie noch näher untersuche und dokumentiere. Erste Teilergebnisse und vorläufige Schlussfolgerungen kann ich bereits im Rahmen dieses Aufsatzes skizzieren.

In diesem Buchbeitrag stelle ich jedoch besonders mein Konzept für diese Schreibwerkstatt vor, das auf medizinischen, psychologischen und pflegerischen Erkenntnissen der letzten Jahrzehnte zum Umgang mit Menschen mit Demenz fußt. Die sich von Termin zu Termin vorantastende schrittweise Erstellung eines individuellen Erinnerungsalbums ist das greifbare Ergebnis des Projekts, das nicht nur die Betroffenen und ihre Angehörigen aktiv beschäftigte, sondern auch etliche begleitende Pflegepersonen. Letztere habe ich bewusst miteinbezogen, um eine sorgfältige Begleitung der nicht selbstverständlichen „Paar"-Situationen zu gewährleisten.

❯ **Vorreiterin in der Neubewertung der Kommunikation vom Menschen mit Demenz ist die 1932 in Deutschland geborene Amerikanerin Naomi Feil, die die Methode der Validation entwickelt hat. Die amerikanische Gerontologin versteht unter Validation, dass Pflegende Menschen mit Demenz in deren Realität und Sichtweise akzeptieren und wertschätzen, auch wenn Aktionen und Reaktionen der Betroffenen sich aus der Sicht gesunder Menschen nicht selbstverständlich erschließen. Gerne wird die Validation auch als empathische Kommunikation bezeichnet (Feil 2010).**

Eine solcherart einfühlsame Kommunikation ist sozusagen die Vorbedingung, um diese sehr spezielle Form einer Schreibwerkstatt durchführen zu können. Insofern möchte ich in diesem Konzept besonders auf diesen Aspekt ausführlich eingehen und ihn näher beleuchten. Die konzipierten Schreibübungen und -spiele, die in der geplanten Schreibgruppe zum Tragen kamen, sind aus dieser Idee heraus zu verstehen. Vor allem der Lernerfolg bei der Zielgruppe der Angehörigen wird ohne tieferes Verständnis der Feil'schen Methode der Validation (und ihrer Nachfolger/-innen) nur schwer zustande kommen.

8.2 Auswirkungen der Demenz bei Betroffenen und deren Angehörigen

Demenz ist eine degenerative Erkrankung des Gehirns, die in verschiedenen Formen auftritt. Es handelt sich um ein Syndrom, das heißt, um eine Gruppe von Symptomen, die auf das Vorhandensein einer chronischen Hirnerkrankung hinweisen. Verlauf und Symptomatik können durchaus unterschiedlich sein. Nach Haberstroh et al. 2011 ist daher kein einheitliches Krankheitsbild vorzufinden und allgemeingültige Aussagen für alle betroffenen Personen können nicht aufgestellt werden.

Bei etwa der Hälfte der Betroffenen stehen zu Beginn der Erkrankungen kleinere Beeinträchtigungen des Gedächtnisses sowie häufig eine nicht korrekte zeitliche und örtliche Orientierung. Im weiteren Verlauf kommen weitere kognitive Störungen wie Wortfindungsschwierigkeiten, beeinträchtigte Fähigkeit zum komplexen Denken, Aufmerksamkeitsdefizite und Störungen beim Planen und Problemlösen hinzu. Die Selbstständigkeit im Alltag ist damit deutlich eingeschränkt (Haberstroh et al. 2011, S. 3; Engel 2006, S. 14 ff. sowie Engel 2007, S. 10 ff.).

Weitere Symptome wie Depression, Apathie und/oder Reizbarkeit, Angst, Halluzinationen, enthemmtes Verhalten und Neigung zu Aggressionen verschlimmern den ohnehin labilen Zustand der Betroffenen. In der medizinischen Diagnostik spielen diese emotionalen bzw. auf das soziale Umfeld wirkenden Symptome nur eine untergeordnete Rolle. In der häuslichen Pflege werden sie zur entscheidenden Belastung und führen oft zur Übersiedlung aus dem gewohnten Haushaltsumfeld in ein Pflegeheim (Haberstroh et al. 2011, S. 4).

Mit dem schleichenden Verlust der geistigen Fähigkeiten wird auch das Selbstbild des betroffenen Menschen angegriffen. Gerade dieses Selbstbild beruht aber auf einem intakten Gedächtnis, das durch den andauernde Zufluss und die Speicherung von neuen Erlebnissen und Informationen geprägt ist. Typisch für Demenzerkrankungen ist der Verlust des Kurzzeitgedächtnisses, in dem gerade erst erlebte Ereignisse gespeichert werden (Haberstroh et al. 2011, S. 5; Engel 2007, S. 25 f.). Der Hauptbestandteil des Selbstbildes speist sich aber aus dem Langzeitgedächtnis, in dem die Identität jedes Einzelnen (Beruf, Familienstand, Fähigkeiten, Haltungen, Werte, Bedürfnisse, kurz: die ganze Persönlichkeit) verankert ist (Engel 2007; S. 77; Steiner 2010, S. 41.).

Dazu Steiner, Leiter des Studiengangs Logopädie an der Hochschule für Heilpädagogik in Zürich, mit einer fachspezifisch geprägten Definition:

» Demenz ist eine degenerative Erkrankung des Gehirns mit einem chronisch-progredienten Abbau kognitiv-mnestischer Funktionen. Der Abbau äußert sich durch alltagsrelevante Gedächtnis- und Orientierungsstörungen (…). In der Folge kommt es zu Veränderungen des Verhaltens, des Empfindens und der Kommunikation. Diese Veränderungen erschweren oder gefährden eine aktive, selbständige Lebensführung und die Beziehung zu anderen Menschen. Die Diagnose Demenz setzt einen hirnorganischen Nachweis voraus und schließt eine Beeinträchtigung der Bewusstheit aus. Zusammenfassend können wir bei Demenz von einer Hirnwerkzeugs-, Hirnorganisations- und Verhaltenskontrollstörung sprechen (Steiner 2010, S. 41).

Die Psychologin Sabine Engel vom Gedächtnis-Zentrum des Instituts für Psychogerontologie der Universität Erlangen-Nürnberg beschäftigt sich seit vielen Jahren mit Demenz-Diagnostik und therapeutischem Gedächtnistraining und hat ein viel beachtetes Schulungsprogramm für Angehörige von Demenzkranken entwickelt (Engel 2006). Über den unschätzbaren Wert der Erinnerungsfähigkeit beim Menschen schreibt sie:

» Wenn aber nichts Neues mehr in das Langzeitgedächtnis aufgenommen werden kann, kann ein Mensch seine Lebensgeschichte nicht

mehr fortschreiben. Sein inneres Tagebuch hat ab einem bestimmten Zeitpunkt nur noch leere Seiten, weil die Mitschrift abbricht und neue Erlebnisse und Erfahrungen nicht mehr festgehalten werden können (Engel 2006, S. 136).

Ein wirksames Heilmittel gegen die Alzheimer-Demenz gibt es trotz jahrzehntelanger Forschung nicht. Bislang hat jeder neue Therapieansatz in der Behandlung am Menschen versagt. Doch steht ein ganzes Bündel an hilfreichen Therapieansätzen zur Verfügung, um das Fortschreiten der Krankheit zu verlangsamen, die Symptome zu lindern und auch den pflegenden Angehörigen wirksame Unterstützung zu geben (Haberstroh et al. 2011, S. 7; Engel 2007, S. 69).

Zur individuellen therapeutischen Vorgehensweise gehören neben der fachärztlichen Betreuung (Gerontologe/-in, Psychologe/-in) auch die intensive Betreuung durch die Hausärztin/den Hausarzt, die weitere Risikofaktoren im Krankheitsverlauf erkennen und benennen sowie eine medikamentöse Basistherapie ansetzen sollten. Hierzu gehören Antidementiva zur Behandlung der kognitiven Symptome und der behutsame Einsatz von Psychopharmaka, um die Auswirkungen der nichtkognitiven Symptome wie Depressionen oder Wahnvorstellungen zu lindern. Mit dazu gehören Trainingsprogramme wie kognitives Training, Logo- oder Ergotherapie. Dazu sind Musiktherapie oder sensorische Verfahren wertvoll, die auf eine Verbesserung des Lebensgefühls der Patienten setzen.

Besonders sinnvoll sind Trainingsprogramme, die sich gezielt auch an Angehörige bzw. Pflegepersonen richten. Dass besonders die Angehörigen einen wesentlichen Beitrag leisten, damit Menschen mit Demenz lange in ihrer gewohnten häuslichen Umgebung bleiben können, ist unbestritten. Dass sie aber auch bei der Therapiearbeit der Betroffenen eine wesentliche Rolle spielen können, ist in den letzten Jahren mit in den Fokus genommen worden (Steiner 2010, S. 76; Haberstroh et al. 2011, S. 18 ff.; Engel 2006, S. 119 ff., 130 ff.).

❯ **Allerdings benötigen gerade auch die Angehörigen, die Familienmitglieder mit Demenz zu Hause versorgen, selbst**

therapeutische Angebote, um die hohen emotionalen Belastungen bei der Pflege verarbeiten zu können. Zukunftsangst, Trauer, Scham und Depressionen sind Gefühle, die viele Ehepartner oder Kinder von Betroffenen rasch kennen lernen müssen. Die Veränderungen der Paarbeziehung führen zu Überforderung, Ungeduld, Unzufriedenheit, ja sogar zu Wut sowie Kränkung durch Missverständnisse und Vorwürfe (Steiner 2010, S. 44).

Insofern ist die Aufrechterhaltung bzw. Wiederherstellung einer befriedigenden Kommunikation zwischen den Menschen mit Demenz und ihren Angehörigen eine Vorbedingung für die fruchtbare Bewältigung des Alltags in einer betroffenen Familie.

8.3 Kommunikation mit Menschen mit Demenz

Die Betroffenen verlieren im Laufe ihrer Krankheit viele ihrer kognitiven Fähigkeiten und damit einen großen Teil ihres Selbstvertrauens. Wesentlich für die veränderte Kommunikationsstruktur ist auch der Verlust der Fähigkeit, mitzufühlen.

» Der Kranke ist nicht mehr in der Lage, seine Perspektive, seine Sicht der Dinge, seine Belange und Bedürfnisse einmal beiseite zu lassen und sich in die Lage eines anderen hineinzuversetzen. Er kann es nicht mehr …

konstatiert die Psychologin Sabine Engel (2006, S. 114). Die für ein Verständnis notwendige Empathie ist aus der Sicht eines Menschen mit Demenz nicht mehr gegeben.

Damit ist – laut herkömmlicher Dialogmodelle – das Verhältnis eines Menschen mit Demenz zu pflegenden Angehörigen und anderen pflegerischen Bezugspersonen als gestört anzusehen. Als Beispiel sei hier der Kommunikations-Grundsatz: „Ich bin o.k. Du bist o.k." aus der Transaktionsanalyse-Theorie des Psychiaters und Buchautors Thomas A. Harris genannt. Nach diesem Modell funktioniert die Kommunikation zwischen zwei Personen immer

dann besonders gut, wenn beide Seiten sich empathisch annehmen. Gelingende Kommunikation setzt nicht nur Selbstakzeptanz, sondern auch die volle Akzeptanz des Anderen voraus (Harris 1975; Engel 2006, S. 100 ff.).

Begegnen sich ein Mensch mit Demenz und ein Angehöriger, ohne dass Kenntnis und Einsehen in die veränderte Realität vorhanden sind, kann Kommunikation nach dem Modell „Ich bin o.k. Du bist o.k." nur zu Missverständnissen führen. Die betroffene Person spürt das Unbehagen des Angehörigen und spürt sein „Versagen". Der Angehörige ist voller Ungeduld und Unverständnis und hat gleichzeitig ein schlechtes Gewissen und Scham dem Betroffenen gegenüber (Engel 2006, S. 101).

Das Missverständnis und seine Folgen sind auch mit Hilfe des Vier-Seiten-Modells oder des Kommunikationsquadrats von Friedemann Schulz von Thun belegbar. Das Modell des Psychologen und Kommunikationswissenschaftlers besagt, dass jede Äußerung auf vier Ebenen interpretiert werden kann – vom Sender der Äußerung wie auch vom Empfänger. Neben der reinen Sachseite einer Nachricht gibt es auch noch die Ebenen der Selbstoffenbarung, die Beziehungsseite und die Appellseite. Beide Dialogpartner/-innen schaffen es gemäß dieses Modells nicht, die vier Botschaften geeignet zu adressieren bzw. zu dechiffrieren. Der Mensch mit Demenz nicht, weil ihm vor allem die kognitiven Mittel und das Selbstbewusstsein fehlen, sich entsprechend auszudrücken, der Angehörige, weil ihm das Wissen über die Hintergründe der Krankheit fehlen und er zugleich emotional und zeitlich stark belastet ist (Schulz von Thun 1981; Engel 2006, S. 94 ff.).

> Auch wenn bei dem Menschen mit Demenz die Gedächtnisleistung und damit die Fähigkeit, sich mündlich wie schriftlich auszudrücken (und dazu in der Folge das Selbstwertgefühl) mehr und mehr schwinden, ist aber der große Wunsch nach Kommunikation bis ins späte Stadium der Krankheit vorhanden. Die Bedürfnisse und „Lebensthemen" eines Menschen mit Demenz in seinem „Kommunikationsalltag" sind demnach unverändert (Haberstroh et al. 2011, S. 11 f.; Steiner 2010, S. 57 f.).

8.4   Validation nach Naomi Feil

An diesem Punkt setzt das in vielen Jahren von der Gerontologin Naomi Feil erforschte Modell zur Kommunikation mit Menschen mit Demenz an. Sie hält dazu an, den Betroffenen in ihrer Welt zu begegnen und nicht die eigene Realität zum Maßstab zu nehmen. Wenn dies gelingt, können Angehörige und Pflegende das Vertrauen des Betroffenen nachhaltig gewinnen und erhalten. Die Validation soll den Menschen mit Demenz ihre Würde als Persönlichkeit erhalten. Die Validation ist in der Altenarbeit weit verbreitet und anerkannt (Engel 2006, S. 124 ff.).

Naomi Feil wuchs in einem von ihrem Vater geführten Altersheim in Ohio auf; die Mutter leitete dort die Abteilung für Sozialarbeit. Nach dem Erwerb eines Masters für Sozialarbeit begann Naomi Feil ihre Arbeit mit alten Menschen. Sie empfand die traditionellen Arbeitsmethoden mit desorientierten alten Menschen als unbefriedigend und entwickelte aus diesem Grund zwischen 1963 und 1980 ihre neue Kommunikationsmethode. Die Maximen der Validation lauten wie folgt:

» Die Patienten müssen unbedingt ihre Gefühle herauslassen, die ein Leben lang in ihnen eingesperrt waren. Sie müssen das Gleichgewicht wiederherstellen und ihre Einsamkeit vermindern, wenn die Sehkraft, das Gehör, die Beweglichkeit und das Kurzzeitgedächtnis schwächer werden. Sie müssen ihre früheren sozialen Rollen wiederherstellen, sie sehen oft in Personen der Gegenwart wichtige geliebte Menschen aus der Vergangenheit (Feil 2010, S. 41 f.).

> Leitgedanke und Erkenntnis Naomi Feils nach der jahrelangen Arbeit mit „hochbetagten Verwirrten": „Wenn sie validiert werden, wenn man auf ihre sozialen und psychischen Bedürfnisse eingeht, versinken sie nicht in der Phase des Vegetierens. Sie können bis zum Tod mit uns kommunizieren" (Feil 2010, S. 43). Oberstes Prinzip ist es, zu akzeptieren, dass der Kranke in seiner Innenwelt lebt, die in steigendem Maße nicht mehr viel mit seiner wirklichen, aktuellen Lebenssituation zu tun hat (Engel 2007, S. 124).

Eine wertschätzende, bestätigende Kommunikation mit den Demenzkranken postuliert auch die Psychologin Barbara Romero, die in der Kurklinik Bad Aibling ein Alzheimer Therapiezentrum leitet und die Selbsterhaltungstherapie (SET) entwickelt hat. „Äußerungen des Kranken werden bestätigt, nicht widerlegt. Unterlaufen den Menschen mit Demenz Missgeschicke, so wird er nicht bloßgestellt, bei gelungenen Aktionen großzügig gelobt." (nach Bauer-Söllner 2012). Es geht also für Angehörige besonders darum, die innere Welt des Patienten zu verstehen und sich entsprechend einzufühlen (Engel 2006, S. 119 ff.).

Gleichwohl ist es wichtig, die individuelle Biografie der Betroffenen ernst zu nehmen und die besonderen Lebensthemen weiter zu verfolgen.

» Als Lebensthemen bezeichnet man solche Ereignisse, Fähigkeiten und Eigenschaften, die das Leben eines Menschen reich und bedeutsam gemacht haben und immer noch machen. (Haberstroh u.a. 2011; S. 12 f.).

Denn diese Lebensthemen bleiben im Verlauf der Demenz erhalten und bilden eine wichtige Stütze des Selbstwertgefühls; das Erinnern an diesen persönlichkeitsbildenden Teil der Vergangenheit ist für die Betroffenen heilsam. Über diese Themen kann die Kommunikation auch immer wieder neu entfacht und ein Dialog aufrecht gehalten werden (Haberstroh et al. 2011, S. 14; Engel 2006, S. 144 f.).

Aus dieser Perspektive erscheinen Biografie- und Erinnerungsarbeit als sinnvolle therapeutische Maßnahmen. Diese Erkenntnis „basiert auf der Erfahrung, dass das Erzählen von Erinnerungen eine heilende Kraft auf den Menschen haben kann" (Engel 2006, S. 145 f.). Mit der Anlage von Tagebuch und/oder Erinnerungsalben kann diese Heilwirkung gestützt werden, wobei der lange Erhalt des Langzeitgedächtnisses weitere positive Effekte möglich macht. Basis dieser möglichen Erfolge ist naturgemäß die produktive und empathische Mitwirkung der Angehörigen (Feil 2010, S. 128 f.; Engel 2006, S. 147 ff.; Haberstroh et al. 2011, S. 61 ff.).

8.5 Vorbereitung der Schreibwerkstatt

Ausgehend von diesen Vorüberlegungen habe ich mich entschlossen, im Dienstagskreis der Mannheimer Lukaskirche eine Schreibwerkstatt durchzuführen, in der die besondere Situation von Menschen mit Demenz und ihren Angehörigen berücksichtigt wird. In diesem Kreis kommen Woche für Woche Menschen mit Demenz zusammen, um jeweils von 9.30 bis 12.30 Uhr gemeinsam zu kochen, zu singen, Geschichten zu hören und selbst zu erzählen, zu malen oder anders kreativ zu sein. Zwei hauptamtliche und mehrere ehrenamtliche Mitarbeiter/-innen tragen den Dienstagskreis, sodass eine 2:1-Betreuung möglich ist. Den Mitarbeitenden ist es wichtig, dass sich die Gäste des Dienstagskreises in ihren verbliebenen Ressourcen positiv wahrnehmen.

Die Menschen mit Demenz nehmen zum überwiegenden Teil mit großem Interesse an dem wöchentlich stattfindenden Gruppenvormittag teil. Die Betroffenen erleben das Zusammensein positiv und stabilisierend, nicht zuletzt wegen des guten Vertrauensverhältnisses mit der Leiterin Claudia Welker und den Mitarbeiter/-innen (◘ Abb. 8.2).

Die Schreibwerkstatt hat im ersten Halbjahr 2015 jeweils am dritten Dienstag eines Monats jeweils zur gewohnten Zeit stattgefunden. Mein Ausgangspunkt war, über eine Auseinandersetzung mit der Biografie und den Lebensthemen das angegriffene Identitätsbewusstsein des Patienten durch die Anlage eines selbst geschriebenen Erinnerungsalbums zu stärken.

Wie beschrieben, ist dabei ein funktionierender Dialog zwischen den Betroffenen und Angehörigem wichtig. Für die Schreibwerkstatt habe ich daher eine besondere personelle Zusammensetzung gewählt. Teilnehmende waren: acht Demenzpatient/-innen und acht Angehörige sowie zusätzlich zur Betreuung acht haupt- bzw. ehrenamtliche Mitarbeiter/-innen des Dienstagskreises.

Die aufgestockte Anzahl der Teilnehmenden ergibt sich zum einen aus dem inhaltlichen Konzept – der Förderung der Kommunikation. Zum anderen ist meiner Überzeugung nach aber auch die Präsenz von einigen Mitarbeiter/-innen der Dienstagsgruppe notwendig, um spontane Kommunikationsstörungen in

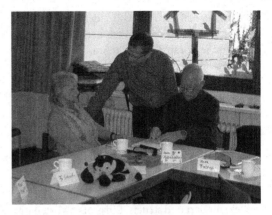

◘ **Abb. 8.2**   Im Gespräch. © Iris Frings

der Gruppe (zumeist alters- bzw. krankheitsbedingt, aber auch innerhalb der Paarbeziehungen) zu antizipieren und zu ordnen, ohne dass der Gesamtablauf behindert wird.

Als Leiter dieser Schreibgruppe habe ich die Angehörigen etwa sechs Wochen vor Beginn (das heißt Mitte November 2014) mit einem schriftlichen Handout über das Vorhaben informiert und die sechs Termine im ersten Halbjahr 2015 vorgestellt. Vorüberlegungen und Abstimmungen dazu hatten zu diesem Zeitpunkt mit der Leiterin des Dienstagskreises bereits stattgefunden.

Bei einem Informationstermin habe ich die Angehörigen, in der Regel Ehepartner der Betroffenen, über Idee und Rahmen der Schreibwerkstatt noch einmal persönlich informiert und die angestrebte Stärkung von Dialog- und Kommunikationsfähigkeit thematisiert. Dabei ist es mir gelungen, den Angehörigen das Projekt soweit nahezulegen, dass sie an den meisten der sechs Termine aktiv teilgenommen haben. Die Angehörigen – als festerer der beiden „Brückenpfeiler" in der Kommunikation mit den Betroffenen – sollten zumindest ansatzweise überzeugt sein, dass mit den Ergebnissen aus der Schreibgruppe gleichzeitig ein neugefundenes Medium in ihrem alltäglichen häuslichen Dialog eröffnet werden kann.

Die Angehörigen haben sich im Vorfeld auf die Schreibgruppe noch einmal zusätzlich vorbereitet, indem sie auf meine Bitte jeweils eine kleine Sammlung individueller biografischer Fundstücke (Fotos, Briefe etc.) für die Betroffenen angelegt haben, mit der dann an den Terminen als „identitätsstiftende Basis" spielerisch gearbeitet werden konnte. Diese biografische Vorab-Recherche war mir elementar wichtig, denn an diesen „Fund" kommen nur Menschen aus dem direkten Umfeld der betroffenen Menschen.

Meine Rolle in der Gruppe habe ich aus den geschilderten Umständen einerseits als Leiter gesehen, der die einzelnen Vormittage mit vorbereiteten Übungen gestaltet und strukturiert, andererseits als Moderator, der die einzelnen Personengruppen (Betroffene, Angehörige, Mitarbeitende) animiert und steuert. Ein großer Vorteil war es daher, dass ich in der Gruppe schon seit etwa 18 Monaten als ehrenamtlicher Mitarbeiter tätig war und bereits diverse Vormittagsprogramme mit Sprach- und Schreibspielen angeleitet hatte. Mit anderen Worten: Ich war bei den Teilnehmern als Person mit potenzieller Leitungsfunktion bereits eingeführt.

> **Praxistipp**
>
> Ich verstehe meine leitende Rolle als die eines Partners sowohl für die Betroffenen als auch für die Angehörigen und Mitarbeitenden. Ich folge dabei den Axiomen und Postulaten der Teamregeln der Psychologin Ruth Cohn: *Von der Psychoanalyse zur Themenzentrierten Interaktion. Von der Behandlung Einzelner zu einer Pädagogik für alle* (1975, S. 121 ff.) Außerdem orientiere ich mich beim Dialog mit den Betroffenen an dem Modell der „nichtdirektiven Gesprächsführung", das der Psychologe und Gesprächstherapeut Carl Rogers in den 1940er und 1950er Jahren entwickelt hat. Es besagt, dass der Therapeut (hier der Berater, d. Verf.) nicht direktiv in das Gespräch eingreift, sondern eine von Empathie getragene Atmosphäre schafft (Rogers 1999).

Das ganze Team des Dienstagskreises ist überdies in der Validation nach Naomi Feil geschult. Vertrauensvolle und wertschätzende Kommunikation mit den Teilnehmenden wird durchgängig praktiziert. Die biografische Arbeit und das heilsame Erinnern gehören ganz selbstverständlich zur Begleitung der Menschen mit Demenz.

8.6   Durchführung der Schreibwerkstatt

Bei den einzelnen Terminen der Schreibwerkstatt habe ich für jeden Vormittag jeweils klare inhaltliche Schwerpunkte gesetzt. Über Kindheit, Ausbildung bzw. Beruf, Familie etc. wurde schließlich in den späteren Terminen nach den Lebensthemen gesucht. Herausgearbeitet werden sollte hier, was für jede einzelne Person Identität stiftet, was ihren Mittelpunkt im Leben bildet. Angestoßen habe ich dies jeweils durch den Einsatz von Gedichten, Märchen, Musik, Filmen. Der Akzent der Schreibwerkstatt liegt neben anderen kognitiven wie sozialen Aspekten natürlich auf der Hinwendung zur schwindenden Ressource „Sprache" bzw. „Schreiben".

Den schreibtherapeutischen Akzent habe ich verbal zunächst nicht in den Vordergrund gestellt. Aus meiner Erfahrung in der Arbeit mit diesen Menschen hat sich gezeigt, dass erst das Funktionieren der Gruppe und des geselligen Gesamtrahmens die behutsame und fast unmerkliche Durchführung von Schreibübungen gewährleisten.

Die Teams saßen an mehreren im Viereck aufgestellten Tischen; das Viereck war an zwei Stellen bewusst unterbrochen, damit die Mitarbeiter/-innen des Dienstagskreises auch von innen zu ihren Partner gelangten und damit die Arbeitsatmosphäre aufgelockert werden konnte. Auf den Tischen waren Gegenstände verteilt, die mit den ersten Lebensphasen der Betroffenen in Verbindung standen: Bücher, Fotoalben, Spiel- und Handwerkzeug, Einrichtungsgegenstände etc. Außerdem stand für jedes Team Arbeitsmaterial zur Verfügung: Kulis, Papier, Schere und Klebestift. Leere Alben – größere Schreibhefte mit stärkeren Einbanddeckeln – wurden am Anfang ausgeteilt (◘ Abb. 8.3).

Die einzelnen Gruppenvormittage habe ich jeweils mit dem Einsatz verschiedener Medien begonnen: Sei es mit themenspezifisch passender Lektüre von Gedichten oder Märchen (zu Kindheit oder Beruf), oft auch mit verteilten Rollen, um die Aufmerksamkeit der Teilnehmenden zu steigern.

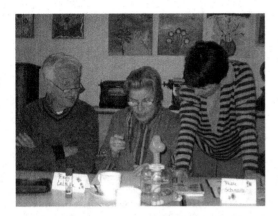

Hohe Akzeptanz fand auch die Vorführung von zeithistorischen Filmdokumenten aus Mannheim, bei denen die Betroffenen und ihre Angehörigen viele Anknüpfungspunkte an ihr eigenes Leben finden konnten. Daneben habe ich mit Musik gearbeitet, das heißt, ich habe Kinderlieder oder alte Schlager per CD vorgespielt und mit den Teilnehmenden nachgesungen.

So „aufgewärmt" habe ich dann konkret inhaltlich mit Fragebögen gearbeitet, in denen gezielt Details aus den Biografien der Betroffenen abgefragt und dann gemeinsam in den Dreierteams bearbeitet wurden. Dabei habe ich dann zum einen nach exakten biografischen Daten (z. B. Vater, Mutter, Geschwister, Beruf, Familienleben usw.) gefragt, zum Teil waren die Fragen aber auch spielerischer bzw. niedrigschwelliger angesiedelt (etwa der Bogen „Meine Vorlieben", in dem Lieblingsspeisen, Hobbys oder Ähnliches thematisiert wurden). Nach dem Gelingen der ersten Sequenzen habe ich die Fragebögen zunehmend anspruchsvoller gestaltet: „Landkarte meines Lebens", eine Deutschlandkarte, in die wichtige Orte eingetragen werden konnten oder „Woran glaube ich?", in dem es um die Kernfrage des Lebens geht.

Diese schriftlichen Passagen habe ich immer wieder mit Diskussionsrunden gemischt, um das Zusammenwirken der Gesamtgruppe jeweils zu sichern und neue Impulse zu geben. Oft habe ich die Einzelnen nach Details ihrer Antworten gefragt oder versucht, den Dialog der Paare untereinander in Gang zu setzen und die Fragebögen noch einmal mit weiterem Stoff anzureichern.

Anschließend habe ich die Teams animiert, die Eintragungen zusammen mit dem Fotomaterial passend in das Erinnerungsalbum mit Schere und Klebstoff einzufügen. Die Förderung der individuellen Gestaltung der jeweiligen Alben versteht sich von selbst.

Nach sechs Vormittagen haben die Erinnerungsalben mitunter erheblichen Umfang bekommen. Der Einsatz schriftlicher Sequenzen begleitete als „roter Faden" identitätsstiftend die Schreibwerkstatt und wurde für jeden Menschen mit Demenz in dem Erinnerungsalbum sichtbar.

Wie sich zeigte, ist die Fähigkeit zu schreiben zwar bei den meisten Teilenehmenden der Schreibwerkstatt weitgehend erhalten geblieben, das Vermögen aber, sich in komplexen Zusammenhängen auszudrücken, hat bei den Teilnehmenden – gerade in fortgeschrittenem Stadium der Erkrankung – doch erheblich nachgelassen. So haben sich kreative schriftliche Erzeugnisse der Menschen mit Demenz – was zu erwarten war – in Grenzen gehalten. Mit Hilfe der Angehörigen, die sich mit hohem Engagement und sehr empathisch bei der Beantwortung der Textaufgaben eingebracht haben, sind aber doch sehr intime Alben entstanden, die die Charakterzüge und Eigenschaften der Betroffenen zeigen und die wesentlichen Lebenslinien anschaulich und sehr persönlich darstellen.

Der therapeutische Erfolg zeigte sich daher am stärksten in der von Termin zu Termin besser funktionierenden Kommunikation in den Teams – vor allem unter den Lebenspartnern. Bewährt hat sich überdies die Unterstützung und Entlastung der Paare durch die Mitarbeitenden des Dienstagskreises. Ganz aus sich selbst funktionierte diese Unterstützung freilich nicht. Nach jedem Vormittag wurden in einer einstündigen Feedbackrunde mit der Leiterin des Dienstagskreises Ablauf und Resonanz der einzelnen Übungen supervisorisch besprochen und eventuell notwendige Nachjustierungen vorgenommen.

8.7   Fazit und Ausblick

Die im ersten Halbjahr durchgeführte Schreibwerkstatt fußte auf der Hypothese, dass eine Stärkung der schwindenden Ressource Schreiben die von

Scham und Schuldgefühlen belastete Kommunikation wieder besser funktionieren lässt. Gefragt hatte ich mich, ob gezielt eingesetzte Schreibtherapie bei Menschen mit Demenz therapeutisch wirklich sinnvoll ist und die kommunikativen Probleme mit deren Angehörigen abmildert.

Nach Konzipierung und Durchführung der Schreibwerkstatt kann ich nun zunächst festhalten, dass mit der schrittweisen Erstellung eines individuellen Erinnerungsalbums ein Medium mit Nutzwert für Angehörige und andere pflegende Personen entstanden ist.

In der gemeinsamen biografischen Arbeit wurde die Ressource Schreiben zwar gezielt eingesetzt, konnte aber aufgrund der zurückgehenden kognitiven Leistungen der Betroffenen nicht gesteigert werden. Nichtsdestotrotz erhöhte sich das Verständnis der Angehörigen für die Situation der Menschen mit Demenz durch die in Partnerarbeit erfüllten Schreibaufgaben und verstärkte den innerfamiliären Dialog positiv.

In meiner derzeit entstehenden und voraussichtlich im April 2016 vorliegenden Masterarbeit werde ich in einer Fallstudie gerade dieses Ergebnis detailliert aufzeigen und sichern. Mittels qualifizierter Fragebögen und Interviews werde ich die Eindrücke und Schlussfolgerungen der Angehörigen darstellen und auswerten.

Wichtig ist es für mich, dabei nicht nur die Prozesse innerhalb der Schreibwerkstatt nachzuvollziehen, sondern auch den Nutzwert der Alben im alltäglichen Leben zu prüfen. Ergebnis könnten zufriedenere Pflegesituationen in den belasteten Haushalten sein. Wenn aber die Pflege zu Hause ab einem Zeitpunkt X nicht mehr möglich ist, wäre das identitätsschaffende und sehr persönliche Erinnerungsalbum in stationären Einrichtungen ein weiteres sinnvolles Element zur besseren Kenntnis und Betreuung des im Album vorgestellten Menschen mit Demenz.

Literatur

Bauer-Söllner B (2012) Nachlese zum Vortrag „Barbara Romero's Selbsterhaltungstherapie (SET) für Menschen mit Demenz". Alzheimer-Gesellschaft Baden-Württemberg: Info-Portal Demenz. http://www.alzheimer-bw.de/fileadmin/AGBW_Medien/Dokumente/Nachlesen/2012/121114-Nachlese-Selbsterhaltungstherapie-Romero.pdf. Zugegriffen: 05.09.2015

Cohn RC (1975) Von der Psychoanalyse zur themenzentrierten Interaktion. Von der Behandlung Einzelner zu einer Pädagogik für alle. Klett-Cotta, Stuttgart

Engel S (2006) Alzheimer und Demenzen – Unterstützung für Angehörige. Trias, Stuttgart

Engel S (2007) Belastungserleben bei Angehörigen Demenzkranker aufgrund von Kommunikationsstörungen. Erlanger Beiträge zur Gerontologie. Lit-Verlag, Berlin

Feil N (2010) Validation in Anwendung und Beispielen. Reinhardt, München

Haberstroh J, Neumeyer K, Pantel J (2011) Kommunikation bei Demenz. Springer, Berlin

Harris TA (1975) Ich bin o.k. Du bist o.k. Eine Einführung in die Transaktionsanalyse. Rowohlt, Reinbek

Rogers R (1999) Die nicht-direktive Beratung. Fischer, Frankfurt am Main

Schulz von Thun F (1981) Miteinander reden 1 – Störungen und Klärungen. Allgemeine Psychologie der Kommunikation. Rowohlt, Reinbek

Steiner J (2010) Sprachtherapie bei Demenz. Aufgabengebiet und ressourcenorientierte Praxis. Reinhardt, München

Internet-Adressen

Alzheimer-Gesellschaft Baden-Württemberg: Info-Portal Demenz: http://www.alzheimer-bw.de

Deutsche Alzheimer-Gesellschaft e.V.: Selbsthilfe Demenz: http://www.deutsche-alzheimer.de

Theater

Theater Demenz*ionen* – Theaterprojekte in Einrichtungen der Altenhilfe

Jessica Höhn

© Springer-Verlag Berlin Heidelberg 2016
I. Kollak (Hrsg.), *Menschen mit Demenz durch Kunst und Kreativität aktivieren*,
DOI 10.1007/978-3-662-48825-6_9

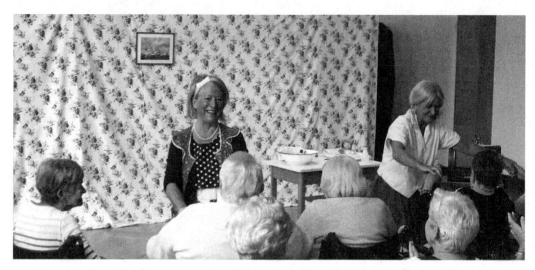

„Der Mensch spielt nur, wo er in voller Bedeutung des Wortes Mensch ist, und er ist nur da ganz Mensch, wo er spielt." (Friedrich Schiller)

Theater kann überall stattfinden – auch in Seniorenheimen. Das ist der Leitgedanke des Theaters Demenz*ionen*. Das Ensemble richtet sich mit seiner künstlerischen Arbeit an Hochaltrige und an Menschen mit Demenz. Denn wenn Menschen in einem hohen Alter oder mit einer Demenzerkrankung in eine Pflegeeinrichtung ziehen, wird es für sie schwierig, am gesellschaftlichen und kulturellen Leben teilzunehmen. Demenz*ionen* will das Theater zu den Menschen bringen und alle – Bewohner, Angehörige, Pflegepersonen und Besucher – einladen, gemeinsam eine schöne Zeit zu verbringen. Theater kann hier herrliche Momente schaffen, den Alltag bereichern und Sorgen in den Hintergrund treten lassen (**Abb. 9.1**).

Auf den folgenden Seiten werfen wir einen Blick hinter die Kulissen und in den Handwerkskoffer des Theatermachers.

9.1   Theaterspielen ist Lebendigkeit

Aus der Aula einer Senioreneinrichtung ertönt lautes Lachen. Zwölf Menschen unterschiedlichen Alters sitzen im Kreis zusammen. Zwei von ihnen halten alte Telefone mit Wählscheibe in der Hand. Eine Frau sagt in den Hörer: „Frau Königin, ich freue mich schon auf die Audienz bei ihnen." Die andere Dame antwortet: „Aber verspäten Sie sich nicht, ich muss noch regieren" und legt den Hörer auf. Die anderen lachen und applaudieren. Die angesprochene Königin lächelt und deutet eine leichte Verbeugung an. Die Telefone werden weitergereicht und eine neue Theaterszene beginnt.

Die Spielerin in der Rolle der Königin hat frei improvisiert, ohne vorher den Ausgang der Szene zu kennen. Sie hat sich ihre Rolle, ihren Text und ihre Bewegungen selbst ausgedacht und war gleichzeitig Autorin, Regisseurin und Schauspielerin. Theater zu spielen ist viel mehr, als einen Text auswendig zu lernen und ihn auf einer Bühne laut und gut betont zu rezitieren. Im Theater wird ein dritter Raum geschaffen, in dem es eine gemeinsame Verabredung gibt zum Spiel, zum „Wir tun nur so". So entsteht eine fiktive – eine theatrale Welt – in der besondere Regeln und Vereinbarungen das Zusammensein bestimmen. Diese Verabredung ist eine Einladung und zugleich eine Erlaubnis, in andere Rollen und Situationen zu schlüpfen und fern von gewohnten Verhaltensmustern zu agieren (Höhn 2015, S. 11). Im Mittelpunkt steht die Freude am kreativen Miteinander. Die vorhandenen Fähigkeiten und Kompetenzen jeder Spielerin/jedes Spielers sind dabei der Ausgangspunkt. Theaterspielen ist eine Form sich auszudrücken – auch ohne Worte. Jede Mimik und Gestik hat eine Botschaft, einen Ausdruck. Im Gegensatz zu anderen

Kunstformen erschaffen Schauspieler/-innen kein Kunstwerk, das sich von seiner Person trennen lässt. Der Schauspieler wird Teil des Kunstwerks, indem er, auch wenn er sich eine fremde Rolle aneignet, die Darstellungsmöglichkeiten nutzt, die er in sich trägt (Hentschel 2010, S. 189).

Wenn durch eine Demenzerkrankung das Vergessen stetig voranschreitet, sind nicht nur die Orientierung und das Kurzzeitgedächtnis betroffen, auch Vergangenheit und Zukunft verlieren ihre Bedeutung. Die Gegenwart rückt in den Mittelpunkt, das Hier und Jetzt bekommt Priorität (Zeisel 2011, S. 70ff.). Daher besitzen Menschen mit Demenz aus sich selbst heraus ein großes Talent zum Theaterspielen. Sie leben im Moment und haben nicht mehr den Drang, sich zu vergleichen oder ihre Handlungen zu kontrollieren. Sie geben ihren Bedürfnissen und Gefühlen leichter nach und lassen sich von der Freude am Theaterspielen mit anderen mitreißen. So entsteht eine Lebendigkeit, die ihr Wohlbefinden stärkt und dem Bedürfnis nach Kontakt mit anderen entgegen kommt. „Denn lebendig werde ich erst", so Soziologe Hartmut Rosa, „wenn das Andere da draußen mit mir so in Beziehung tritt, dass ich durch diese Beziehung selbst verändert werde, dass ich mich dabei und darin verwandle" (Rosa 2015, S. 30).

9.2 Die Prinzipien der Theaterarbeit von Demenz*ionen*

Neben Theaterstücken veranstaltet Demenz*ionen* auch Theaterworkshops in und außerhalb von Pflegeeinrichtungen. An den regelmäßigen Treffen nehmen Bewohner, Angehörige, ehrenamtliche Betreuer und Mitarbeiter teil. Dabei steht das gemeinsame Theaterspielen ohne vorgegebene Texte, aus dem Moment heraus im Vordergrund. Mittels kleiner Spielimpulse und einfacher Requisiten sind die Teilnehmenden zu Aktivität und Begegnung eingeladen.

▪ Der Kreis als Bühne

Ein Theaterangebot beginnt in einem Stuhlkreis. Jeder kann jeden sehen, das erleichtert die Ansprache und den gegenseitigen Austausch. Im Kreis ist es einfacher, Energien zu bündeln, ein Gefühl der Zusammengehörigkeit zu entwickeln und einen vertrauten Rahmen zu schaffen. Im Zentrum steht nicht

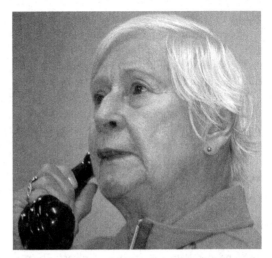

▫ Abb. 9.2 Am Telefon: „Hier ist die Königin, wer spricht da bitte?". © H.M. Breer

ein Einzelner (oder die Leitung), sondern die Sache: gemeinsam Theater zu spielen. Der Kreis sollte rund und geschlossen sein (leere Stühle und Rollatoren werden rausgestellt und Lücken durch Zusammenrücken vermieden). Die Spielleitung sitzt als gleichrangiges Mitglied mit im Kreis (Höhn 2015, S. 76). Auch in der Spielphase bleibt der Kreis erhalten und alle befinden sich stets auf der Bühne. Wenn Spieler in einer Sequenz keine festen Rollen haben, sind sie trotzdem immer eingeladen, sich am Spielgeschehen zu beteiligen.

Beispiel

Zwei Spieler telefonieren, eine Spielerin fragt, wo sich die Königin gerade aufhält. Die Angesprochene zögert und schaut in die Runde und zur Spielleitung. Daraufhin fragt die Spielleitung die anderen: „Wo könnte sich die Königin gerade aufhalten?" Ein Mann antwortet: „In der Kirche." Die Spielerin greift den Impuls auf und spricht in den Hörer: „Ich bin in der Kirche, da kann ich nicht so laut sprechen." Alle freuen sich über den Spielimpuls, der Mann, der die Idee hatte, schaut zufrieden in die Runde. Die Szene entwickelt sich selbst weiter (▫ Abb. 9.2).

▪ „Du" als Anrede

In einer Pflegeeinrichtung sind Menschen oft nur zusammen, weil sie allesamt betreuungsbedürftig sind. Sie fühlen sich in der Gruppe der fremden Menschen fehl am Platz und haben Schwierigkeiten, sich gegenseitig kennenzulernen. Die Anrede mit „Du" und dem Vornamen schafft sogleich einen vertrauten und persönlichen Rahmen. Es entsteht eine Nähe, die eine Kontaktaufnahme erleichtert. Dazu werden zu Beginn jedes Theaterangebots der Vorname und die „Du"-Anrede eingeführt. Mit einem breiten Kreppklebeband erstellt die Spielleitung für jede Spielerin und jeden Spieler ein Namensschild, und nach dem Abschluss des Theaterspiels wird das Namensschild wieder entfernt.

Beispiel

Die Spielleitung schreibt einen Vornamen auf das Kreppband und bittet eine Spielerin, nennen wir sie Käthe, den Namen vorzulesen. Sie liest: „Thea. Wer heißt Thea?" Die angesprochene Spielerin meldet sich und die Spielleitung bittet Käthe, ihr das Namensschild zu bringen. Thea reckt ihr die Brust hin und lächelt. Käthe klebt ihr behutsam das Namensschild auf und sagt: „Du bist Thea. Ein schöner Name." Beide lächeln sich an.

- **Rituale**

Nach der Einführung der Namen folgt eine Begrüßungsrunde. Hier wird ein Gegenstand mit den Worten: „Liebe/r …, herzlich willkommen zum Theaterspielen!" durch den Kreis gereicht. Es kann ein Ball, ein Schaumstoffwürfel oder ein anderer weicher Gegenstand verwendet werden. Wenn der Gegenstand wieder bei der Spielleitung angekommen ist, wendet sie sich einer Person zu, die ihr gegenübersitzt und wirft ihr den Gegenstand zu; wiederum mit den gleichen Begrüßungsworten. Das Zuwerfen folgt keiner festgelegten Reihenfolge, und jeder Spieler darf mehrmals werfen. Dieses Einstiegsritual aktiviert die Spieler/-innen körperlich und vertieft auch die weitere Kontaktaufnahme untereinander.

Ähnlich wie zum Beginn der Theaterprobe gibt es auch zum Abschluss des Treffens ein festes Ritual. Dann wird der Gegenstand noch einmal durch den Kreis gereicht, und die Spieler bedanken sich bei ihrem rechten Nachbarn mit den Worten: „Liebe/r …, schön, dass du mit uns Theater gespielt hast." Die Anfangs- und Endrituale können natürlich variiert werden, z. B. mit dem Hören einer bekannten Melodie, dem gemeinsamen Sprechen eines Gedichts oder mit dem Singen eines Liedes. Nach dem Schlussapplaus

verabschiedet sich die Spielleitung persönlich von jeder Teilnehmerin und jedem Teilnehmer und nimmt das Namensschild wieder ab.

Beispiel

Anstelle eines Balles verwende ich ein „Perlsacktier", ein mit Kunststoffgranulat gefülltes Stofftier. Es hat die Form eines Kugelfisches, mit kräftigen Farben und trägt auch ein Klebeschild mit dem Namen „Frieda". Diesen Namen hat ihm die Gruppe gegeben. Es ist unser Theatermaskottchen. Die Spieler bauen meist schnell eine Beziehung dazu auf und erkennen es haptisch und farblich wieder. Eine Spielerin begrüßt den Stofffisch in jeder Theaterstunde mit den Worten: „Da bist du ja wieder. Ich freue mich, dass du wieder zu mir gekommen bist. Du passt auf mich auf, ja?"

- **Impulse durch Spielmaterial**

Nach dem Einstieg folgt die Spielphase. Die Spielleitung kann Impulse durch Requisiten (Koffer, Telefone, Korb, Hüte), durch Bilder (Fotos aus damaliger Zeit, Urlaubspostkarten, Landkarten), durch Musik (Walzermusik, Marschmusik, Schlager) oder Sätze aus einem Text (Gedicht, Vers, Märchen, Geschichte) setzen. Impulse können miteinander kombiniert werden, um verschiedene Sinnesebenen anzusprechen. Die Spieler/-innen sollten ausreichend Zeit bekommen, die Impulse mit allen Sinnen zu erfassen (anschauen, berühren, untersuchen). Nach der Einführung des Impulses folgt die Spielphase.

> **Praxistipp**
>
> Wenn Spieler aus der Gruppe regelmäßig in den Urlaub gefahren sind, könnte das zum Thema einer Theaterprobe werden. Als Impuls könnte hierzu ein entsprechendes Lied angehört und gesungen, ein Koffer als Requisit eingeführt oder Postkarten aus verschiedenen Urlaubsländern betrachtet werden.

- **Orientierung an den Grundregeln des Improvisationstheaters**

In der Spielphase werden kleine Szenen improvisiert. Dafür können vorher Rollen festgelegt werden: „Liebe Thea, welche Rolle möchtest du in unserer

Reisegruppe übernehmen?" Hat ein Spieler Schwierigkeiten, eine Rolle zu übernehmen, dann unterstützt die Leitung oder ein Spielbegleiter ihn beim Spielen seiner Figuren, z. B. indem die Rolle gedoppelt wird und beide den Busfahrer spielen. Wenn die Rollen verteilt sind, wird der Beginn der Szene festgelegt: „Was machen wir zuerst?" Der Spielleiter fungiert stets als Bindeglied und Vermittler zwischen den einzelnen Impulsen, greift Kommentare und Reaktionen der Teilnehmenden auf und verwandelt sie in szenische Momente. Eine Spielsequenz kann nur wenige Minuten dauern oder einen längeren Zeitraum in Anspruch nehmen. Dabei orientieren sich Leitung und Spielbegleiter an den Grundregeln des Improvisationstheaters (Johnstone 2010).

Grundregeln für das Theaterspielen (Johnstone 2010)

- Sei offen und flexibel!
  Die Spielleitung lässt sich von den Aussagen, Handlungen oder Reaktionen ihres Gegenübers inspirieren und verwandelt sie in Spielimpulse. Sie hält nicht an ihrer eigenen Idee fest, sondern reagiert sensibel und offen auf ihr Gegenüber.
- Sei aufmerksam für dein Gegenüber!
  Wenn ein Spieler/eine Spielerin den Faden verliert, aus der Szene aussteigt oder nicht mehr weiterspielen will, bekommt er/sie Unterstützung z. B. durch eine kurze Wiederholung des Spielauftrags („Du bist der Busfahrer und bittest die Fahrgäste einzusteigen") oder durch die Rollenübernahme („Dann übernehme ich jetzt mal das Steuer und du kannst dich auf dem Beifahrersitz ausruhen" oder „Unser Busfahrer braucht eine Pause und bleibt an der Raststätte. Wir holen ihn später wieder ab. Wer möchte jetzt das Steuer übernehmen?"). Der Spieler/die Spielerin bleibt als aktiv zuschauende Person in der Runde und kann jederzeit wieder in den Prozess einsteigen.

- Sei spontan!
  Der erste Einfall des Gegenübers sollte direkt umgesetzt werden. Wer zu lange überlegt und auswählt, verliert die Aufmerksamkeit der Spieler/-innen. Werden die ersten Ideen direkt aufgegriffen, bleiben alle in Kontakt.
- Sei präsent!
  Wenn die Szene beginnt, sollte die Spielleitung/die Spielbegleitung eine Idee haben, aber stets offen für die spontanen Wechsel und Ideen seines Gegenübers sein. Auch absurde und unrealistische Äußerungen haben im Theater ihren Platz („Machen wir eine Busreise zum Mond!").
- Agiere ohne Worte!
  Szenen können auch ohne Sprache oder bloß durch den Einsatz von Fantasiesprache gespielt werden. Über das Spielen ohne Worte, in dem man „nur" etwas tut, kommt man leicht mit Menschen mit Demenz in spielerischen Kontakt.
- Habe Mut zum Scheitern!
  Generell gibt es im Theater kein „richtig" oder „falsch". Die Spielleitung folgt einem Spielverlauf, den sie vorher nicht kennt, der sich im Spiel erst aufbaut. Dabei kann die Spielleitung darauf vertrauen, dass etwas entsteht.
- Gehe mit kleinen Schritten!
  Jede Theaterstunde muss nicht mit einer neuen Idee beginnen, sondern baut auf die Erfahrungen der letzten Male auf. Finde kleine Variationen oder andere Facetten des Themas.

- **Impulse aufgreifen und weiterentwickeln**

Die Spielleitung kann Handlungen von den Teilnehmenden aufgreifen und zu einem Impuls oder Spielsequenz weiterentwickeln.

Beispiel

Eine Spielerin reicht mir ein Sofakissen, weil es sie beim Sitzen stört. Ich nehme es ihr ab und lege es mir

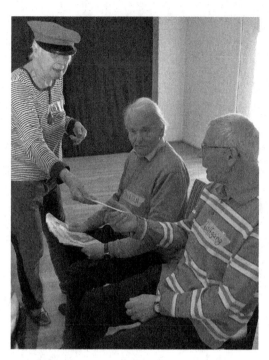

◘ **Abb. 9.3**   Im Zug: „Wenn Sie keine Fahrkarte haben, dann müssen Sie sofort den Zug verlassen!". © H.M. Breer

wie ein Baby in den Arm. Ich wiege es leicht hin und her und singe ein Einschlaflied. Die anderen Spieler steigen mit ein. Ich reiche das Kissen vorsichtig an meine Sitznachbarin weiter. Sie hält sich das Kissen an die Schulter, klopft vorsichtig darauf und sagt: „So, mach schön ein Bäuerchen!" Es folgten Szenen über Säuglingspflege, Muttersein und Kindererziehung.

■ **Das Gegenüber zum Experten machen**

Im Spiel mit Menschen mit Demenz sollte der Status der Rollen berücksichtigt werden. Damit ist das Machtgefälle in der Beziehung zwischen zwei Figuren gemeint. Im „Hochstatus" werden Personen von hohem Rang (z. B. König, Lehrer, Chef) und im „Tiefstatus" Personen von niederem Rang (z. B. Untergebene, Schüler, Lehrling) gespielt.

Menschen mit Demenz fühlen sich oft in den Rollen des Hochstatus wohler. Das ist die Rolle der Expert/-innen. Spielleitung oder Spielbegleitung übernehmen die Rolle mit tieferem Status. Sie überlassen die Entscheidung ihrem Gegenüber, helfen ihm bei der Ausführung seiner Handlung und respektieren seine Aussagen.

Beispiel

Ein Dialog zwischen einer Spielbegleiterin und einer Spielerin:

Spielbegleiterin:	„Ich möchte ein Urlaubssouvenir kaufen. Wie findest du die Tasche?"
Spielerin:	„Sie ist zu teuer."
Spielbegleiterin:	„Ich versuche sie runterzuhandeln? Wie viel kann ich denn dafür ausgeben?"
Spielerin:	„Fünf Mark."
Spielbegleiterin:	„Kannst du mir beim Handeln helfen? Ich bin da nicht so gut darin."
Spielerin:	„Gern, mich hat noch niemand über den Tisch gezogen."

■ **Biografisches Wissen einfügen**

Hirnforscher vertreten die These, dass bei Menschen mit Demenz einmal im Langzeitgedächtnis gespeicherte Inhalte nicht aus dem Gehirn gelöscht werden, sondern nur die Möglichkeit des Abrufs eingeschränkt ist (Zeisel 2011, S. 76). Viele Bewegungen sind im Körpergedächtnis gespeichert und können durch das Vorgeben vertrauter Gegenstände oder Handlungsmuster wieder hervorgerufen werden. So können Erinnerungen aus dem Langzeitgedächtnis durch das Theaterspielen erneut lebendig werden. Für die Spielleitung bedeutet, das: je mehr sie über die Biografie, die persönlichen Neigungen und Gewohnheiten der Spieler/-innen weiß, umso besser kann sie die Spielsituationen entwickeln. Unterstützen kann dabei die Biografiearbeit mit sogenannten „Triggern". Das können vertraute Bewegungsmuster, bekannte Lieder und Melodien oder Verse und Gedichte sowie Gegenstände von damals sein. Diese Impulse helfen, eingeschlossene Erinnerungen freizusetzen. Mit dem Wissen über die Biografie der Spieler/-innen, kann die Spielleitung an frühere Kompetenzen oder Vorlieben anknüpfen (Osborne et al. 1997).

Beispiel

Nach dem Spiel der Szene kann ein Gespräch an das gemeinsame Erlebnis anknüpfen. „Thea, wie bist du früher in den Urlaub gefahren? Auch mit dem Bus oder mit dem Auto?" Oder: „Hattest Du früher ein Telefon zu Hause oder musstest Du zu den Nachbarn gehen?" Aus den Erzählungen ergibt sich oft eine neue Spielidee für die nächste Szene (◘ Abb. 9.3).

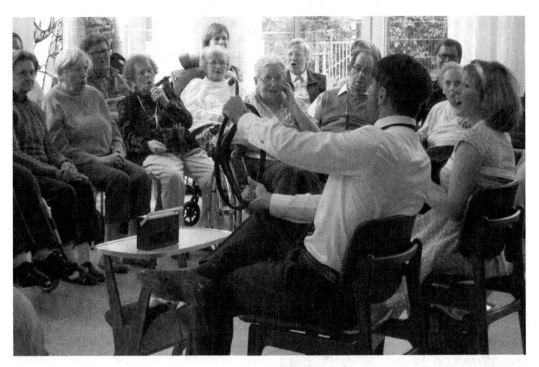

▢ Abb. 9.4   Komm mit: Eine Autofahrt lädt zum Singen ein. © K. Brosowski

9.3   Demenz*ionen* ist zu Gast – Menschen mit Demenz als aktive Zuschauer

Die Theaterstücke von Demenz*ionen* werden speziell für Hochaltrige und Menschen mit Demenz entwickelt. Sie möchten ihnen als Zuschauer einmalige sinnliche, ästhetische und biografische Erfahrungen ermöglichen. Gleichzeitig ist die Aufführung eines Theaterstücks in einer Pflegeeinrichtung ein besonderes Erlebnis. Zu diesem Anlass kommen alle zusammen: Menschen aus dem Haus oder von außerhalb. Sie alle erleben Geschichten und Erlebnisse aus der damaligen Zeit. Ältere blicken zurück in eine Welt, die ihnen von früher vertraut ist und teilen mit anderen ihre Erinnerungen. Das bietet im Anschluss viele Anknüpfungspunkte für Gespräche.

▪ Kurzbeschreibung der Theaterstücke

„Komm mit, wir gehen auf Reise!" bebildert die eifrige Reiselust eines Paares in den 1950er Jahren. Schnell sind die Koffer gepackt und ab geht's Richtung Süden. Das ganze begleitet von stimmungsvoller Musik, nostalgischen Kostümen und interaktiven Elementen. Es ist fast ist so, als würden die Bewohner in eine andere Zeit versetzt und könnten alles noch einmal erleben: auf dem warmen Sand in der Sonne sitzen, den Geruch von Sonnenmilch in der Nase haben und den Sonnenuntergang am Horizont beobachten. Doch nicht allein die Erinnerung lockt die Zuschauer, sie werden auch zum Mitmachen eingeladen. So fliegt dem Publikum schon mal ein aufgeblasener Wasserball in die Arme und reizt zum Zurückwerfen. In die Lieder einzustimmen, die während der langen Autofahrt gesungen werden, fällt den Bewohnern leicht (▢ Abb. 9.4).

Unter dem Titel „Zu Hause ist's doch am schönsten!" erleben die Zuschauer/-innen das Alltagsleben der späten 1950er Jahre. Die Woche neigt sich dem Ende zu und die Vorfreude auf den Sonntag ist zu spüren. Die Fenster werden geputzt, der Sonntagskuchen gebacken und der Tisch gedeckt. Drei Akteure schlüpfen in die Rollen von Mutter, Vater, Kind und laden den Zuschauer zum Mitmachen ein. Sie helfen, die Wäsche zu recken, halten dem Vater beim Rasieren den Spiegel und stibitzen den Sonntagskuchen vom Blech. Wenn beim Lied „Wenn die

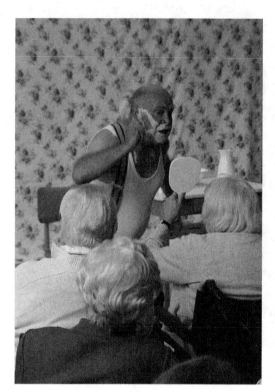

- Wurden am Sonntag Ausflüge gemacht?
- Welche Lieder habt ihr gemeinsam gesungen?
- Welche Musik lief im Radio?
- usw.

- **Ein offener Entwicklungsprozess**

Geprobt werden die Theaterstücke dort, wo sie auch gespielt werden – in einer Senioreneinrichtung. In offenen Proben sind Bewohner zu Gast und geben Rückmeldung zu den Szenen.

Außerdem werden die Reaktionen der Zuschauenden beobachtet:

- Wann sind die Zuschauer sehr aufmerksam und gebannt?
- Wann kommt Bewegung ins Publikum?
- Welche Assoziationen äußern sie?
- An welchen interaktiven Elementen beteiligen sie sich?
- Wie erreichen die Darsteller ihr Publikum?

Die Anregungen werden aufgegriffen und die Szenen weiter bearbeitet. Diese sogenannten „tryouts" sind eine Rückversicherung, dass die Theaterstücke auch wirklich den Zuschauer erreichen.

□ Abb. 9.5   Zu Hause: Frisch rasiert ins Wochenende.
© M. Willczek

Elisabeth … " die Wohnküche zur Tanzfläche wird, sind die Zuschauer/-innen mit dabei. Eine lebendige Geschichte, die Erinnerungen, Theaterspiel, Musik und Bewegung liebevoll verbindet und das Publikum mit ins Geschehen nimmt (□ Abb. 9.5).

- **Ein Blick hinter die Kulissen**

Die Produktionen bleiben nah an der Lebenswelt der Hochaltrigen und Menschen mit Demenz. Sie entstehen aus Geschichten, die jeder gerne erzählt und alle Zuschauenden möglichst intensiv anregen. Recherchen und Zeitzeugen-Interviews helfen, das Theaterstück zu entwickeln.

Eine kleine Auswahl der Recherche zum Stück „Zu Hause ist's doch am schönsten!":

- Wann wurde bei euch in der Familie der erste Fernseher angeschafft?
- Wie verlief der Badetag?
- Was war das Lieblingsessen der Familie?
- Wie und zu welchem Anlass wurde zu Hause gefeiert?

- **Auszug aus dem Stück „Zu Hause ist's doch am schönsten!"**

Vater und Kind setzen sich mit dem leeren Blech wieder an den Tisch. Die Mutter kommt mit einem Eierkarton und einer Milchkanne in der Hand auf die Bühne.

Beispiel

Mutter: Möchtet ihr ein Glas frische Milch? Oh! Wo ist denn der ganze Kuchen geblieben?

Vater und Kind schauen verlegen ins Publikum.

Mutter: Der war doch für morgen. Jetzt haben wir keinen Sonntagskuchen mehr. Was wird deine Mutter dazu sagen?

Vater: Ach, Lisbeth! Was soll sie schon sagen? Dein Kuchen ist einfach zu lecker!

Kind: Und wir brauchen jetzt auch kein Abendbrot mehr.

Der Text ist einfach gehalten, beschränkt sich auf kurze Sätze mit bekannten Worten aus der Zeit. Das Spiel der Darsteller soll für die Zuschauer intuitiv verständlich sein. Eine wichtige Bedeutung hat auch die Musik. Das szenische Spiel wird immer wieder mit Liedern begleitet. Mit passenden Kostümen und Requisiten aus den 1950er Jahren wird das Theaterstück vervollständigt.

■ Aktive Teilhabe am Spielgeschehen

Die Bühne ist so angelegt, dass das Publikum direkt den Handlungen der Darsteller/-innen folgen kann. Die Zuschauer stehen im Mittelpunkt der Aufführung. Durch die Abwechslung von Sprache, Bewegung, Musik, Gerüchen, Schmecken und biografischen Elementen (Kostümen, Requisiten, Bühnenbild) wird die Wahrnehmung besonders angeregt. Die Zuschauer sind aktiver Bestandteil und werden durch gemeinsame Spielaktionen mit den Schauspieler/-innen behutsam in das Bühnengeschehen hineingezogen. Dabei ist die Interaktion mit den Akteur/-innen stets eine Einladung, bei der die Zuschauenden selbst bestimmen können, inwieweit sie sich einbringen möchten. Zum Beispiel beim Singen, Tanzen und kleinen Alltagstätigkeiten, aber auch über sinnesanregende Erfahrungen, wie z. B. über den Duft des Rasierwassers einer Marke von damals oder den Geschmack des frisch gebackenen Sonntagskuchens.

■ Ein offener Bühnenraum

Vor der eigentlichen Aufführung spielen die Schauspieler kleine Sequenzen in den Räumen der Wohngruppen, auf dem Flur oder dem Zimmer der Bewohner/-innen. So erreicht Demenz*ionen* auch die, die ihr Bett nicht mehr verlassen können.

Vor dem Beginn des Theaterstückes begrüßt die Zuschauer die Musik von damals und ein Getränk (serviert in einem Glas im Stil der 50er Jahre). Das Publikum kann sich durch das Bühnenbild bewegen, die Requisiten betrachten und anfassen. In der Ankündigung und der Begrüßung wird besonders darauf hingewiesen, dass es gewünscht ist, dass die Zuschauer sich während der Vorstellung frei zum Bühnengeschehen äußern. Auch muss niemand Bedenken haben, wenn Einzelne im Schwung der Begeisterung aufstehen und auf die Bühne kommen.

Das Theaterstück ist mobil – die Theaterstücke werden in der Wohngruppe, im Speisesaal oder in einem Foyer der Einrichtung gespielt. Die Zuschauer sitzen im Halbkreis nah am Spielgeschehen. Mit einer Spieldauer von 40 Minuten bleibt nach dem Theaterstück noch genügend Zeit, sich über das Gesehene auszutauschen.

■ Eine besondere Form des Nachgesprächs

Nach dem Theaterstück suchen die Darsteller/-innen den Kontakt zu den Zuschauer/-innen und tauschen sich mit ihnen über das Gesehene und die Zeit von damals aus. Das Publikum hat noch einmal Gelegenheit, die Originalrequisiten aus der Zeit zu betrachten und sich durch das Bühnenbild zu bewegen.

Beispiel

Bei „Zu Haus ist's doch schönsten!" bleiben die Darsteller/-innen in ihren Rollen und kommen durch folgende Fragen mit den Zuschauern in Kontakt:

— Schultasche mit Schulheft
„Den Ranzen habe ich seit meiner Einschulung. Hatten Sie auch so einen?"
„Das ist mein Deutschheft. Deutsch ist mein Lieblingsfach. Was war Ihr Lieblingsfach? Welches Fach mochten Sie nicht?"
— Wäschekorb und Persil
„Heute war Waschtag. An welchem Tag war Ihr Waschtag? Ich benutze Persil, es wäscht sich gut damit. Was haben Sie benutzt?"
— Kaffeemühle
„Zur Feier des Tages gab es heute echten Bohnenkaffee. Was haben Sie früher getrunken?"
— Arbeitstasche mit Lohntüte mit Deutscher Mark
„Heute war Zahltag. 320 Mark verdiene ich im Monat. Was haben Sie verdient? Welchen Beruf hatten Sie?"

9.4 Rahmenbedingungen für die Theaterarbeit in einer Einrichtung

Wer ein Theaterangebot oder eine Aufführung in einer Einrichtung der Altenhilfe realisieren will, muss die Rahmenbedingungen des Theaters mit den Strukturen der Pflegeeinrichtung zusammenbringen.

■ Atmosphäre

Theaterarbeit braucht eine Atmosphäre, die frei von Voraussetzungen und Erwartungen ist. Die Spieler und ihre Talente sind Mittelpunkt und Quelle des kreativen Miteinanders. Die Spielleitung und die

Schauspieler sind sensibel für die Signale und spüren, wo ihr Gegenüber herausgefordert oder unterstützt werden muss – auch im Bewusstsein, dass es zur Verschlechterungen der Tagesform kommen kann. Für eine ungestörte Atmosphäre wird Verständnis und Rücksicht der Mitarbeitenden und Angehörigen benötigt.

> **Praxistipp**
>
> Wenn Mitarbeiter/-innen während des Theaterangebots im selben Raum anderen Tätigkeiten nachgehen oder Teilnehmende aufgrund eines Besuchs die Veranstaltung verlassen müssen, lenkt es die anderen ab und bringt Unruhe in die Gruppe. Eine Einladung zum Zuschauen und Mitmachen sensibilisiert Außenstehende für das besondere Miteinander.

■ Zeit

Ein Theaterangebot in einer Einrichtung nimmt Rücksicht auf den Tagesrhythmus der Bewohner/-innen und auch auf die Abläufe im Haus. In der Regel ist 16 Uhr eine gute Zeit. Das Kaffeetrinken ist vorbei und das Abendessen noch weit genug entfernt. Ein Theaterworkshop kann sich im Rahmen von 60 bis 90 Minuten bewegen. Natürlich mit Pausen. Für eine Theateraufführung sollten 1,5 Stunden (inkl. Vor- und Nachgespräch) eingeplant werden.

■ Raum

Der geeignete Raum für das Theaterspielen ist barrierefrei, hat eine gute Akustik, ist hell und freundlich. Ein zu großer Raum kann mit Tischen oder Stellwänden abgeteilt oder verkleinert werden. Dabei sind die Bewegungsradien von Gehhilfen (Stock oder Rollator) und Rollstühlen nicht zu vergessen. Für eine ruhige und angenehme Atmosphäre werden Dekorationen oder sonstige Materialien in einen anderen Raum oder in eine Ecke des Raumes gelegt und durch eine Stoffbahn abgetrennt (Höhn 2015, S. 52).

Ist der Raum den Spieler/-innen nicht vertraut, ist ein gemeinsames Kaffeetrinken ein guter Einstieg. Kommen die Teilnehmenden aus unterschiedlichen Wohngruppen oder von außerhalb, dann lernen sie sich auf diese Weise besser kennen.

■ Unterstützung/Spielbegleitung bei Theaterworkshops

Zur Unterstützung können sogenannte Spielbegleiter/-innen hinzukommen. Gemeint sind Schauspieler/-innen, spielfreudige Betreuer/-innen, Angehörige oder Ehrenamtliche. Sie sind Impulsgeber und Begleitung im Theaterspiel. Sie wiederholen z. B. noch einmal die Anmoderation der Spielleitung, wenn etwas nicht verstanden wurde. Oder sie erleichtern durch einen zusätzlichen Impuls den Einstieg in die Szene und helfen den Spielfaden wieder aufzunehmen, wenn er verloren gegangen ist. Darüber hinaus stehen sie den Teilnehmer/-innen zur Seite: Sie begleiten die Spieler/-innen in den Raum oder zurück auf ihr Zimmer bzw. in die Wohngruppe zurück und auch auf die Toilette (Höhn 2015, S. 113).

■ Größe der Gruppe

Die Konzentrationsspannen von Menschen mit Demenz sind ganz unterschiedlich. Eine zu große Gruppe erschwert die Konzentration und die Kommunikation – oft sind Teilnehmende dabei, die nicht mehr so gut hören oder sehen. Bei einem Theaterworkshop ist eine Größe von sechs bis acht Bewohner/-innen und ein bis zwei Spielbegleiter/-innen ist zu empfehlen. Das Publikum bei einer Theateraufführung sollte, je nach Raum, auf 30–40 Zuschauer beschränkt sein.

■ Die Struktur eines Theaterworkshops

Das Theaterangebot variiert zwischen Ritualen, die sich wiederholen, und wechselnden Spielimpulsen. Theaterspielen lässt sich zu folgenden Themen: Kindheit und Familienleben, Schulzeit, Eintritt ins Berufsleben und Arbeitswelt, Ausgehen und Freizeit, Feste feiern (Verlobung, Hochzeit, Geburtstag, Namenstag), Wohnung und Gartenarbeit, Baby und Kindererziehung (Taufe), Einkaufen, Haushalt und Küche, Ferien und Reisen, Märchen und Fabeln, Kriminalgeschichten, Feiertage und Bräuche (Weihnachten, Ostern, Karneval). Je nach Interesse der Teilnehmenden kann ein Thema intensiver „bespielt" werden und über mehrere Treffen inhaltlich aufeinander aufbauen (Schweitzer u. Bruce 2010).

Beispiel

Der Spielort ist ein Juweliergeschäft. In der Vorbereitung wird ein Tisch mit Schmuck (Ketten, Uhren, Ohrringen, Armreifen etc.) dekoriert, Papier als Geld in Streifen geschnitten und ein Handspiegel bereitgelegt. Wenn die Teilnehmenden den Tisch entdecken, dann haben sie oft gleich die Assoziationen zu einem Juweliergeschäft. Vor Spielbeginn wird besprochen, wer in einem Juweliergeschäft arbeitet und welche Kunden dort einkaufen gehen. Die Rollenideen sammelt die Spielleitung auf Moderationskarten. Im nächsten Schritt mischt sie die Karten und lädt die Teilnehmer, mit dem Ziehen einer Karte ein, auf die Bühne zu gehen. Zu Beginn ist ein Zusammenspiel von zwei Spielern am besten, im weiteren Verlauf können noch weitere Kunden oder z. B. der Chef mit auf die Bühne kommen. Schön sind spontane Einfälle der Teilnehmenden, wie z. B. ein Überfall (◨ Abb. 9.6).

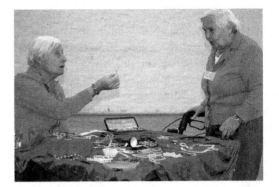

◨ **Abb. 9.6**   Schmuck: Die Spielerinnen feilschen um den besten Preis. © H.M. Breer

- **Ausstattung**

Um Requisiten und Kostüme anzuschaffen, braucht es ein kleines Budget. Die schönsten Utensilien finden sich auf Flohmärkten, aber viele Leute haben auch kleine Schätze im Keller oder auf dem Dachboden versteckt. Ein Aushang kann sie zu Tage bringen. Besondere Sachen (Brautkleid, Königsmantel) können auch vom Theater ausgeliehen werden. Dann müssen nur die Kosten für die Reinigung übernommen werden.

- **Formen der Präsentation**

Obwohl die Begegnung und das gemeinsame Spielen im Vordergrund stehen, kann eine Aufführung zu einem besonderen Erlebnis für die Teilnehmenden werden. Die Spieler/-innen genießen es, im Scheinwerferlicht zu stehen. Schon eine öffentliche Probe für andere Bewohner/-innen, Mitarbeiter/-innen und Angehörige kann ein Präsentationsformat sein, bei dem sich alle wohlfühlen. Die Spieler/-innen freuen sich über den anschließenden Applaus.

9.5 Was braucht eine Spielleitung in der Theaterarbeit mit Menschen mit Demenz?

Zum Abschluss werden die Kompetenzen der Spielleitung noch einmal zusammengefasst.

Eine Spielleitung ist aufmerksam, sie hört genau zu und hat ein gutes Gedächtnis für die Geschichten des Gegenübers. Sie besitzt Sinn für Humor, bringt Fantasie und Spielfreude mit. Sie weiß, wie eine Gruppe anzuleiten ist und wie Spielangebote gemacht und Impulse gesetzt werden. Sie unterstützt die Spielenden dabei, ihre Ideen und Wünsche im Rahmen ihrer Fähigkeiten szenisch umzusetzen und bietet je nach Situation eine enge Führung oder eine sanfte Begleitung an (Höhn 2015, S. 14 ff.).

Besonders für die Theaterarbeit mit Menschen mit Demenz braucht die Spielleitung ein hohes Maß an Ruhe und Gelassenheit. Die Teilnehmenden besitzen eine andere Wahrnehmung der Zeit und brauchen eine individuelle Ansprache. Darüber hinaus ist eine besondere Aufmerksamkeit und Sensibilität bei der Anleitung von Spielangeboten gefragt. Die Leitung ist dafür verantwortlich, einen zweckfreien Raum herzustellen, in dem der Mensch mit Demenz der Experte ist. Hierunter ist ein Rahmen zu verstehen, der frei von Voraussetzungen und Erwartungen ist, in dem die Teilnehmer/-innen die „Regeln" der Interaktion mit ihren vorhandenen Fähigkeiten und Kompetenzen bestimmen. Die Spielleitung darf kein vorgefertigtes Konzept im Kopf haben, welches szenische Ergebnis erreicht werden soll, sondern reagiert flexibel auf die Reaktionen der Gruppenmitglieder. Sie besitzt die Freiheit, mitzugehen, sich leiten zu lassen und kann dabei auch mit der eigenen Frustration umgehen, wenn ihre Impulse die Spieler/-innen nicht erreichen.

Eine Unterbrechung des Spiels und ein Innehalten im Agieren sind stets möglich. Die Spielleitung nimmt nach der Unterbrechung der Faden wieder auf und begleitet die Teilnehmer/-innen zurück ins Spiel, z. B. durch eine Wiederholung der Spielaufgabe oder die erneute Erklärung der Situation: „Wo waren wir stehen geblieben?" (Höhn 2015, S. 112 ff.).

Bei der Anleitung nimmt sie Blickkontakt zu den Teilnehmenden auf und spricht ihr Gegenüber direkt und von vorne an. Bei einer Sitzordnung im Kreis sitzen Spieler/-innen, die nicht gut sehen oder hören können, möglichst nah bei der Spielleitung. Kurze und deutliche Sätze sind leichter zu verstehen. Gleichzeitig sind Anweisungen in Einzelschritte zu unterteilen. Mimik und Gestik verstärken die Worte. Es ist wichtig, deutlich zu artikulieren und sich in der Lautstärke dem Hörvermögen der Spieler anzupassen und, wenn nötig, langsam zu sprechen, damit das Gegenüber von den Lippen ablesen kann.

Bei der Einladung zum szenischen Spiel hilft das Ansprechen mit dem Namen, eine Berührung an der Hand oder am Arm, um mit dem Gegenüber Kontakt aufzubauen. Die Leitung ist sensibel, wann sie in der Anmoderation besser geschlossene Fragen verwendet, die mit „Ja" oder „Nein" beantwortet werden können, z. B.: „Hast du Lust, die Königin zu spielen?". Einfache W-Fragen erleichtern die Kommunikation: „Wen möchtest du anrufen?". Bei Entscheidungsfragen werden Wahlmöglichkeiten direkt aufgezeigt: „Willst du deinen Diener anrufen? Oder lieber den König?". Dabei werden Aussagen einfach wiederholt, anstatt nach immer neuen Formulierungen zu suchen. Negativformulierungen, Verständnisfragen und Diskussionen sind zu vermeiden, da es zu Missverständnissen und Hemmungen beim Gegenüber kommen kann. Denn wenn eine Mitspielerin verunsichert ist, kann es passieren, dass sie aus dem Spielprozess aussteigt: „Das kann ich nicht mehr!". Wenn es ganz schlecht läuft, verweigert sie ihre weitere Teilnahme: „Frage lieber die anderen, die können das besser als ich!" (Höhn 2015, S. 113). Durch beruhigende Worte nimmt die Spielleitung ihrem Gegenüber die Ängste und holt ihn durch das Angebot der Begleitung („Komm, wir versuchen es zusammen.") wieder zurück ins Spiel.

Die Spielleitung benötigt biografisches Hintergrundwissen über die Teilnehmenden, um Handlungen und Reaktionen besser deuten und individuelle Impulse zu geben. Neben biografischen Eckdaten sind dies z. B. Interessen und Vorlieben, frühere Berufe und Hobbys, Familienstruktur und besondere Erlebnisse. Diese Informationen werden durch Gespräche mit den Spieler/-innen, den Angehörigen oder auch dem Betreuungs- und Pflegepersonal gesammelt und sind Grundlage für die Erarbeitung von Szenen oder Spielimpulsen. Die Spielleitung erlebt ihr Gegenüber in einer anderen Rolle und entdeckt an ihm „alte", vergessen geglaubte Seiten wieder.

Kleine Theaterspiele und Übungen lassen sich leicht in den Pflegealltag einbauen, z. B. wenn die Bewohner/-innen im Raum zusammensitzen und auf den Beginn des Essens warten. Oder wenn ein Bewohner allein auf dem Flur sitzt, lädt ein altes Telefon oder ein alter Koffer nicht nur zum Gespräch, sondern auch zum gemeinsam Spiel ein.

Literatur

Hentschel U (2010) Theaterspielen als ästhetische Bildung. Über einen Beitrag produktiven künstlerischen Gestaltens zur Selbstbildung. Schibri, Berlin

Höhn J (2015) Theaterpädagogik, Grundlagen, Zielgruppen, Übungen. Henschel, Leipzig

Johnstone K (2010) Improvisation und Theater. Berlin (Alexander Verlag)

Osborne C, Schweitzer P, Trilling A (1997) Erinnern. Eine Anleitung zur Biographiearbeit mit alten Menschen. Lambertus, Freiburg

Rosa H (2015) Sich mit der Welt verändern. Die Zeit 14/2015: 30

Schweitzer P, Bruce E (2010) Das Reminiszenz-Buch. Praxisleitfaden zur Biografie- und Erinnerungsarbeit mit alten Menschen. Huber, Bern

Zeisel J (2011) Ich bin noch hier. Menschen mit Alzheimer-Demenz kreativ begleiten – eine neue Philosophie. Huber, Bern

Internet-Adressen zum Projekt

Theater Demenzionen: Theater für Hochaltrige und Menschen mit Demenz. http://www.demenzionen.de. Zugegriffen: 17.08.2015

Theaterkollektiv Demenzionen: Trailer zum Theaterstück „Komm mit, wir gehen auf Reise!". https://vimeo.com/97538321. Zugegriffen: 17.08.2015

Perlsacktiere: http://www.perlsacktier.de. Zugegriffen: 17.08.2015

Die anderen Alten?

Oder das Theater der Erfahrungen mit dem Projekt „Vergissmeinnicht" auf neuen Wegen

Eva Bittner, Johanna Kaiser

© Springer-Verlag Berlin Heidelberg 2016
I. Kollak (Hrsg.), *Menschen mit Demenz durch Kunst und Kreativität aktivieren*,
DOI 10.1007/978-3-662-48825-6_10

◻ Abb. 10.1   Auf dem Deck – Aus dem Stück „Ein Schiff wird kommen". © Christine Roth

10.1   Prolog

» Ich würde um 17 Uhr, wenn alle Feierabend haben, einholen gehen und an der Kasse drängeln. Ich würde Jugendliche im Bus anpfeifen oder stundenlang im Wartezimmer meines Arztes sitzen, ich würde chronisch beleidigt sein, weil meine Kinder sich zu wenig melden, sinnlos Geld ausgeben und zu viel essen – wenn – ja, wenn ich diese Theaterarbeit nicht hätte. Wenn ich nicht die Möglichkeit hätte, meine Erfahrungen, Ideen, Meinungen gewinnbringend einbringen zu können, wenn ich mich nirgends ausspielen, Spaß haben, Anerkennung finden könnte, wenn ich keine Möglichkeit mehr hätte, dazuzulernen, mich auseinanderzusetzen und auch mal zusammenzureißen und über meine Wehwehchen hinweggucken zu müssen, wenn ich mich nicht um Themen streiten und mich über Mitspieler/-innen ärgern könnte, wenn – ja, wenn ich unser Theater nicht hätte, wäre ich wahrscheinlich unausstehlich!

Das erwidert eine Spielerin auf die Einschätzung eines begeisterten Zuschauers in einer Diskussion mit dem Publikum, dass sich im Theater der Erfahrungen bestimmt „die anderen Alten", „die netten Alten" zusammenfinden würden.

In diesem Aufsatz geht es um die Entstehungszeit, Entwicklung und Konsolidierung des Projekts „Theater der Erfahrungen" in Berlin und seine Darsteller/-innen sowie um seinen neuen Weg in die Arbeit mit Menschen mit Demenz und wie mit ihnen zwei Theaterstücke entstanden sind (◻ Abb. 10.1).

10.2   Die Entstehungszeit des Theaters der Erfahrungen

Der „Humus" des Theaters der Erfahrungen fand sich in den 80er Jahren im Geist der „Oral-history-Bewegung" (Niethammer 1980), inspiriert vom freien, politischen und Straßentheater, von der Friedensbewegung, den Hausbesetzern, der Anti-AKW- und der Frauenbewegung. Es gab ein brodelndes Gefühl von Aufbruch und Gegenentwürfen. Dieses Gefühl machte auch nicht vor Seniorenheimen Halt.

In der sozialen Arbeit gewann die Auffassung an Bedeutung, nicht Hilfe für, sondern Hilfe mit Menschen zu organisieren. Es entstanden Selbsthilfegruppen. Und als kleines Pflänzchen alle dieser Strömungen wuchs das Theater der Erfahrungen heran, das gelegentlich gemütlich und manchmal auch unbequem zwischen den Stühlen saß. Erprobt wurde ein Theateransatz, der die Spieler/-innen kollektiv bei der Stückentwicklung mit einbezog und deren Erfahrungen und Geschichten aufgriff. Ein Theater, das gesellschaftlich brisante Fragen aufnahm und kabarettistische Elemente und Berliner Witz vereinte.

Das alles war möglich unter dem Dach des Nachbarschaftsheims Schöneberg e.V. und mit der Unterstützung von Georg Zinner, dem langjährigen Geschäftsführer des Nachbarschaftsheimes Schöneberg und wesentlichem Förderer des Theaters der Erfahrungen.

» Nachbarschaftsheime müssen Bedürfnisse aus der Nachbarschaft aufgreifen, sie müssen Gelegenheiten schaffen, sich zu bilden und kulturell betätigen zu können, dass sie sich sozial engagieren, ihre Kreativität entfalten, dass sie sich individuell und gemeinschaftlich entwickeln. Nachbarschaftsheime müssen Brücken bauen und professionelles Wissen zur Verfügung stellen. Aber sie können den Individuen und Gruppen keine Verantwortung abnehmen! Wohl aber ihr Verantwortungsgefühl stärken (Zinner 1988; S. 284).

Dass das Theater der Erfahrungen dabei als gesamtstädtisches Projekt startete, also in drei verschiedenen Stadtteilen Berlins seine ersten Altentheatergruppen etablierte, tat der Trägerschaft keinen Abbruch. Denn die Unterstützung des am Anfang der 80er Jahre noch sehr einzigartigen Ansatzes war Georg Zinner wichtiger, als das rein regionale Verständnis von sozialkultureller Arbeit. So bildeten sich die „Grauen Zellen" in Neukölln, die „Herzschrittmacher" in Zehlendorf und die „Spätzünder" in Schöneberg.

Ein Wesentliches in der Theaterarbeit war aber auch, durch den Weg an die Öffentlichkeit einerseits den Spieler/-innen Möglichkeiten der gesellschaftlichen Teilhabe zu schaffen und andererseits Anlässe zur Diskussion mit dem Publikum in Einrichtungen zu bieten, in denen der „kulturelle Golfstrom" nur selten vorbeifließt. Das theaterpädagogische Knowhow der Leitung, damals ausschließlich aus den Gründerinnen Eva Bittner und Johanna Kaiser bestehend, und die Geschichten der Spieler/-innen bildeten das Potenzial, aus dem sich das Theater entwickeln sollte.

Die Probenpraxis orientierte sich an Versuch und Irrtum, an Spaß und Gruppenkonsens und wuchs zwischen Probenbühne und Schreibtisch. Das bedeutet, dass die Arbeit zwischen Leitung und Protagonist/-innen durch außerordentlich viel Respekt gekennzeichnet war. Die sehr junge Leitung hatte Respekt vor den langen Lebensjahren und den dahinter verborgenen Lebenserfahrungen, von denen sie zu dem Zeitpunkt sehr wenig besaßen. Die Teilnehmer/-innen hatten Respekt vor und Neugier auf die Theaterkonzepte und Übungen, mit denen sie konfrontiert wurden. Die Arbeit fand kollektiv und auf Augenhöhe statt, die theaterpädagogischen Methoden wuchsen aus der ständigen Reflexion der Praxis und den daraus als erfolgreich extrahierten Macharten, die dann immer weiter insbesondere im Dialog oder anhand von Protokollen weiterentwickelt wurden.

Dem Ganzen lag ein gewisser Pioniergeist zugrunde, denn Altentheater als Form war wenig erprobt, und die ersten Auftritte fühlten sich entsprechend für alle Beteiligten, darunter auch die Veranstalter/-innen in Stadtteilzentren oder Altenfreizeiteinrichtungen, als Nagelprobe dieses Experiments an. Laientheater von Alten: Wen lockt das schon hinter dem Ofen hervor?

10.3 Die Darsteller/-innen des Theaters der Erfahrungen

Doch wer wagte das Experiment, stellte sich nach vielen Berufsjahren auf die Bühne und spielte selbst entwickelte Stücke? Wer gab seine Erfahrungen preis, ließ sich vom Scheinwerferlicht jede Falte anstrahlen und mühte sich an die entlegensten Einrichtungen Berlins, knüpfte dort Vorhänge auf und ließ sich auch während des Spiels nicht durch das Klirren der Kaffeetassen beirren? Waren oder sind das die anderen Alten, die netten, kreativen reflektierten Alten? Die Crème der Alten? Die Ausnahme-Alten?

Damals wie heute setzen sich die Gruppen aus ganz unterschiedlichen Menschen zusammen. Die beruflichen Hintergründe gehen quer durch die Gesellschaft, von ehemaligen Lehrer/-innen, Frisör/-innen, Schlossern, Hausfrauen und Raumpflegerinnen bis zu ehemaligen Hochschullehrer/-innen oder Buchhalter/-innen. Dabei hat sich die Konstellation der drei „Stammgruppen" verändert.

Während sich die „Herzschrittmacher" in Zehlendorf nach ca. 15 Jahren ihres Schaffens aufgelöst haben, wurde nach der Wende im ehemaligen Ostteil der Stadt der „OstSchwung" gegründet. Daneben haben sich die „Grauen Zellen" aufgrund ihrer veränderten deutsch-türkischen Mischung zu den „Bunten Zellen" gewandelt, die „Spätzünder" blieben ihrem Namen treu, änderten jedoch ihre Zielsetzung, sich ausschließlich Frauenthemen zu widmen, und nahmen männliche Schauspieler in ihrer Gruppe auf.

Allen gemeinsam ist ihre Neugier auf Theater, ihre Spiellust und ihr Engagement. Sie haben einerseits oft eine spezielle Verbundenheit zu ihrer jeweiligen Gruppe, was sich u. a. darin äußert, dass sie sich z. B. als „Bunte Zelle" oder „Spätzünderin" bezeichnen, andererseits fühlen sie sich allgemein dem Theater der Erfahrungen verbunden. Insgesamt ist der Anteil an Frauen höher als an Männern.

10.4 Die Entwicklung des Theaters der Erfahrungen

Insgesamt sind ca. 180 bis 200 Menschen im Theater der Erfahrungen jährlich involviert. Sie engagieren sich in Projekten oder kontinuierlichen Gruppen, in intergenerativen Workshops oder altershomogenen

Initiativen oder auch im Förderverein oder dem Beirat des Theater der Erfahrungen.

Das Herzstück bilden weiterhin die drei Stammgruppen des Theaters. Die genannten Gruppenidentitäten der Spieler/-innen als „Bunte Zelle" oder „Spätzünderin" zeugen auch von der Zugehörigkeit zu einem bestimmten Stil in den entsprechenden Gruppensitzungen, in der Erarbeitung der Themen, in der Zusammenarbeit mit der Leitung, dem Interesse an spezifischen übergreifenden Theaterprojekten bis hin zu bestimmten Prozederen bei Geburtstagsfeiern oder Tourneetraditionen. Weiterhin finden die Proben der „Spätzünder", der „Bunten Zellen" und des „OstSchwung" in verschiedenen Stadtteilen statt. Jede Gruppe verfügt über ein eigenes Repertoire von durchschnittlich drei bis fünf Produktionen und ist dem volkstheaternahen Ansatz verpflichtet, doch jeweils auf eigene Art und Weise.

Während die „Spätzünder" sich über 30 Jahre ihres Bestehens Frauenthemen verschrieben hatten, öffneten sie sich nun auch der Männerwelt. Die „Grauen Zellen", wie schon angedeutet, suchten verstärkt den Kontakt zu älteren Menschen mit Migrationserfahrung. Sie spielen seit 2005 ihre Stücke mit deutschen und türkischen Texten und haben ihr Themenfeld ebenfalls dahingehend erweitert. Der „OstSchwung" setzte sich zu Beginn seiner Gründung fast ausschließlich aus Mitgliedern der ehemaligen DDR zusammen und arbeitete viel mit Biografien und historischen Themen u. a. zur DDR-Vergangenheit. Mittlerweile sind diese Themen für die Teilnehmer/-innen weniger spannend geworden, die Zusammensetzung der Gruppe hat sich auch hier verändert sowie die Themen. Auf ihre Arbeit mit Menschen mit Demenz geht dieser Aufsatz noch genauer ein ▶ Abschn. 10.5.

Insgesamt werden bei allen Stammgruppen weiterhin aus der Lebenswelt der Spieler/-innen, ihren Erfahrungen, Fragen und Neigungen über Improvisationen Stücke entwickelt und inszeniert. Das Altentheater als Kunstform hat sich bundes- und weltweit einen Namen machen können und steht in seinen vielfältigen Ausdrucksformen dem Kinder- oder Jugendtheater in nichts nach (◘ Abb. 10.2). Im Folgenden soll das Themenfeld „Theater der Erfahrungen und Demenz" vertiefend beschrieben und vorgestellt werden.

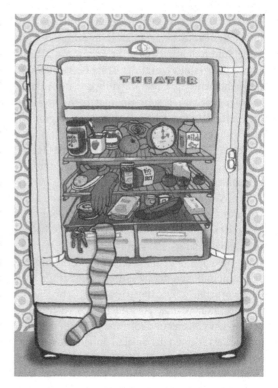

◘ **Abb. 10.2**   Omas Kühlschrank. Ein Plakatentwurf. © Franziska Dabitz

10.5   Ein neuer Weg – „Vergissmeinnicht"

Über die Jahre hat das Theater der Erfahrungen sein Profil geschärft und sich immer wieder mit Themen befasst, die gesellschaftlich brisant oder auch zu wenig öffentlich in den Fokus gerückt wurden. Diesem Ansatz getreu steuerte das Projekt 2014 auf das Thema Demenz zu. Eine Kooperation zwischen Theater der Erfahrungen und dem Ehrenamtlichen Besuchsdienst im Nachbarschaftsheim Schöneberg machte sich auf den Weg, um in mehreren Schritten Zugänge und Blickwinkel zur Thematik zu schaffen.

Zunächst wurde ein wenig recherchiert, ob und was sich im Amateur- oder Profitheaterbereich vielleicht schon tat, zwei bis drei Produktionen zu Tage gefördert und gegrübelt, was sich wie mit eigenen Überlegungen verbinden ließe. Wer Theater spielt, sollte sich Texte merken können, große und kleine Gesten, sollte die Dramaturgie im Kopf haben, seine Wege auf der Bühne kennen und auch die der

Mitspielerinnen und Mitspieler. Aber geht es nicht auch anders? Könnte man nicht auf den Talenten und Erfahrungen der Teilnehmenden aufbauen? Wäre vielleicht auch eine Mischung von Menschen mit und ohne Demenz spannend?

Das eine tun und das andere nicht zu lassen, wäre gut, und daher wurde das mehrteilige Projekt „Vergissmeinnicht" mit, von und über Menschen mit Demenz konzipiert. Wie es dem jahrelang erprobten Konzept von Theater der Erfahrungen entsprach, sollte aus den Erinnerungen und Erlebnissen der älteren Spielerinnen und Spieler, aus ihrer Sehnsucht, ihren Wünschen und Hoffnungen geschöpft werden. Auf dem Plan standen mehrere Ziele:

1. sollten die Erfahrungen des Ehrenamtlichen Besuchsdienstes im Nachbarschaftsheim Schöneberg mit seinen Tanzcafés und Musikangeboten genutzt werden,
2. wollten wir mit dem Thema in die Öffentlichkeit gehen und es damit zurückholen in die gesellschaftliche Diskussion und
3. sollten natürlich auch tolle Erlebnisse auf die Bühne gebracht werden.

Entstanden sind dann in Zusammenarbeit von Theater der Erfahrungen und dem Ehrenamtlichen Besuchsdienst, beides Einrichtungen des Nachbarschaftsheims Schöneberg und gefördert von der Robert Bosch Stiftung folgende Elemente: Zwei Theaterproduktionen, zwei Making-ofs über die Programmentwicklung, eine Diskussion mit angehenden Altenpfleger/-innen und ein abschließender Veranstaltungstag rund um das Thema Demenz in der ausverkauften Ufa-Fabrik Berlin.

10.5.1 Menschen mit und ohne Demenz auf der Bühne

Das erste Projekt im Rahmen von „Vergissmeinnicht" war die Entwicklung des Stücks „Ein Schiff wird kommen – Theaterreise". Die Idee war, eine Gruppe von maximal zwölf Menschen aufzubauen, die sich aus Menschen mit und ohne Demenz zusammensetzt. In generationsübergreifenden Projekten und Workshops wurde die Erfahrung gemacht, dass die Spielerinnen und Spieler vom Theater der Erfahrungen sich sehr gern und gut als Multiplikatoren

oder auch „Leithammel" in verschiedenen Konstellationen einbauen lassen. Warum nicht in solch einer Zusammenarbeit?

▪ Der Vorlauf

Die gemeinsame Arbeit begann also mit einem Berg von Fragen: Würden wir Menschen mit Demenz finden, die bereit und in der Lage sind, Theater zu spielen, die vielleicht gar auf die Bühne gehen, um vor einem Publikum aufzutreten? Wie steht es mit dem Vergessen von einer Probe zur nächsten? Würden tatsächlich Spielerinnen und Spieler vom Theater der Erfahrungen mit auf die Reise gehen und sich auf Mitspielerinnen und Mitspieler mit Demenz einlassen? Würde es Hierarchien und Überheblichkeiten geben und wie würden wir damit fertig werden? Und würde überhaupt ein Stück dabei heraus kommen?

Zunächst wurde sich von zwei Seiten her ans Werk gemacht: Michael von Jan, Koordinator des Ehrenamtlichen Besuchsdienstes, begann seine „Casting-Runde", um ältere Menschen mit Demenz ausfindig zu machen, die geeignet schienen, gemeinsam ein Theaterstück zu entwickeln. Er besuchte Teilnehmende aus den Tanzcafés zu Hause, sprach mit Angehörigen, setzte Aufrufe in die lokalen Zeitungen und nach zwei Monaten hatte er sechs Menschen – fünf Frauen und einen Mann – gefunden, die Spaß an solch einer Unternehmung haben könnten.

Die Leitung des Theaters der Erfahrungen, wiederum machte sich auf die Suche nach Spielerinnen und Spielern aus den verschiedenen Theatergruppen, die Lust auf das Thema Demenz hatten. Nicht alle Angefragten jubelten sofort, es gab Sorgen, ob das mit dem Zusammenspiel überhaupt klappen kann und diverse Berührungsängste mit diesem gern verdrängten Thema. Aber mit Geduld und Spucke fanden sich auch hier fünf sehr motivierte Menschen – vier Frauen und ein Mann – die sagten: „Ja, das finde ich spannend, das möchte ich gern probieren".

▪ Der Beginn

So stand also die Startformation zügig fest, Michael von Jan organisierte die ehrenamtlichen Helferinnen und Helfer, um die Menschen mit Demenz von zu Hause abzuholen, durch die Probe zu begleiten und wieder nach Hause zu bringen. Eva Bittner sorgte für

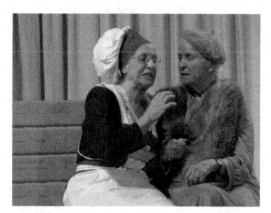

Abb. 10.3 Die Köchin erzählt – Aus dem Stück „Ein Schiff wird kommen". © Christine Roth

den Proberaum, Requisiten, Hüte und Tücher, Kaffee und Kekse, gemeinsam wurde ein Plan für die Probe ausgeheckt und das erste Treffen durfte kommen. Es wurde gesungen und viel gelacht, sich verkleidet und fotografiert und schon waren die ersten Fragen beantwortet: Ja, es geht prima, alle wollen etwas miteinander machen und viele Bedenklichkeiten konnten schnellstens zerstreut werden.

Dieser frische Einstieg war sehr hilfreich, und die gute Grundstimmung ging im gesamten Projektverlauf nicht verloren. Auf dieser Grundlage konnten alle Schwierigkeiten, die es natürlich auch gab, gelöst werden. Die folgenden zwei Monate waren der volle Testlauf. Diverse Übungen, Ansätze und Konstellationen wurden ausprobiert und immer sofort der Druck heraus genommen, wenn etwas nicht klappte. Namensspiele waren von Anfang an nicht auf dem Plan, das konnte sich eh niemand merken. Auch die Gesunden hatten Mühe, die vielen Ehrenamtlichen, Praktikanten und neuen Mitspieler auseinanderzuhalten. Mehr als drei Menschen zusammen im Spiel waren ebenfalls kompliziert, und Szenen wurden zugunsten von Zweier-Situationen geändert. Scheinwerfer und schwarzer Hintergrund waren günstig, um die Bühne und Zuschauerraum deutlich voneinander zu trennen: Wenn jemand dort im Licht steht, spielt er oder sie eine Rolle.

Die Aufgaben der Leitung – Michael von Jan und Eva Bittner – bestanden in dieser ersten Phase darin, eine entspannte Stimmung sicherzustellen, kleine Sequenzen zu probieren und auszuwerten sowie ein Handlungsgerüst zu entwickeln, das

allen Bedürfnissen einigermaßen gerecht wird. Der Beobachtungsposten ergab, dass sich die Menschen mit Demenz am besten entfalten konnten, wenn die Szenen auf ihren eigenen Erlebnissen, Talenten und Erfahrungen aufbauten. Also wurden berufliche Werdegänge durchleuchtet, z. B. das Vorleben als Englischlehrerin oder als Trägerin des Bundesverdienstkreuzes im Bereich Behindertenarbeit, kreative Fähigkeiten erforscht, z. B. als Sängerin oder Kostümbildnerin und den diversen Anekdoten gelauscht, z. B. über Auseinandersetzungen mit dem Pflegepersonal, die in den Kaffeepausen die Runde machten. Diese vielen kleinen Splitter mussten in eine Rahmenhandlung eingebunden werden, nämlich eine Schiffsreise auf dem Vergnügungsdampfer „Belami". Die Spielerinnen und Spieler vom Theater der Erfahrungen spielten das Bordpersonal und die Menschen mit Demenz die Gäste. Diese Struktur erwies sich als Glücksstreffer: Köchin, Kapitänin, Reiseleiter, Putzfrau und Animateurin steuerten nun sanft das Geschehen, lernten, wann eine Szene zum Ende geführt werden sollte und geleiteten die Reisegäste formvollendet von Deck und wieder zurück. Die Urlauber hingegen hatten nun die Freiheit, zu sagen, was sie wollten, was ihnen gerade einfiel oder woran sie Spaß hatten, und mussten keinen Text abliefern, was nur Stress verursacht hätte.

Die Handlung

Eine Gruppe von älteren Menschen besteigt mit Schwung und Musik ein Schiff und geht auf große Fahrt. Bei den Vorbereitungen für ein Bordfest entpuppen sich alte Talente, es wird gesungen, getanzt und die Geschichten des Lebens aufgefaltet. Denn die Schiffsbesatzung der „Belami" ist neugierig auf ihre Gäste, fragt, forscht und lauscht, was die Reisenden so im Gepäck haben. Auf dieser Fahrt kriegt die Köchin plötzlich Englischunterricht, übernimmt die 100-jährige Annemarie die Gymnastikstunde der Animateurin, weil diese einen Hexenschuss hat und veräppelt Uwe seine Begleiter, weil er seinen eigenen Tod simuliert. Die Sängerin schmettert für die Putzfrau eine Arie und die Kostümbildnerin wagt ein Tänzchen mit dem Reiseleiter, all das kann passieren, kann sich aber spontan auch anders entwickeln (Abb. 10.3).

Mit diesem Zwischenergebnis gingen alle in die Sommerpause, ahnend und befürchtend, dass nach der sechswöchigen Lücke alles bisher Erarbeitete wieder verschwunden sein würde. Aber weit gefehlt, die Gruppe traf am Ende der Ferien wieder zusammen, wichtige Requisiten wurden aufgebaut, die Scheinwerfer angemacht, die Musik eingespielt und erstaunlicherweise waren die entscheidenden Sequenzen und Situationen sofort wieder da. Verblüfft und begeistert konnte die Leitung tatsächlich auf eine öffentliche Aufführung zusteuern, denn der Handlungsverlauf hatte sich gut verankert. Nun wurden also Kostüme gestaltet, eine Akkordeon-Spielerin zur Untermalung und für die Szenenwechsel dazu geholt, Werbematerial erstellt und ein Premierentermin im November 2014 festgeklopft. Denn bei zu langen Verzögerungen bestand die Befürchtung, dass die Spontaneität des Geschehens verloren gehen könnte.

■ **Die Aufführungen**

Es blieb nicht bei der einen Präsentation. Schon bei der Vorbereitung der Premiere von „Ein Schiff wird kommen – Theaterreise" war die Resonanz sehr groß. Viele Ehrenamtliche aus dem Nachbarschaftsheim Schöneberg wollten unbedingt kommen, ebenso die Angehörigen, die Fachöffentlichkeit interessierte sich. So wurde gleich eine zweite und dritte Aufführung angesetzt. Natürlich blieb das Lampenfieber bis zum letzten Moment erhalten, denn es gab keinerlei Erfahrungswerte, wie solch eine Aufführung denn tatsächlich funktionieren könnte. Würde der Spannungsbogen halten? Würden die Menschen mit Demenz Elemente aus dem Probenprozess auf die Bühne bringen oder etwas ganz anderes ausprobieren? Hätten die Spielerinnen und Spieler vom Theater der Erfahrungen die Energie und Konzentration, ihre Rollen zu spielen und obendrein das Geschehen zu steuern? Wie würde das Publikum reagieren? Mit freundlicher Distanz? Angerührt? Ablehnend?

Auch hier waren die Sorgen unbegründet: Der Spannungsbogen hielt an, und das Programm dauerte ungefähr 45 Minuten, also nur 10 Minuten länger, als ursprünglich anvisiert. Viele Textpassagen, Gags und Verabredungen aus den Proben wurden auf die Bühne mitgenommen, aber es wurden auch einige neue witzige Wendungen gefunden. Das Bordpersonal arbeitete wacker an seinen Doppelaufgaben – eigene Rolle und Steuerungsfunktion – und ging auf die veränderten Spielangebote der Reisegäste gut

ein. Das Publikum war begeistert und berührt, es gab viel Szenenapplaus, die Gymnastikübungen der 100-Jährigen wurden im Zuschauerraum aktiv mitgemacht, was nicht beabsichtigt war. Nach der Aufführung wurde an allen Ecken und Kanten weiter über das Stück diskutiert.

Insgesamt ein Riesenerfolg auf verschiedenen Ebenen. Für die Spielerinnen und Spieler mit Demenz war die öffentliche Anerkennung, besonders auch durch ihre Angehörigen wichtig. Kommentare wie: „Ich habe meine Oma noch nie so toll singen gehört", haben da sehr gut getan. Die Spielerinnen und Spieler vom Theater der Erfahrungen waren zu Recht stolz, dass sie das Schiff nicht haben sinken lassen, ihre Verantwortung für das Gesamtgeschehen war groß und ihr Lampenfieber hatte sich gelohnt. Die Leitung war froh und glücklich, dass das Programm „funktioniert" hat, dass die Menschen mit Demenz nicht „vorgeführt" wurden, sondern dass ihnen der Spaß an der Sache aus allen Knopflöchern sprang. Kommentar dazu: „Ich konnte nicht unterscheiden, wer auf der Bühne dement und wer nicht dement war." Es war eine Gesamtleistung und das war gut so.

10.5.2 Theatergruppe „OstSchwung" über das Thema Demenz

Unser zweites Projekt im Rahmen von „Vergissmeinnicht" war die Entwicklung des Stückes „Eine andere Welt – ein Stück über das Annehmen und Loslassen".

■ **Der Vorlauf**

Mit der Erarbeitung eines Theaterstücks rund um den Schwerpunkt Demenz schlug die Gruppe einen neuen Weg ein. Das Thema war vorgegeben, es wurde also nicht in Improvisationen, wie sonst üblich, spielerisch gefunden und die Berührungsängste waren anfangs beträchtlich. Der Leiter Dieter Bolte hat sich dadurch nicht irritieren lassen und schlug zunächst den Weg der gemeinsamen Recherche ein, um die Spielerinnen und Spieler erst mal ein wenig von den eigenen Ängsten wegzuholen und Material für das Stück zu sammeln. Vermittelt durch Michael von Jan, Koordinator des Ehrenamtlichen Besuchsdienstes, wurden Angehörige und Ehrenamtliche zu einer Gesprächsrunde eingeladen. Sie berichteten aus

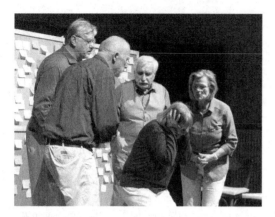

D Abb. 10.4   „Seid Still!" – Aus dem Stück „Eine andere Welt".
© Christine Roth

dem Alltagsleben mit ihren Lieben, der Ehefrau, dem Onkel, den Nachbarn und schilderten Situationen aus den Begleitungen und bei den Fahrdiensten. Hier kamen auch die schwierigen Situationen, die Aggressionen der Betroffenen, aber auch der Angehörigen zur Sprache. Es ging um Probleme im Haushalt und die Ängste beim Alleinsein. Das waren durchaus ernste und bedrückende Gespräche.

Parallel dazu recherchierte Dieter Bolte anhand von Filmen, Büchern und Theaterproduktionen und entschied sich, eine Szenencollage zu entwickeln, die die Öffentlichkeit für die Menschen mit kognitiven Einschränkungen und für deren Angehörige sensibilisiert. Auch hier standen wieder viele Fragen am Anfang: Was geht in einem vor, wenn man plötzlich bemerkt, dass der Bruder nicht mehr allein den Weg nach Hause findet? Wie fühlt es sich an, wenn man weiß, dass die beste Freundin sich irgendwann nicht mehr an all die gemeinsamen Erlebnisse erinnern wird? Wie kommt man damit zurecht, dass ein geliebter Mensch dement wird? Wie nah lassen die Spielerinnen und Spieler das Thema an sich heran?

■ Der Beginn

Mit den Materialien machte sich der Leiter ans Werk und schrieb in groben Zügen eine Textfassung für die achtköpfige Gruppe „OstSchwung", die großenteils auf den Gruppengesprächen und den Erfahrungen der interviewten Angehörigen beruhte. Es wurden punktuell Erzählerinnen und Erzähler eingebaut, die das szenische Geschehen kommentierten, es gab Szenen mit allen Beteiligten und chorische Passagen. Auf diese Weise wurden Distanzmomente etabliert, damit das Geschehen nicht zu emotional wurde.

Die Textvorlage erleichterte die Probenarbeit enorm, die Spielerinnen und Spieler mussten nicht ganz so tief in die eigenen Erfahrungen und Befürchtungen tauchen, um selbst den Handlungsfaden und die Dialoge zu entwickeln, sondern konnten sich auf ein gut gebautes Stück einlassen. Die Auseinandersetzung mit dem Thema, zu dem keiner der Teilnehmenden einen direkten Bezug hatte, machte deutlich, dass immer auch eigene Ängste mitspielten, selbst über kurz oder lang betroffen zu sein. Die klaren Rahmenbedingungen – Textvorlage, Bühnengestaltung, Figurenführung – ermöglichten es, innerhalb von sechs Monaten die Produktion zu stemmen und im März 2014 die Premiere zu wagen.

■ Die Handlung

Das Stück beginnt höchst komisch: Acht Menschen reden über einen Schauspieler, dessen Name ihnen nicht einfällt. Sie kommen von Hölzchen auf Stöckchen, jeder assoziiert etwas anderes. Eine typische Gesprächssituation älterer Menschen – gnadenlos übertrieben. Allmählich werden die dargestellten Situationen ernster, teils witzig, teils beklemmend. Die einzelnen Szenen nehmen die anfänglichen Fragen auf und berichten von unruhigen Nächten, den Sorgen, Ängsten und der Erschöpfung, die die Fürsorge für den Partner, Verwandten oder Freund mit sich bringt. Aber sie zeigen auch, dass dieses Leben komische, berührende und wertvolle Momente bereithalten kann (D Abb. 10.4).

„Eine andere Welt – Ein Stück über das Annehmen und Loslassen" ist eine locker verbundene Szenenfolge mit wechselnden Protagonisten, die den Verlauf einer Demenz von der Diagnose bis zum Tod aus den verschiedenen Blickwinkeln von Familienangehörigen, Freunden und auch Pflegepersonal beleuchtet. Das Stück führt vor Augen, dass das Annehmen der Diagnose und der richtige Umgang mit den Nöten und Ängsten kein leichter Schritt ist. Es zeigt aber auch, dass es möglich ist, durch das Verständnis und die Unterstützung durch die Umgebung den Weg so zu gestalten, dass er gemeinsam zurückgelegt werden kann.

■ Die Aufführungen

Das Stück „Eine andere Welt" wurde seit der Premiere ungefähr 20-mal gezeigt und stieß auf sehr positive Resonanz. Offenbar spielt das Thema für viel mehr Menschen eine Rolle, als wir annahmen.

Die Spielerinnen und Spieler werden nach den Vorstellungen angesprochen, Zuschauer erzählen ihnen, dass sie auch einen dementen Angehörigen oder Nachbarn haben. Und besonders bei älterem Publikum kommen Ängste zur Sprache, selbst dement zu werden.

Doch das Publikum geht nicht gebückt aus den Aufführungen, sondern berührt und mitunter erheitert. Die älteren Darstellerinnen und Darsteller halten die Balance zwischen „ich bin vielleicht schon ganz nah dran an der Demenz" und „wir erzählen euch Geschichten, wie es Menschen mit Demenz in unserer Gesellschaft ergeht". Diese wechselnden Perspektiven machen es den Zuschauenden leicht, immer wieder ein- und aufzutauchen.

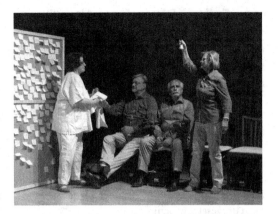

□ **Abb. 10.5** „Schwester!" – Aus dem Stück „Eine andere Welt". © Christine Roth

Eine besonders interessante Erfahrung machte die Gruppe mit dem Stück bei einer Aufführung für eine Klasse von Pflegeschülerinnen und -schülern. Der Rahmen war wenig theatergeeignet – die Spielfläche sehr klein, eingeklemmt zwischen einem Schulungspflegebett und hoch gestapelten Schultischen – es war kochend heiß und trotzdem ereignete sich eine der besten Aufführungen von „Eine andere Welt", die von einer spannenden Diskussion abgerundet wurde.

Nach eigenen Aussagen wurde von den Schülerinnen und Schülern das erste Mal ganz bewusst die Perspektive der Angehörigen von Menschen mit Demenz wahrgenommen. Oftmals gibt es in der täglichen Arbeit kaum die Möglichkeit für Gespräche oder die Beziehung gestaltet sich problematisch. Für die Auszubildenden ist es manchmal nicht leicht, aufgrund des knappen Personalschlüssels Zeit für zwischenmenschliche Beziehungen zu finden. Und genau diese Schwierigkeiten fanden sie in einzelnen Szenen des Stücks gespiegelt. Die positive Reaktion der Schülerinnen und Schüler hat uns gezeigt, dass solch eine Produktion durchaus geeignet ist, Öffentlichkeit und Fachkräfte für die Situation von Menschen mit Demenz und die ihrer Angehörigen zu sensibilisieren (□ Abb. 10.5).

10.6 Demenz im Scheinwerferlicht – Theater und Kulturprojekte

Unter diesem Motto haben im Juni 2014 und 2015 zwei große Veranstaltungen in der Ufa-Fabrik, Berlin stattgefunden. Die Idee dahinter war, sowohl unsere beiden Theaterstücke – „Ein Schiff wird kommen" und „Eine andere Welt" – einer größeren Öffentlichkeit vorzustellen als auch Projekte zu präsentieren, die in anderen Bereichen mit Kultur und Demenz arbeiten. Über Informationsstände und Themeninseln informierten Praktikerinnen und Praktiker über die verschiedenen Angebote, erläuterten Problemstellungen, wiesen auf Lösungen hin und zeigten praktische Beispiele.

Die Themeninsel „Augenblicke im Museum" führte vor, wie Führungen „mit allen Sinnen" für Menschen mit und ohne Demenz in der Berliner Gemäldegalerie durchgeführt werden können. Das Projekt „Clowns und Menschen mit Demenz" pflegt spielerisch die Kultur des Erinnerns, die Potsdamer Klinikclowns gehen monatlich an Orte, an denen es manchmal schwer fällt, die heilsame Wirkung des Lachens zu erleben. Die Themeninsel „Märchen als Türöffner" nimmt Jung und Alt mit auf die Märchenreise, Kitakinder lauschen gemeinsam mit Seniorinnen und Senioren bekannten Geschichten der Brüder Grimm (► Kap. 3). Und das Projekt „Trommeln trotz(t) Demenz", ein Zusammenspiel von Menschen mit und ohne Demenz an den unterschiedlichsten Percussion-Instrumenten, verbreitet nur Power.

Umrahmt von eindrucksvollen Vorträgen gab es einen Tag lang jede Menge Anregungen mit Theater und Kulturangeboten für alle, die mit Menschen mit Demenz leben, sie betreuen und pflegen. Die Resonanz war beeindruckend, beide Veranstaltungstage waren mit insgesamt 500 Zuschauenden komplett ausgebucht – ein Signal, dass Kultur und Demenz sich nicht ausschließen, sondern im Gegenteil sehr gut zusammenpassen.

10.7 Epilog: „Die anderen Alten"?

Die lang erprobte Struktur des Theaters der Erfahrungen macht es möglich, immer wieder mit neuen Herausforderungen den „alten Pioniergeist" zu Tage zu fördern und neue Ufer zu erobern, wie im beschriebenen Projekt „Vergissmeinnicht" dokumentiert. Aber sind dies nun die Ausnahme-Alten, die anderen Alten, die in diesem Fall die Arbeit und künstlerische Auseinandersetzung zum Thema Demenz aufgegriffen haben, die mit Menschen mit Demenz gespielt oder die Geschichten der Angehörigen umgesetzt haben?

Die „anderen Alten" sind vielleicht wirklich entsprechend der eingangs zitierten Spielerin „anders" geworden, denn eine bestimmte Entwicklung bei einer intensiven Tätigkeit bleibt bei keinem Menschen welchen Alters auch immer aus. Viele Spieler/-innen sind mittlerweile 10, 15 oder 20, ja sogar bis zu 25 Jahre dabei, treffen sich wöchentlich zu den Proben, haben bis zu 20 Aufführungen im Jahr nur mit ihrer Gruppe, nehmen an Workshops teil und fahren auf Tournee. Es wäre seltsam, wenn aufgrund dieser langjährigen Spiel- und Probenpraxis nicht eine gewisse Professionalisierung stattgefunden hätte. So haben einige einen Blick für die dezentrale Auftrittspraxis entwickelt, die die professionelle Auftrittsregie sich erst mühsam erarbeiten musste. In Windeseile wird überlegt, von wo der Auftritt am sinnvollsten erscheint, die Scheinwerfer am wenigsten stören und die Zuschauer/-innen am besten sehen können. Ebenso betrifft die Professionalisierung die Einschätzung von Szenen und Spiel, von Spannungsbögen oder Improvisationen oder wirksamen Werbestrategien bei Veranstaltungen. Es ist eine Sicherheit in vielerlei Hinsicht entstanden, die als Basis für die hier beschriebenen Experimente dienten oder die den „neuen Weg des Theaters der Erfahrungen" ebneten. Aber entsprechend wichtig sind auch diese neuen Herausforderungen, ohne die eine Kulturarbeit erstarren oder verstauben würde. Ob es die transnationalen Austauschprogramme mit Ecuador oder Polen, der Türkei oder Griechenland sind, ob es die intergenerative Theaterarbeit in Kitas („Theater und Kitas" – das Theater der Erfahrungen ist an den Aktivitäten der kulturellen Bildung in Kitas in Zusammenarbeit mit der Alice Salomon Hochschule beteiligt) betrifft oder wie im beschriebenem Fall, die tiefgreifende künstlerische Beschäftigung mit Demenz, aus der Sicht der Angehörigen, der Betroffenen und des potenziellen Publikums.

Neue Wege des Theaters der Erfahrungen sind unerlässlich, um die Lebendigkeit und Dynamik, die soziale Kulturarbeit ausmachen, zu erhalten.

Und so sind es eben auch keine „anderen Alten", die das Theater der Erfahrungen ausmachen. Sie sind nicht nach Talent oder Typen „sortiert", sind nicht gecastet, haben keine Ausbildung im Theaterfach oder Besonderheiten irgendeiner Art mitgebracht. Es gibt keine Voraussetzungen zu erfüllen, um im Theater mitspielen zu können. Es sind ältere Menschen mit Spaß am Spiel und mit dem, was Georg Zinner die eigene Verantwortung nannte. Sie übernehmen die Verantwortung für ihr Spiel, für ihre Inhalte und für ihr Engagement und stellen sich immer wieder neuen Impulsen, um selbst und mit anderen daran zu wachsen.

Literatur

Niethammer L (1980) Lebenserfahrung und kollektives Gedächtnis. Die Praxis der „Oral History". Syndikat, Frankfurt am Main

Zinner G (1988) Sozialkulturelle Gemeinwesenarbeit. Blätter der freien Wohlfahrtspflege 88(12): 284

Weiterführende Literatur

Lobard G (2013) Allein im fremden Land. TAZ vom 15.05.2013

Theater der Erfahrungen (Hrsg) (2003) Erben der Zukunft, Berlin-Lublin. Broschüre. Theater der Erfahrungen, Berlin

Theater der Erfahrungen (Hrsg) (2010) Theater der Erfahrungen geht an die (Hoch)Schulen. Broschüre. Theater der Erfahrungen, Berlin

Theater der Erfahrungen (Hrsg) (2011) Kreative Potentiale. Broschüre. Theater der Erfahrungen, Berlin

Theater der Erfahrungen (Hrsg) (2012) Kreative Potentiale des Alters. Broschüre. Theater der Erfahrungen, Berlin

Theater der Erfahrungen (Hrsg) (2013a) Schule des Lebens. Broschüre. Theater der Erfahrungen, Berlin

Theater der Erfahrungen (Hrsg) (2013b) Vergissmeinnicht. Broschüre. Theater der Erfahrungen, Berlin

Internet-Adressen

Theater der Erfahrungen: http://www.theater-der-erfahrungen.nbhs.de/kreative-potenziale-des-alters/. Zugegriffen: 14.8.2015

Theater und Kitas: http://www.TUKI-Berlin.de. Zugegriffen: 18.8.2014

Videos zum Theater der Erfahrungen

Kaiser J (2014) Altes Eisen – ein Blick hinter die Kulissen. DVD mit engl./türk. Untertiteln

Kaiser J (2010) Rampenlicht statt Rückzug – Ein interkulturelles Altentheater geht an die Schulen. DVD

Kaiser J (2010) Austausch sprengt Grenzen. DVD mit span./dt. Untertiteln

Theater der Erfahrungen (2008) Lieder, die irritieren, schockieren. Dokumentation über die Theaterarbeit mit Älteren und Studierenden. DVD mit engl. Untertiteln

Yoga

Yoga für Menschen mit Demenz

Von der Kunst, Atmung, Bewegung und Konzentration zu verbinden

Ingrid Kollak

© Springer-Verlag Berlin Heidelberg 2016
I. Kollak (Hrsg.), *Menschen mit Demenz durch Kunst und Kreativität aktivieren*,
DOI 10.1007/978-3-662-48825-6_11

Yoga spricht viele Zielgruppen an und kann von werdenden Müttern und Menschen im hohen Alter gleichermaßen praktiziert werden (Abb. 11.1). Ob er im Kindergarten, Nachbarschaftshaus, Betrieb oder Seniorenheim angeboten wird, für alle Teilnehmenden gibt es geeignete Variationen. Yoga-Übungen können den individuellen Bedürfnissen gemeinsam übender Teilnehmerinnen und Teilnehmer angepasst werden, Yoga-Übungen können sich aber auch den Bedürfnissen im Lauf eines individuellen Menschenlebens anpassen. Yoga ist leicht zugänglich und benötigt keine Ausrüstung, sondern nur ein wenig Platz und Ausdauer. *Yoga ist für alle da!*

Da Yoga auf mehreren Ebenen der Wahrnehmung wirkt, schätzen ihn Menschen aus ganz unterschiedlichen Gründen. Die einen beruhigt er durch Konzentrationsübungen, die anderen fordert er durch athletische Haltungen heraus und für viele verbessert er ganz allgemein das Wohlergehen. Das sind Fähigkeiten des Yoga, die sich nicht so leicht in Worte fassen lassen. Es heißt: Yoga tut gut, entspannt, baut Muskeln auf, gibt Energie, macht gute Laune, erhöht die Konzentration u.v.m.

In diesem Beitrag wird gezeigt, aus welchen Gründen Yoga für Menschen mit Demenz gut ist und wie Yoga mit ihnen geübt werden kann. Dazu werden Grundlagen über Demenz sowie über Yoga und seine Wirkungsweise geschildert und nützliche Informationen zur Yoga-Praxis mit Menschen mit Demenz vermittelt, die durch Fotos anschaulich gemacht werden.

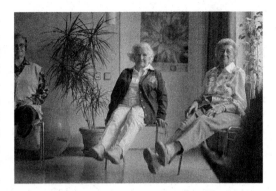

 Abb. 11.1 Übungsgruppe im Agaplesion Sophienhaus Berlin. © Christian Lietzmann

11.1 Von welchem Yoga ist die Rede?

Es gibt viele Möglichkeiten, Yoga zu üben: allein und in Gruppen, in einer Yoga-Schule, am Arbeitsplatz oder zu Hause.

> In diesem Beitrag ist nicht die Rede vom Yoga als „special event", sondern als möglichst tägliche Routine wie das Zähneputzen. Diese Herangehensweise hilft allen Menschen – und sicher auch den Menschen mit Demenz – durch mehr Beweglichkeit, bessere Sauerstoffversorgung und größere Konzentration, jeden Tag ein bisschen besser zu meistern.

Die Idee der täglichen Routine ist dem Yoga von Beginn an innewohnend. Dagegen ist die Vorstellung, durch Bewegung, Atmung und Konzentration das eigene Befinden zu verbessern, eine recht neue Vorstellung vom Yoga. Denn am Anfang stand das geistig-religiöse Sein im Mittelpunkt der Yoga-Praxis. Es ging um die Überwindung des Körpers und die völlige Geistwerdung durch Konzentration, Meditation und Gebet. Die Quellentexte des Yoga sind eng mit den indischen Religionen verbunden, dem Vedismus, dem Brahmanismus und dem Hinduismus. Die Körperhaltung wurde nur thematisiert im Zusammenhang mit der Fähigkeit, möglichst lange und regungslos bei der Meditation bzw. im Gebet ausharren zu können. Die ältesten Quellentexte sind die klassischen Upanishads, die zwischen 800 und 500 v.u.Z. entstanden sind (Kollak 2008, S. 24 f.).

Yoga als Körperarbeit, wie ihn heute die meisten Menschen verstehen, wird Hatha-Yoga genannt. Hier geht es nicht um die Überwindung des Körpers, sondern der Körper bildet den Mittelpunkt der Yoga-Praxis. Die Vorstellung vom Yoga als körperliche Erbauung ist eng verbunden mit der Volkstradition des Tantrismus. Die Texte dieser Tradition wurden nicht wie die klassischen Yoga-Texte von Priestern überliefert und aufgeschrieben. Die Indologie bezeichnet sie daher auch als „nachklassisch". Andererseits übte der Tantrismus aber auch Einfluss auf die indischen Religionen aus. Die neue Körperbezogenheit vermischte sich mit den philosophisch-religiösen Wurzeln des Yoga und bildete eine Bildsprache aus, die vom Körper als Tempel Gottes oder

Ort der Pilgerschaft und Seligkeit erzählt. Zentrale Texte für den Hatha-Yoga sind: *Siddhasiddhānta-paddhati*, Gorakṣanātha/Gorakhnāth zugeschrieben (ca. 1000–1250), Grundlagenwerk zum Nāth- bzw. Kuṇḍalinī-yoga, Gorakṣaśataka Gorakṣanātha zugeschrieben (ca. 1200–1250), *Haṭhayogapradīpikā* von Svātmārāma Yogin (ca. 1350–1400), *Gheraṇḍa-saṃhitā* (ca. 1650–1700), *Śivasaṃhitā* (ca. 1650–1700) und *Ṣaṭcakranirūpaṇa* von Pūrṇānanda (ca. 1600–1700).[1]

In seinem Buch *Yoga auf dem Weg nach Westen* (1989) hat Karl Baier die Rezeptionsgeschichte des Yoga von der Antike bis in die deutsche Philosophie des 19. Jahrhunderts verfolgt. In späteren Aufsätzen untersucht er den Eingang des Yoga durch die Reformkörperkultur in die Entspannungsverfahren, wie sie heute bekannt sind. Er benennt die Arbeit von François Delsarte (1811–1871), einem französischen Tenor, der seinen Beruf aufgeben musste und als Sprachlehrer und Bewegungspädagoge Entspannungs- und Atemübungen in seinem System der Stimmbildung kombinierte. Einen weiteren Anklang an Yoga findet er bei der amerikanischen Autorin Annie Payson-Call (1853–1940). Ihre Bücher, allen voran das 1891 erschienene *Power through Repose*, heben die Kraft durch Ruhe hervor. Genevieve Stebbins (1857–1934), eine amerikanische Schauspielerin und Tänzerin, entwickelte Delsartes System der Atmung und Bewegung weiter und gründete eigene Schulen an der Ostküste Nordamerikas. Ein weiterer Franzose, der die Autosuggestion – ähnlich wie bei der Rezitation von Mantren (Silben in Sanskrit, wie z. B. das OM) – empfahl, war Émile Coué (1857–1926). Er war Apotheker, studierte Psychologie und beschrieb die Kraft der Autosuggestion in seinen Büchern. William James Sidis (1898–1944), als Wunderkind und Mensch mit dem höchsten IQ beschrieben, spricht der Entspannung in seinem *Gospel of Relaxation* die heiligen Würden zu. Mehr Informationen darüber, wie Yoga-Atmung, Haltung (körperlich, geistig, moralisch) und Meditation ihren Weg in die Entspannungsverfahren fanden, gibt es auf der Webseite von Karl Baier (http://www.homepage.univie.ac.at/karl.baier/).

Im englischsprachigen Raum entstammen viele Analysen historischer Texte der Arbeit des Dharam Hinduja Institute of Indic Research (DHIIR) unter der Leitung von Elizabeth de Michelis. Speziell während der zweiten Förderungsphase des Instituts, die den Schwerpunkt der Gesundheitsforschung hatte (Indic Health and Medicine Research Programme [IHMRP] von 2000 bis 2004), entstanden bekannte Texte, so z. B. *A History of Modern Yoga* (2004) von Elizabeth De Michelis und die Dissertation des wissenschaftlichen Mitarbeiters Mark Singleton – späterer Buchtitel: *Yoga Body* (2010). In ihnen werden die Einflüsse des indischen Nationalismus als Teil des Befreiungskampfs gegen die britische Kolonialherrschaft untersucht. Darin spielt ein moderner Yoga, der sich an Formen zeitgemäßer körperlicher Ertüchtigungen anlehnt, eine wichtige Rolle.

11.2   Was heißt Demenz?

Nach der Internationalen Krankheitsklassifikation (ICD-10, Demenz-Leitlinie 2012) kann Demenz diagnostiziert werden, wenn über einen Zeitraum von mindestens 6 Monaten hinweg Informationen nur eingeschränkt aufgenommen, gespeichert und wiedergegeben werden können (Gedächtnisleistungen), Urteilsbildung, Ideenfluss und Informationsverarbeitung vermindert sind (Denkvermögen) und damit beträchtliche Einschränkungen der Aktivitäten des täglichen Lebens einhergehen (◘ Tab. 11.1). Demenz wird nicht als eigenständige Erkrankung verstanden, sondern bezeichnet einen Komplex von Symptomen und entwickelt sich als Folge einer Erkrankung des Gehirns. In 70% der Fälle liegt eine Demenz vom Alzheimer-Typ vor, 20% entstehen auf der Grundlage von Gefäßerkrankungen im Gehirn und 10% stellen Mischformen der beiden Erkrankungen dar. Im Verlauf der Erkrankung werden weitere Hirnfunktionen beeinträchtigt. Demenz vom Alzheimer-Typ entsteht durch Hirnatrophie, deren Ursachen nicht geklärt sind. Die Symptome zeigen sich schleichend. Der Beginn einer vaskulären Demenz ist dagegen plötzlich. Arterienverengungen, -verschlüsse oder -rupturen durch Minderdurchblutungen, Sklerosen oder Infarkte können die Ursachen sein (Koeslin 2011, S. 173–183).

---

1   An dieser Stelle möchte ich Prof. Dr. Catharina Kiehnle vom Institut für Indologie und Zentralasienwissenschaften der Universität Leipzig danken, die meine Zeitangaben überprüft und korrigiert hat.

11.3 · Welche Studien gibt es zu Yoga für Menschen mit Demenz?

169

11

◨ **Tab. 11.1** Stadien einer Demenz vom Typ Alzheimer: Functional Assessment Staging Test (FAST) (http://www.mccare.com/pdf/fast.pdf; vgl. Koeslin 2011, S. 175; Kurz 2015, S. 19–21)

1	Normaler Alterungsprozess	Keine Symptome
2	Erste kognitive Beeinträchtigung	Subjektive Beschwerden, Verlegen von Dingen, Schwierigkeiten mit der Arbeit
3	Leichte kognitive Beeinträchtigungen	Von anderen wahrgenommene Verminderung, Orientierungs- schwierigkeiten
4	Leichtgradige Demenz	Schwierigkeiten, komplexere Aufgaben zu erledigen
5	Mittelschwere Demenz	Eigenständige Lebensführung ohne Hilfe immer weniger möglich
6	Mittelschwere bis schwere Demenz	Ankleiden, waschen, Toilettengang nicht mehr eigenständig möglich
7	Schwere Demenz	Reduziertes Sprechvermögen, Verlust der Mimik, unfähig zu gehen, zu sitzen, den Kopf anzuheben

Doch Menschen mit Demenz, selbst wenn sie eine stationäre Versorgung benötigen, können noch eine „hohe Zufriedenheit und Wohlbefinden in guten Lebensumständen bei möglichst guten Personalkompetenzen" erleben (Becker et al. 2011, S. 69).

❯ Untersuchungen von Menschen mit Demenz haben gezeigt, dass kognitive und sinnliche Fähigkeiten nicht in gleichem Maße abnehmen, sondern bei Menschen mit Demenz das sinnliche Erleben in den Vordergrund rückt und Gefühle betont sind.

Wenn Menschen mit leichtgradiger Demenz trotzdem schon verstummen und inaktiv werden, dann kann das als Reaktion auf ihre Umwelt verstanden werden. Wie die Ergebnisse der

Märchen+Demenz+Studie (▶ Kap. 1) zeigen, sind Menschen mit Demenz aktiver und äußern sich eher, wenn ihre Antworten durch die Märchenerzählerin positiv validiert werden (unter „validieren" wird eine wertschätzende Haltung verstanden, die davon ausgeht, dass die Äußerungen für den sprechenden Menschen Sinn haben; vgl. Rogers 1996 und Feil et al. 2014, siehe auch ▶ Kap. 8).

11.3 Welche Studien gibt es zu Yoga für Menschen mit Demenz?

Mittlerweile gibt es schon einige empirische Untersuchungen zur Auswirkung von Fitnessprogrammen auf das Wohlergehen von Menschen mit Demenz. Forbes et al. (2013) untersuchen in ihrer Metaanalyse 16 randomisierte kontrollierte Studien (RCT) mit 937 Teilnehmer/-innen.

❯ Forbes et al. (2013) sprechen trotz großer Unterschiede in der Zuverlässigkeit und Genauigkeit der Studien von vielversprechenden Ergebnissen, „promising evidence".

An dieser Stelle folgt der Hinweis auf zwei Studien, die mit ihren Proband/-innen Yoga auf dem Stuhl sitzend geübt haben, eine Methode, die in diesem Aufsatz vorgestellt wird. Die Studien unterscheiden sich in der Größe ihrer Teilnehmer/-innen-Gruppe, dem Einsatz von Kontrollgruppen und der Anzahl von Tests.

McCaffrey et al. (2014) untersuchen in ihrer Studie „The effect of chair yoga in older adults with moderate and severe Alzheimer's disease", ob sich die körperliche Fitness ihrer neun Proband/-innen (Durchschnittsalter 83) durch ein 8-wöchiges „Sit 'n fit chair yoga program" verändert. Mit Hilfe des „6-Minutes Walk Test" (Reichweite), des „Gait Speed Test" (Laufgeschwindigkeit) und der „Berg Balance Scale" (Gleichgewichtsverhalten) stellen sie bei Messungen vor Beginn, nach 4 und 8 Wochen sowie einen Monat nach Programmende signifikante Verbesserungen fest.

Fan und Chen (2011) haben in ihrer Interventionsstudie „Using silver yoga exercises to promote physical and mental health of elders with dementia in long-term care facilities" untersucht, ob sich körperliche und geistige Wirkungen durch Yoga-Üben bei ihren insgesamt 68 Proband/-innen (33 Teilnehmer/-innen in der Interventions- und 35 in der Kontrollgruppe) nachweisen ließen. Die Gruppe bestand aus Menschen, die 60 Jahre und älter waren und in Einrichtungen der Langzeitversorgung lebten. Die Interventionsgruppe nahm an einem 12-Wochen-Programm teil, bei dem sie wöchentlich dreimal je 55 Minuten Yoga übten. In der Kontrollgruppe wurde kein Programm angeboten, sondern fanden die üblichen Tagesaktivitäten statt. Vor und nach den Yoga-Stunden wurden Daten mittels Two-Minute Step, Sit-and-Reach, Arm Curl, Chair-Stand, One-Leg Standing, Walking-Speed und Joints Motion Tests erhoben sowie mit der „Clifton Assessment Procedures for the Elderly Behavior Rating Scale" und der „Cornell Scale for Depression in Dementia". Ihre Messungen fallen positiv aus. Die Gruppe empfiehlt, Yoga als Routine in Pflegeheimen anzubieten.

11.4   Warum Yoga?

Dieser Aufsatz steht in einem Buch, das viele unterschiedliche kreative Methoden der Arbeit mit Menschen mit Demenz vorstellt. Diese Vielfalt ist erwünscht, um der Fachleserschaft einige der bestehenden Möglichkeiten einer aktivierenden Pflege und Sorge zu zeigen und den Betroffenen in der stationären und ambulanten Versorgung sowie deren Angehörigen und Freund/-innen eine individuelle Auswahl zu ermöglichen.

> ❯ Yoga sollte zum Angebot für Menschen mit Demenz dazugehören, weil er auf unterschiedlichen Ebenen anspricht: körperlich, geistig und psychisch. Das passt zu Menschen mit Demenz, die je nach Dauer ihrer Erkrankung und je nach Tagesfitness einen unterschiedlichen Zugang zu den Übungen haben. Auch Menschen, deren kognitive Fähigkeiten nachgelassen haben, können die Wirkungen der Yoga-Übungen gut spüren, ebenso wie sie die unterschiedlichen Gefühle wahrnehmen, die sich bei den Übungen einstellen können.

Eine Wahrnehmung des Yoga-Übens auf unterschiedlichen Ebenen ist jungen oder strebsamen Yoga-Übenden manchmal weniger leicht möglich als den übenden Menschen mit Demenz. Ehrgeiz, Konkurrenz oder Ablenkungen können Menschen das Gefühl für sich und für den eigenen Körper verstellen. Menschen mit Demenz sind von dieser Art des sozialen Drucks und persönlichen Leistungserwartungen befreit.

11.5   Aus welchen Teilen besteht ein guter Yoga-Unterricht?

Im Hatha-Yoga stehen die Haltungen, Asana genannt, im Mittelpunkt. Sie werden aber in ihren Möglichkeiten nur dann vollständig genutzt, wenn sie mit einer bestimmten Atmung durchgeführt werden und dann auch zu einer erwünschten Konzentration führen können. Wissen (Kenntnis einer Asana), Tun (Durchführung der Asana) und Spüren (Ruhe, Konzentration, Stärke) werden in einem guten Yoga-Unterricht zusammengeführt.

Um auch den Menschen mit Demenz möglichst die ganze Wirkungsweise des Yoga-Übens vermitteln zu können, ist ein Unterricht gut, der auf der Ebene des Gefühls sowohl Körper als auch Geist und Psyche anspricht. Beim Nachmachen von Übungen gehen die Übenden in eine bestimmte Körperhaltung, werden durch eine passende Atmung unterstützt und sind (mehr oder weniger bewusst) fokussiert.

11.5.1 Haltungs- und Bewegungsübungen

Der Yoga-Unterricht sollte regelmäßig alle Körperpartien aktivieren. Dabei ist besonders auf die individuellen Bedürfnisse einzugehen, wie z. B. Schmerzen in einem bestimmten Gelenk. Im Wechsel dynamische und haltende Übungen anzubieten, ist bei der Körperarbeit sinnvoll, um den Unterschied von Anspannung und Entspannung spürbar zu machen.

Augenübungen sollten immer ein Teil der Körperarbeit sein, weil sie präventiv gegen die Verschlechterung der Sehfähigkeit wirken.

11.5 · Aus welchen Teilen besteht ein guter Yoga-Unterricht?

171

11

Konzentrations- und/oder Meditationsübungen mit Menschen mit Demenz sind möglich, sie müssen allerdings geführt sein. Im Rahmen der Körperarbeit wird durch die Ausführung der Übungen bereits die Konzentration gefordert. Bei einem gemeinsamen Tönen (Singen oder Summen) – gemeint ist kein harmonisches, sondern eher energiegeladenes Klingen – hören alle noch einmal auf einen gemeinsam erzeugten Laut, den sie gleichzeitig in der Kehle, aber je nach Laut auch im Bauch, in der Brust oder im Kopf spüren. Damit wird noch einmal auf ein gemeinsames Tun und einen gemeinsamen Klang fokussiert (Details zu den Übungen stehen in ▶ Abschn. 11.9).

11.5.2 Atemübungen

Die Normalatmung im Yoga ist das Ein- und Ausatmen durch die Nase. Die Idee dahinter ist, die beim Üben gewonnene Energie nicht durch eine Ausatmung durch den Mund zu verlieren. Denn die Körperhaltungen (Asana) sollen durch die Atmung unterstützt werden. Damit der Atem eine Übung unterstützen kann, ist die Synchronisierung von Atmung und Bewegung entscheidend. Die Bewegung folgt dem Atemimpuls und lässt sich von ihm bis zum Bewegungsabschluss tragen. Ein solcher gleichmäßiger Atem stabilisiert und gibt Sicherheit. So fällt z. B. eine seitliche Beugung des Oberkörpers leichter mit der Ausatmung.

Durch eine Synchronisierung von Atmung und Übung wird aber auch eine bessere Sauerstoffzufuhr ermöglicht. Die Organe werden durch das mit Sauerstoff angereicherte Blut gut versorgt. Hirn und Herz funktionieren spürbar besser.

Nicht zuletzt ist der Atem ein guter Tempomesser beim Üben. Solange die Gruppe beim Üben gleichmäßig und ruhig atmet, stimmen Tempo und Intensität des Übens. Denn es geht nicht um die Verausgabung von Energie beim Üben, sondern um das Gegenteil: die Gewinnung von Energie beim Üben. Am Ende soll sich niemand ausgepowert und matt fühlen, sondern entspannt und energiegeladen.

Weil der Atem so wichtig ist und auch den Übergang zwischen Körper und Geist fließend macht, gibt es im Yoga Übungen, bei denen die Atmung im Mittelpunkt steht und die Haltung nur die Atmung begünstigt, z. B. aufrecht sitzen mit entspannten Schultern, um die Nasen-Wechsel-Atmung gut durchführen zu können. In ▶ Abschn. 11.9 werden leichtere Atemübungen vorgestellt. Regelmäßige Atemübungen (Pranayama) gehören immer mit zu einem guten Yoga-Unterricht.

Um die Gleichzeitigkeit von Atmung und Bewegung bei der Beschreibung der Yoga-Übungen deutlich machen zu können, steht in den Anleitungen: Durch die Nase einatmend die Arme anheben und durch die Nase ausatmend die Arme senken. Das ist kein schönes Deutsch, beschreibt aber am besten die Parallelität von Atmung und Bewegung. Diese wichtige Synchronisation von Atmung und Bewegung sollte immer wieder vorgesprochen und korrekt vorgemacht werden.

11.5.3 Konzentrationsübungen

Die Konzentration gehört zum Yoga-Unterricht, sie kann sogar das zentrale Ziel des Übens sein. Doch schließen sich Demenz und Konzentrationsfähigkeit nicht aus? Eine bewusste durch den Willen und mit dem Geist herbeigeführte Konzentration ist sicherlich immer weniger zu erzielen, je weiter die Demenz fortgeschritten ist. Doch ein regelmäßiges Üben gleicher und erprobter Haltungen führt zu einem Körpergefühl, bei dem Atmung, Gedanken und Gefühle wiederkehren können. Wenn also die Fähigkeit zu einer bewussten Konzentration auf eine Yoga-Übung oder die bewusste Wahrnehmung der Wirkungen einer Übung nicht mehr gegeben ist, so ist es aber dennoch möglich, durch das wiederkehrende Einnehmen von Haltungen, die mit diesen Haltungen verbundenen Gefühle und Gedanken immer wieder auszulösen.

> ❯ **Zu einem guten Yoga-Unterricht gehören Körperübungen (Bewegung und Haltung), Atemübungen (der Atem unterstützt die Körperarbeit, eigene Übungen nur zur Verbesserung der Atmung) und Konzentrationsübungen (Zeit, um Wirkungen nachzuspüren und angeleitete Übungen, wie z. B. das gemeinsame Tönen).**

11.6   Was wird zum Yoga-Üben benötigt?

Alle nun folgenden praktischen Hinweise laufen darauf hinaus, ein Maximum an Sicherheit und Geborgenheit bei einem minimalen Aufwand (vor allem bei der Vor- und Nachbereitung) zu schaffen. Sicherheit und Geborgenheit als Voraussetzungen für eine gelingende Aktion und Interaktion konnten durch die wissenschaftliche Begleitstudie Märchen+Demenz+Studie zum Märchen-Erzählen für Menschen mit Demenz (▶ Kap. 1) belegt werden. Diese nachgewiesen wichtigen Voraussetzungen auf das Yoga-Üben als eine weitere Form von psychosozialer Intervention zu übertragen, erscheint als sehr sinnvoll.

❯ Das Yoga-Üben ist für Menschen mit Demenz auch darum gut geeignet, weil es weder eine spezielle Kleidung noch eine besondere Ausrüstung erfordert. Bequeme Kleidung reicht aus. Sonst braucht es ein wenig Platz, ein bisschen Zeit und eine gute Anleitung. Hierzu folgen nun detaillierte Hinweise.

11.6.1   Die Yoga-Zeit

Die Wirkung des Yoga-Übens ist umso größer, je regelmäßiger geübt wird. Sicher ist es schon ganz gut, einmal in der Woche zu einer bestimmten Zeit und für eine bestimmte Dauer Yoga zu üben. Ideal ist es aber, täglich zur gleichen Zeit an gleicher Stelle für eine bestimmte Dauer zu üben. Zum Beispiel gleich morgens nach dem Aufstehen 20 Minuten Yoga zu machen, ist förderlich, um den ganzen Tag besser bewältigen zu können. Denn Yoga-Üben verbessert die Beweglichkeit, fördert die Durchblutung und erhöht damit die Sauerstoffversorgung von Muskeln und Organen. Das sind wertvolle Wirkungen fürs tägliche Leben – und ganz sicher auch für Menschen mit Demenz.

Morgens 20 Minuten Yoga zu üben, ist für manche Menschen so wichtig und selbstverständlich wie das morgige Zähneputzen. Ein solches Üben bringt bald deutliche körperlich, geistig und mental spürbare Wirkungen hervor. Zwischen einer wünschenswerten Zeit und einer in der stationären und ambulanten Versorgung möglichen Zeit liegen viele Optionen. Sie sollten unbedingt genutzt werden, weil durch Yoga auf einfache Weise große Wirkungen erzielt werden können.

❯ **Immer zur gleichen Zeit und für die gleiche Dauer üben.**

11.6.2   Ein ruhiger Übungsraum

Ein ruhiger Raum mit Fenstern ist ideal. Wer sich ganz ins Yoga-Üben geben kann, blendet bald die Umgebung aus. Intensiv Yoga zu üben, führt bald dazu, ganz auf den eigenen Körper und die eigenen Gefühle und Gedanken fokussiert zu sein. Auch Menschen mit Demenz werden diese Wirkung spüren. Allerdings ist dazu Ruhe notwendig. Störungen lenken ab. Ein ruhiger Raum, der nicht so schön ist, ist einem schönen Raum, der viel frequentiert wird, vorzuziehen.

❯ **Immer den gleichen Raum fürs Yoga-Üben nutzen.**

11.6.3   Eine gute Sitzordnung schaffen

Auch wenn die Übenden in der Lage sind, selbstständig zu stehen und zu gehen, sollte das Yoga-Üben in einer ruhigen Position starten. Eine solche Ruheposition am Anfang ist wichtig, damit die Gruppe und jede übende Person erst einmal ankommt, d. h., dass sich alle orientieren und auf die Situation einlassen können. Bei der hier angesprochenen Übungsgruppe sollte die Sitzposition auf dem Stuhl oder im Rollstuhl die Ausgangsposition für jedes Yoga-Üben bilden. Dazu sind die Stühle so in einem Halbkreis oder in einer Linie aufzustellen, dass ein guter Blickkontakt zur Yogalehrerin/zum Yogalehrer gegeben ist und alle Übenden eine Armlänge Platz zu jeder Seite haben.

❯ **Auf die Sitzordnung achten, damit „Paare" zusammensitzen und Leute, die wenig Affinität zu einander haben, weit genug auseinander sitzen.**

11.6.4 Passende Kleidung

Zum Yoga-Üben eignen sich eine Sporthose und ein T-Shirt, aber auch eine bequeme Hose oder ein bequemer Rock und eine Bluse oder ein Hemd. Die Kleidungsstücke sollten nicht eng sitzen. Barfuß zu üben, ist beim Yoga am besten, weil der Boden gut zu spüren ist. Das ist im fortgeschrittenen Alter und bei Menschen mit Demenz nicht so leicht realisierbar. Darum kann auch in bequemen Haus- oder Straßenschuhen geübt werden. Wenn alle Gruppenmitglieder oder einzelne Teilnehmende aufstehen können, ist darauf zu achten, dass die Füße einen guten Halt haben.

> ❯ **Bequeme Kleidung reicht fürs Yoga-Üben aus.**

11.6.5 Yoga-Hilfsmittel

Yoga-Traditionen und Yoga-Schulen vertreten unterschiedliche Auffassungen in Bezug auf die fürs Üben notwendigen Hilfsmittel („Props" genannt). Komplizierte Hilfsmittel sind für Menschen mit Demenz schwierig einzusetzen. Der Nutzen und die Art der Anwendung erschließen sich vielleicht nicht so einfach und schon gar nicht spielerisch. Besser ist es, die vorhandenen Hilfsmittel, wie z. B. Gehwagen oder Stöcke mit einzubeziehen und sich ansonsten auf die Nutzung der Stühle und des Raums zu beschränken. Das fördert die Ruhe und Konzentration aufs Yoga-Üben.

> ❯ **Vorhandene Hilfsmittel nutzen.**

11.6.6 Yoga-Lehrer/-innen

Von zentraler Bedeutung sind die Yoga-Lehrenden, auch wenn sie in dieser Aufzählung zuletzt genannt werden. Yoga-Lehrende, die mit Menschen mit Demenz arbeiten wollen, sollten ein echtes Interesse an diesen Übenden habe und mit einem guten Gespür ausgestattet sein.

Yoga-Übungen wirken natürlich am besten, wenn sie korrekt ausgeführt werden. Doch Korrekturen und Ermahnungen sind fehl am Platz, wenn die Übungsgruppe aus Menschen mit Demenz besteht.

Die Teilnehmer/-innen haben für Belehrungen keinen Sinn und werden durch Kritik und Ablehnung apathisch oder agitiert. Aber Menschen mit Demenz haben ein sehr gutes Gespür. Genau darüber sollten sie auch angesprochen werden. Das erfordert eine entspannte und zugewandte Lehrperson, frei von erzieherischen Untertönen und voller Respekt.

Yogalehrer/-innen für Menschen mit Demenz sollten nicht zu kritisch mit sich selbst und den Übenden sein. Das gemeinsame Üben soll Respekt für sich selbst und andere schaffen und die eigenen Fortschritte als Lehrperson ebenso wie die Fortschritte der Übenden anerkennen und loben.

> ❯ **Menschen mit Demenz haben ein gutes Gespür und können ein echtes Interesse von einer oberflächlichen Professionalität unterscheiden (fühlen).**

11.6.7 Ein Übungsjournal führen

Als Hilfsmittel, um Fortschritte sichtbar zu machen und Ideen oder Fragen nicht zu vergessen, ist ein Übungsjournal zu empfehlen. Yogalehrende können hierin ihre Übungen notieren, Variationen der Übungen und wie diese bei den Teilnehmenden ankommen.

Als Übungsjournal kann ein Heft oder eine elektronische Datei angelegt werden. Darin sollten die Übungen des Programms notiert sein und die möglichen Variationen, die angeboten werden. Als Protokoll der Übungsstunden sollte es mindestens zwei Spalten haben. Auf der einen Seite sind die eigenen Ideen zu den Übungen und Variationen und wie diese angeleitet werden niedergeschrieben. Auf der anderen Seite die Beobachtungen bei den Teilnehmenden und deren Reaktionen und Rückmeldungen.

Auf diese Weise entsteht ein Dokument über die Entwicklung des eigenen Yoga-Unterrichts und die Entwicklung seiner Teilnehmenden. Auch Fragen zu den Teilnehmenden können notiert und evtl. mit den Teilnehmenden, ihren Angehörigen oder Bezugspersonen im Anschluss oder weiteren Gesprächen geklärt werden. Ideen für weitere Variationen oder neue Übungen, die sich im Unterricht ergeben, können festgehalten und für die nächste Stunde entwickelt werden.

> **Praxistipp**
>
> Ein zweispaltiges Übungsjournal dokumentiert die Entwicklung des Yoga-Unterrichts und die seiner Teilnehmer/-innen. Ideen für neue Variationen oder Fragen zu den Gruppenmitgliedern gehen nicht verloren.

11.7 Worauf ist beim Yoga-Üben zu achten?

Alle folgenden Hinweise sollen dazu führen, Sicherheit und Geborgenheit für die Yoga-Übenden zu schaffen und die Arbeit drum herum möglichst gering zu halten. Menschen mit Demenz brauchen einen geschützten Raum, weil sie sich nicht mehr auf ihre eigene Orientierung verlassen können. Sie benötigen Geborgenheit und Hilfe bei der Erfüllung ihrer Bedürfnisse, damit sie nicht verunsichert werden und in Muster verfallen, wie z. B. apathisches (teilnahmsloses) oder agitiertes (unruhiges) Verhalten.

> Sicherheit durch einen vertrauten Ort und einen vertrauten Ablauf bieten. Geborgenheit durch Ruhe und persönliche Ansprache schaffen.

11.7.1 Das Spüren in den Vordergrund stellen

Yoga absichtslos zu üben, ist eine sinnvolle Haltung für Lehrende und Übende. Die Idee dahinter ist, Haltungen und Bewegungen in ihren Wirkungen entweder auf sich selbst oder in der Wirkung auf andere genau wahrzunehmen. Denn Übungen, die eine Person mag und hilfreich findet, kann eine andere als unangenehm erleben. Darum gehört das Nachspüren unbedingt zum Üben mit dazu. Nachspüren geschieht in einer kurzen Zeit während oder nach einer Übung, um die Wirkung der Übung wahrzunehmen oder zu fühlen.

Beim Yoga-Üben im Sitzen kann z. B. die Sitzfläche erspürt werden, aber auch die Fußsohlen am Boden. Unterschiede gilt es zu erspüren zwischen der einen Körperseite, die gerade eine Übung durchgeführt hat, und der anderen Körperseite, die während der Übungszeit nicht beteiligt war.

In diesem Zusammenhang ist es auch sinnvoll, das Spüren mit geschlossenen Augen auszuprobieren. Es gibt Yoga-Traditionen und Yoga-Übende, die mit geschlossenen Augen üben. Diese Art des Übens ist grundsätzlich sehr förderlich und verstärkt die Konzentration auf den Körper und das eigene Befinden, ist aber konkret bei einer Übungsgruppe von Menschen mit Demenz nicht zielführend.

> Beim Üben das Gefühl, das Yoga-Übungen auslösen können, ansprechen und immer Zeit zum Nachspüren lassen.

11.7.2 Die Ansprache

Damit Menschen mit Demenz, die zudem vielleicht nicht so gut hören und sehen können, beim Yoga-Üben gut mitmachen können, benötigen sie Yogalehrende, die deutlich und laut sprechen, jede einzelne Übung gut verständlich aufbauen und alle Übungen selbst vormachen.

Bildsprache zu nutzen und Gefühle anzusprechen, kommt bei Menschen mit Demenz sehr gut an: Ein Arm, der schwer wie Blei neben dem Körper ruht oder leicht wie eine Feder über den Kopf angehoben wird. Ein Kopf kann sich im Wind von einer Seite zur anderen wiegen. Ein Ton kann ganz leise sein wie eine Maus oder so laut gesungen werden, dass er auf der gegenüberliegenden Straßenseite noch zu hören ist.

> Alle Teilnehmenden mit ihren Namen persönlich ansprechen, guten Kontakt halten und beobachten.

11.7.3 Anleitung und Korrektur

Einige Yoga-Übungen an sich und einige Yoga-Übungen, die falsch ausgeführt werden, können Schaden anrichten. Darum ist es wichtig, einen passenden Kanon von Übungen für die Gruppe der Übenden zu definieren und deren Anleitung souverän zu beherrschen. Bei der Zusammensetzung der Übungen ist darauf zu achten, dass sie die Übenden vom Kopf bis zu den Füßen ansprechen. Ebenso ist es wichtig, Variationen dieser Übungen zu kennen, damit eine gewünschte Wirkung auf unterschiedliche Weise erzielt werden kann. Wenn es z. B. um eine bessere Durchblutung des Kopfs mit Hilfe einer Umkehrhaltung geht, so können geübte Yoga-Lehrende gleich mehrere Übungen anbieten, mit denen eine solche Wirkung erzielt werden kann: vom akrobatischen Kopfstand über herausfordernde Übungen, wie Hund bzw. Berg und Schildkröte bis hin zur Vorbeuge im Sitzen.

Bei Menschen mit Demenz stehen vor allem Abwandlungen von Yoga-Übungen im Vordergrund, die im Sitzen durchgeführt werden können. Wenn die Teilnehmenden körperlich in der Lage sind, kommen auch Stand- und Gleichgewichtsübungen in Betracht und meditative Übungen im Gehen. Die Yoga-Übungen müssen auf die übenden Personen abgestimmt werden, damit sie auch in unterschiedlichen Ausführungen ihre Wirkungen erzielen können.

Anleitungen, die auf ein achtsames Üben hinweisen, sind wichtig. In dieser Gruppe müssen sie jedoch durch ein genaues Vormachen ergänzt werden (nicht alle Yoga-Traditionen „machen Übungen vor"). Korrekturen durch Berührungen sind nur begrenzt sinnvoll. Übungen müssen von der übenden Person verstanden oder erspürt werden. Die Berührung eines gekrümmten Rückens lässt die Krümmung spüren, kann aber auch die Konzentration stören und verunsichern. Hier ist der Wunsch der übenden Person zu beachten oder herauszufinden.

> ❯ Genaues Vormachen und Geduld sind wichtiger, als detaillierte Hinweise und kleinliche Korrekturen.

11.7.4 Individuelles Üben ermöglichen

Ein Yoga-Unterricht ist dann gut, wenn alle Teilnehmenden entsprechend ihrer Fähigkeiten mitmachen können, d. h., wenn die gewünschten Wirkungen einer Übung von den Teilnehmenden auf unterschiedliche Art erreicht werden. Dazu gibt es weitere Anregungen bei der Vorstellung der einzelnen Yoga-Übungen in ▶ Abschn. 11.9.

> ❯ Auf die individuellen Bedürfnisse der Teilnehmenden eingehen und passende Variationen von Yoga-Übungen anbieten.

11.7.5 Vorkenntnisse verschaffen

Da Menschen mit Demenz – anders als andere Yoga-Übende – im Unterricht nicht nachfragen können, ob die Übung für sie geeignet ist oder welche Übungen besonders gut bei einer bestimmten Erkrankung hilft, müssen die Yoga-Lehrenden vorab ihre Gruppenmitglieder kennen. Am besten persönlich aus Gesprächen und Beobachtungen im täglichen Umfeld. Zudem ist es notwendig, über Hör- oder Sehschwächen oder bestimmte Erkrankungen, wie z. B. Gicht oder Schwindel informiert zu sein, um darauf im Unterricht Rücksicht nehmen zu können.

> ❯ Alle Mitglieder der Gruppe gut kennen (lernen).

11.7.6 Die Ausrichtung der Gelenke

Bei der Platzierung aller Teilnehmenden und zwischendurch ist immer wieder darauf achten, dass alle bequem, aber auch gut aufgerichtet sitzen. Sonst bei der Ausrichtung der Gelenke (im Yoga wird vom „Alignment" gesprochen) behilflich sein. Instruktionen über die Ausrichtung der Gelenke, die beim Yoga-Unterricht wesentlich sind, laufen Gefahr, von Menschen mit Demenz nicht verstanden zu werden. Da diese Details beim Yoga-Üben aber wichtig sind, um die Gelenke nicht falsch zu belasten, ist Folgendes zu beachten:

1. die Ansagen einfach und verständlich formulieren und parallel dazu deutlich vormachen,
2. die Gefühle ansprechen und ausprobieren, mit welchen Worten oder Bildern die Teilnehmenden am besten erreicht werden und
3. genug Zeit lassen, damit alle mitkommen.

> ❯ Die anleitende Person sollte immer wieder die korrekte Haltung leicht verständlich ansagen und deutlich vormachen.

11.7.7 **Nur die Muskeln anspannen, die genutzt werden**

Neben der gleichmäßigen Ein- und Ausatmung durch die Nase sorgt die Entspannung der nicht benötigten Muskelgruppen für einen Energiegewinn. Zum Beispiel deuten eine krause Stirn, ein dicht geschlossener Mund oder hoch gezogene Schultern auf eine unnötige Anspannung hin. Damit auch Menschen mit Demenz, die detaillierte Ansagen nicht aufnehmen können, trotzdem entspannt üben können, sollte die anleitende Person beim Üben kurz innehalten und deutlich die Schultern absenken, um ein erfolgreiches Nachahmen auszulösen.

> ❯ **Entspannung vorleben und Zeit zum Nachahmen geben.**

11.8 **Der Ablauf einer Yoga-Stunde**

Der Ablauf der Yoga-Stunde sollte immer glich sein. Um Wirkungen spüren zu können, ist es gut, wenn die Übungen mit jedem Unterricht bekannter werden. Darum sind immer wiederkehrende Übungen sehr gut – nicht nur für Menschen mit Demenz. Selbst wenn eine Erinnerung an eine Übung in dieser Gruppe nicht kognitiv zu erzielen ist, werden durch die wiederkehrenden Übungen immer wieder bestimmte Gefühle ausgelöst.

Um bald in einen Übungsmodus zu kommen, sind Anfangs- und Endrituale wichtig. Sie bieten einen Orientierungsrahmen. Möglichkeiten, die Übungsanfang und -ende markieren können, sind vielfältig. So können ein leiser und anhaltender Ton oder eine feste Geste, z. B. eine tiefe Einatmung, bei der die Arme über den Kopf gestreckt werden, den Unterricht eröffnen. Ein gemeinsam gesungener (gesummter) Laut oder ein gemeinsames Händeklatschen können das Ende des Unterrichts anzeigen.

Wenn es klare Strukturen und Abläufe und einen Rahmen gibt, fallen auch wechselnde oder neue Übungen leichter. Neue oder wechselnde Yoga-Übungen sind sinnvoll, damit nach und nach möglichst viele Körperregionen angesprochen werden. Hilfreich ist es, Übungsschwerpunkte für jede Stunde festzulegen. Schwerpunkte können auf bestimmte Körperregionen, wie z. B. obere

Extremitäten oder Rückenmuskeln gelegt werden, auf eine bestimmte Atmung, wie z. B. auf die vollständige Ausatmung oder die Verbindung von Übungen mit Lauten, wie z. B. Kopf zur Seite drehen und ein langes „i" summen. Diese Details der Arbeit sind Gegenstand der Yoga-Lehrenden-Ausbildung und können an dieser Stelle nur angesprochen werden.

> ❯ **Ein wiederkehrender Ablauf erleichtert das Erinnern, feste Anfangs- und Endrituale bieten Orientierung.**

11.9 **Yoga-Übungen in der Sitzhaltung**

Im Folgenden wird der vollständige Ablauf eines Yoga-Unterrichts vorgestellt. Zuerst ein Set unterschiedlicher Übungen im Sitzen und daran anschließend Übungen im Stand. Alle Übungen werden mit ihren Wirkungen vorgestellt und in ihrem korrekten Aufbau beschrieben. Eine Frau, die schon lange Yoga übt, macht die Übungen vor.

Alle sitzen im Halbkreis oder in der Reihe der Yoga-Lehrerin/dem Yoga-Lehrer gegenüber. Die Übungen aktivieren von Kopf bis Fuß. Bewegungs-, Atem- und Konzentrationsübungen wechseln. Im Folgenden eine Übersicht und Anleitung für Übungen von Kopf bis Fuß, die den Unterrichtsphasen zugeordnet sind (◙ Tab. 11.2). Je nach Bedürfnis und Fähigkeiten der Teilnehmenden können Übungen im Sitzen mit solchen im Stand kombiniert werden.

Wenn der Beginn des Yoga-Unterrichts durch ein bekanntes Ritual eröffnet wurde und damit eine Einstimmung möglich ist oder ein bestimmtes Gefühl wachgerufen wird, kann der Unterricht mit den Sitzpositionen beginnen. Hier folgen nun detaillierte Beschreibungen der Übungen, ihrer Wirkungen und wichtiger Hinweise zur Ausführung. Sie sind für die Yoga-Lehrenden gedacht, um die Übungen richtig aufbauen, anleiten und vormachen zu können.

11.9.1 **Aufrechter Sitz**

Beim Unterricht mit Menschen mit Demenz bildet die Sitzhaltung einen sicheren Ausgangs- und Endpunkt für die meisten Übungen. Sie eignet sich aber

◻ Tab. 11.2 Tabellarische Übersicht von Yoga-Übungen in der Sitzhaltung

Einstieg	Immer wiederkehrendes Ritual	
Grundhaltung	Übung 1	Aufrechter Sitz
Bewegungsübungen	Übung 2	Arme über den Kopf strecken
	Übung 3	Schultern heben und senken
	Übung 4	Handgelenke beugen und strecken
Atemübungen	Übung 5	Hände auf der Brust weg atmen
Bewegungsübungen	Übung 6	Beine strecken und anheben
	Übung 7	Fußgelenke strecken und beugen
	Übung 8	Kniegelenke kreisen
Atemübung	Übung 9	Hände auf dem Bauch wegatmen
Bewegungsübungen	Übung 10	Schultern kreisen
	Übung 11	Kopf nach links und rechts drehen
	Übung 12	Kopf zur linken und rechten Schulter neigen
Augenübungen	Übung 13	Nah-Fern-Sehen
	Übung 14	Liegende Acht
	Übung 15	Augen entspannen und blinzeln
Konzentration	Übung 16	Tönen
Unterrichtsende	Immer wiederkehrendes Ritual	

auch, um während einer Übung eine kurze Pause einzulegen und den Wirkungen nachzuspüren. Am deutlichsten ist die Wirkung bei solchen Übungen zu spüren, die zunächst mit einer Körperseite oder mit einer Extremität oder in eine Richtung durchgeführt werden. Bevor die Übungen zur anderen Seite fortgesetzt werden, ist es bereichernd, eine kurze Pause einzulegen, weil der Unterschied zwischen der geübten und ungeübten Seite gut zu spüren ist. Die Sitzhaltung richtet die Wirbelsäule auf, sie belastet Sitzhöcker und Füße gleichmäßig (◻ Abb. 11.2).

So ist die Übung vorzumachen:
- Die Füße sind hüftgelenksbreit voneinander entfernt aufgestellt.
- Die Fußaußenkanten stehen parallel.
- Die Fußkanten außen (unter den kleinen Zehen und Außenseiten der Fersen) und die Fußkanten innen (unter den großen Zehen und Innenseiten der Fersen) sind gleichmäßig belastet.

- Die Knie sind auf gleicher Höhe mit den Fußgelenken (Knie im rechten Winkel).
- Das Becken ist aufgerichtet.
- Der Rücken ist aufgerichtet (oder lehnt senkrecht an der Stuhllehne, wenn Unterstützung notwendig ist).
- Die Wirbelsäule ist bis zum Nacken hoch gestreckt (das Kinn ist parallel zum Boden).
- Die Schultern sind entspannt.
- Die Hände ruhen im Schoß.
- Gesicht, Lippen und Zunge sind entspannt.
- Durch die Nase gleichmäßig ein- und ausatmen.

11.9.2 Arme über den Kopf strecken

Diese Übung verstärkt die Streckung der Wirbelsäule und erweitert den Atemraum. Es ist darauf zu achten, dass nicht die Schultern dauerhaft mit angehoben sind, weil dadurch die Atmung erschwert wird. Es

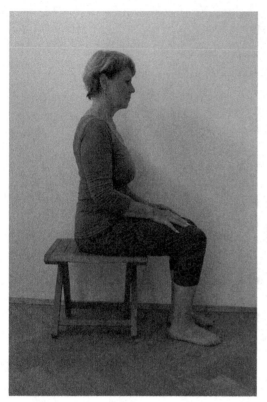

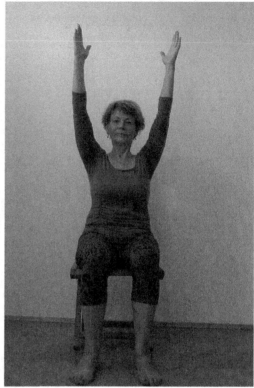

■ **Abb. 11.2** Übung 1: Aufrechter Sitz. © Ingrid Kollak

■ **Abb. 11.3** Übung 2: Arme über den Kopf strecken.
© Ingrid Kollak

hat sich bewährt, zuerst die Schultern mit anzuheben und sie dann mit einer Ausatmung abzusenken. Das macht den Unterschied deutlich spürbar (■ Abb. 11.3).

So ist die Übung vorzumachen:

- Ausgangspunkt: die Sitzhaltung.
- Durch die Nase einatmend die Arme strecken und vor dem Körper anheben.
- Durch die Nase ausatmend pausieren und einatmend evtl. die Arme noch etwas weiter anheben.
- Mit einer Einatmung die Schultern anheben.
- Mit einer Ausatmung die Schultern wieder absenken.
- Einige Atemzüge lang (mit sechs Atemzüge beginnen) die Position halten.
- Durch die Nase ausatmend die gestreckten Arme seitlich absenken und die Hände in den Schoß legen.
- Mit den Händen im Schoß den Wirkungen der Übung nachspüren.

11.9.3 Schultern heben und senken

Diese Übung lockert den ganzen Bereich des Schultergürtels. Sie ist leicht und wirksam. Angenehmer ist es, die Übung nicht mechanisch und zackig durchzuführen, sondern langsam und mit einem Gefühl für die Wirkung auf die Wirbelsäule, Schultern und Arme (■ Abb. 11.4).

So ist die Übung vorzumachen:

- Ausgangspunkt: die Sitzhaltung.
- Zuerst die Arme nach unten gestreckt neben dem Körper halten.
- Bei gleichmäßiger Atmung durch die Nase abwechselnd die linke und rechte Schulter anheben.
- Einige Atemzüge lang (sechs) die Übung durchführen.
- Durch die Nase einatmend die Arme etwas anheben.

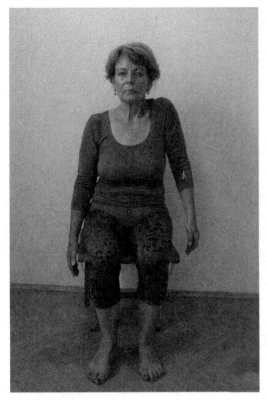

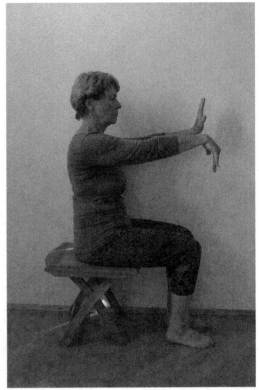

◻ **Abb. 11.4**   Übung 3: Schultern heben und senken.
© Ingrid Kollak

◻ **Abb. 11.5**   Übung 4: Handgelenke beugen und strecken.
© Ingrid Kollak

— Durch die Nase ausatmend die Hände in den
  Schoß legen.
— Mit den Händen im Schoß den Wirkungen der
  Übung nachspüren.

11.9.4 Handgelenke beugen und strecken

Die Arme gestreckt auf Schulterhöhe zu halten,
fördert die obere Rückenmuskulatur und die Arm-
muskeln. Die Hände abwechselnd zu strecken und
zu beugen, ist eine Mobilisierung der Handgelenke
und beugt einer Kontraktur vor (schmerzhafte und
unbewegliche Gelenke durch einseitige Haltung)
(◻ Abb. 11.5).

So ist die Übung vorzumachen:
— Ausgangspunkt: die Sitzhaltung.
— Mit einer Einatmung die Arme vor dem
  Körper strecken und auf Schulterniveau
  anheben.

— Bei gleichmäßiger Atmung durch die Nase
  abwechselnd die linke und rechte Hand beugen
  und strecken.
— Einige Atemzüge lang (sechs) die Übung
  durchführen.
— Durch die Nase ausatmend die Arme absenken
  und die Hände in den Schoß legen.
— Mit den Händen im Schoß den Wirkungen der
  Übung nachspüren.

11.9.5 Hände auf der Brust wegatmen

Um den oberen Atemraum zu spüren – die Lungen-
spitzen reichen bis hinter die Schlüsselbeine – ist
eine vertiefte Atmung hilfreich, die mit den Händen
erspürt werden kann (◻ Abb. 11.6).

So ist die Übung vorzumachen:
— Ausgangspunkt: die Sitzhaltung.
— Zuerst die Hände unterhalb der Schlüsselbeine
  ablegen.

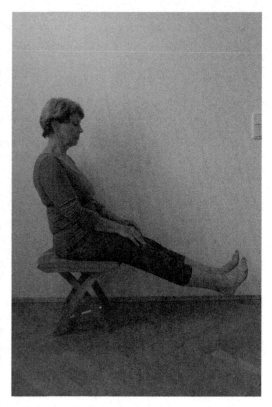

- Die Fingerspitzen der Mittelfinger stoßen aneinander.
- Durch die Nase tief einatmen und spüren, wie sich die Mittelfinger leicht voneinander entfernen.
- Durch die Nase vollständig ausatmen und spüren, wie sich die Mittelfinger wieder berühren.
- Einige Atemzüge lang (sechs) die Übung durchführen.
- Durch die Nase ausatmend die Arme absenken und die Hände in den Schoß legen.
- Mit den Händen im Schoß den Wirkungen der Übung nachspüren.

11.9.6 Beine strecken und anheben

Diese Übung erfordert auch in der Sitzhaltung etwas Gleichgewicht. Darum zuerst überprüfen, ob alle Übenden die ganze Sitzfläche eingenommen

haben, damit sie beim Üben nicht vom Sitz rutschen (■ Abb. 11.7).

So ist die Übung vorzumachen:
- Ausgangspunkt: die Sitzhaltung.
- Die Hände ruhen im Schoß oder umfassen die Armlehnen.
- Durch die Nase ausatmend beide Beine strecken (zusammen oder einzeln).
- Wenn genug Kraft in den Bauchmuskeln vorhanden ist, einatmend beide Beine anheben und etwas halten oder je ein Bein im Wechsel anheben und halten.
- Durch die Nase ausatmend die Beine (zusammen oder einzeln) wieder ablegen.
- Die Übung ein- oder zweimal wiederholen.
- Durch die Nase einatmend die Beine wieder aufstellen (zusammen oder einzeln).
- Mit den Händen im Schoß den Wirkungen der Übung nachspüren.

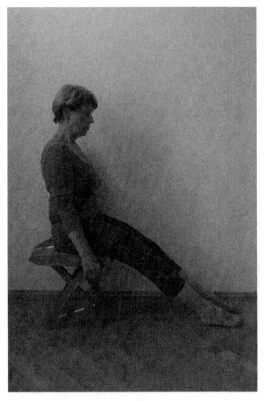

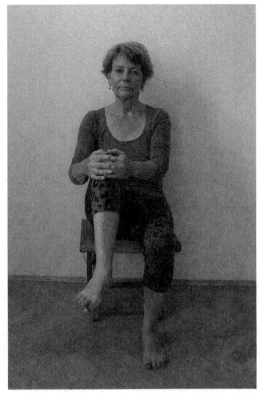

◘ Abb. 11.8 Übung 7: Fußgelenke strecken und beugen.
© Ingrid Kollak

◘ Abb. 11.9 Übung 8: Kniegelenke kreisen. © Ingrid Kollak

11.9.7 Fußgelenke strecken und beugen

Die Füße abwechselnd zu strecken und zu beugen, ist eine gute Mobilisierung der Fußgelenke und beugt einer Kontraktur vor (schmerzhafte und unbewegliche Gelenke durch einseitige Haltung) (◘ Abb. 11.8).
So ist die Übung vorzumachen:
- Ausgangspunkt: die Sitzhaltung.
- Die Hände ruhen im Schoß oder umfassen die Armlehnen.
- Durch die Nase ausatmend beide Beine strecken (zusammen oder einzeln).
- Bei gleichmäßiger Atmung durch die Nase abwechselnd den linken und den rechten Fuß beugen und strecken.
- Einige Atemzüge lang (sechs) die Übung durchführen.
- Durch die Nase einatmend die Beine wieder aufstellen (zusammen oder einzeln).

- Mit den Händen im Schoß den Wirkungen der Übung nachspüren.

11.9.8 Kniegelenke kreisen

Die Rotation der Kniegelenke im Sitzen – ebenso im Stehen wie im Liegen – sortiert alle Anteile der Kniegelenke, das heißt: Knochen, Sehnen und Muskeln. Einer Fehlbelastung kann so entgegengewirkt werden. Ebenso kann einer Kontraktur durch die sich ändernde Position der Knie vorgebeugt werden (◘ Abb. 11.9).
So ist die Übung vorzumachen:
- Ausgangspunkt: die Sitzhaltung.
- Durch die Nase ausatmend mit beiden Händen ein Knie umfassen und etwas anheben.
- Bei gleichmäßiger Atmung den Unterschenkel rotieren.
- Unterschiedliche große Bewegungen machen und die Bewegungsrichtung wechseln.

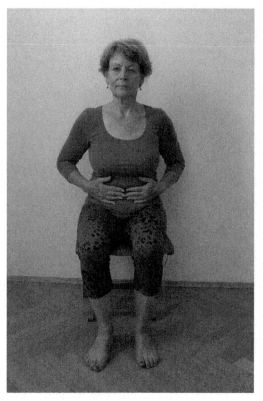

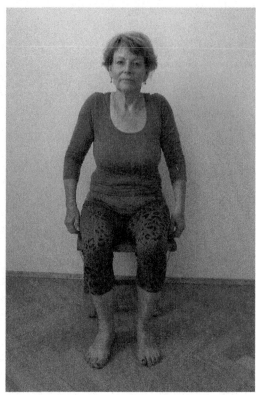

■ **Abb. 11.10**   Übung 9: Hände auf dem Bauch wegatmen.
© Ingrid Kollak

■ **Abb. 11.11**   Übung 10: Schultern kreisen. © Ingrid Kollak

— Durch die Nase ausatmend das Bein abstellen.
— Dann zuerst das Gefühl im trainierten Knie und Bein mit dem Gefühl in dem noch nicht trainierten vergleichen.
— Dann zur anderen Seite in gleicher Weise fortsetzen.
— Zuletzt mit den Händen im Schoß den Wirkungen der Übung nachspüren.

11.9.9 Hände auf dem Bauch wegatmen

Um den unteren Atemraum zu spüren – hier geht es vor allem darum, das Zwerchfell und den Bauch zu spüren – hilft eine vertiefte Atmung, die mit den Händen erspürt werden kann (■ Abb. 11.10).
  So ist die Übung vorzumachen:
— Ausgangspunkt: die Sitzhaltung.
— Zuerst die Hände auf der Höhe des Magens und unterhalb der Rippen ablegen.

— Die Fingerspitzen der Mittelfinger stoßen aneinander.
— Durch die Nase tief einatmen und spüren, wie sich die Mittelfinger deutlich voneinander entfernen.
— Durch die Nase vollständig ausatmen und spüren, wie sich die Mittelfinger wieder treffen.
— Einige Atemzüge lang (sechs) die Übung durchführen.
— Durch die Nase ausatmend die Arme in den Schoß legen.
— Mit den Händen im Schoß den Wirkungen der Übung nachspüren.

11.9.10 Schultern kreisen

Diese Übung lockert den Bereich des Schultergürtels auf leichte Art und mit großer Wirkung. Die Übung wird oft automatisch von Menschen gemacht, die Schmerzen in den Schultern spüren (■ Abb. 11.11).

So ist die Übung vorzumachen:
- Ausgangspunkt: die Sitzhaltung.
- Zuerst die Arme nach unten gestreckt neben dem Körper halten.
- Bei gleichmäßiger Atmung durch die Nase zuerst die Schultern rückwärts kreisen.
- Einige Atemzüge lang (sechs) die Übung durchführen.
- Dann in einer kurzen Pause der Wirkung nachspüren.
- Bei gleichmäßiger Atmung durch die Nase mit einer Vorwärtsbewegung der Schultern fortsetzen.
- Durch die Nase einatmend die Arme etwas anheben.
- Durch die Nase ausatmend die Arme in den Schoß legen.
- Mit den Händen im Schoß den Wirkungen der Übung nachspüren.

11.9.11 Kopf nach links und rechts drehen

Graham Greenes Protagonist Alfred Jones bemerkt im Roman *Doctor Fischer of Geneva or The Bomb Party*, dass sein Körper von den Füßen her alt wird (Greene 1980). Er würde sicher nicht widersprechen, wenn die fehlende Beweglichkeit des Kopfs (Rotation und Beugung) als weiteres Indiz genannt werden würde.

Diese Übung fördert speziell den Bereich der Halswirbelsäule. Sie wird durch das Üben beweglicher. Es ist darauf zu achten, dass der Kopf nur rotiert und nicht gleichzeitig geneigt wird. Denn eine solche kontrollierte Bewegung schont die kleinen Gelenke und ist leichter zu kontrollieren, als eine Drehung bei gleichzeitiger Beugung (◘ Abb. 11.12).

So ist die Übung vorzumachen:
- Ausgangspunkt: die Sitzhaltung.
- Die Hände bleiben locker im Schoß abgelegt.
- Durch die Nase einatmend die Wirbelsäule strecken.
- Durch die Nase ausatmend den Kopf zu einer Seite drehen (Kinn auf einer Höhe halten).
- Durch die Nase einatmend den Kopf wieder zur Mitte zurück drehen.

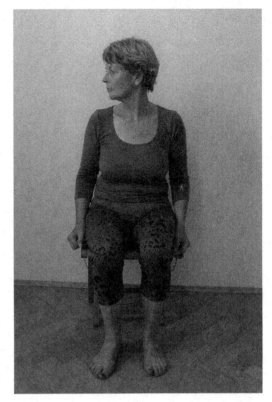

◘ **Abb. 11.12** Übung 11: Kopf nach links und rechts drehen. © Ingrid Kollak

- Dann mit der Ausatmung zur anderen Seite fortsetzen.
- Bei gleichmäßiger Atmung durch die Nase die Übung wiederholen (sechsmal zu jeder Seite).
- Erneut einatmend die ganze Wirbelsäule noch einmal strecken.
- Durch die Nase ausatmend die Arme in den Schoß legen.
- Mit den Händen im Schoß den Wirkungen der Übung nachspüren.

11.9.12 Kopf zur linken und rechten Schulter neigen

Diese Übung ergänzt die vorangegangene. Durch das seitliche Neigen während einer Ausatmung werden die Beweglichkeit der Wirbelsäule und die Dehnbarkeit der Muskeln und Sehnen im Halsbereich

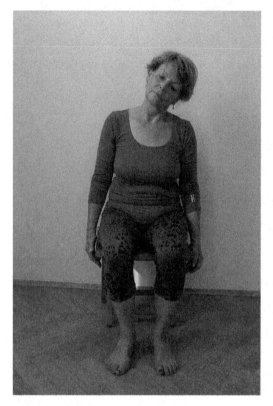

◘ Abb. 11.13   Übung 12: Kopf zur linken und rechten Schulter neigen. © Ingrid Kollak

gefördert. Auch hier ist darauf zu achten, dass nur die seitliche Neigung des Kopfes (Ohr in Richtung Schulter absenken) ohne Drehung (Bewegung des Kinns) erfolgt (◘ Abb. 11.13).

So ist die Übung vorzumachen:
- Ausgangspunkt: die Sitzhaltung.
- Die Hände bleiben locker im Schoß abgelegt.
- Durch die Nase einatmend die Wirbelsäule strecken.
- Durch die Nase ausatmend den Kopf seitlich neigen (Ohr in Richtung Schulter bewegen).
- Durch die Nase einatmend den Kopf wieder zur Mitte zurückdrehen.
- Dann mit der Ausatmung zur anderen Seite fortsetzen.
- Bei gleichmäßiger Atmung durch die Nase die Übung wiederholen (sechsmal).
- Erneut einatmend die ganze Wirbelsäule noch einmal strecken.

- Durch die Nase ausatmend die Arme in den Schoß legen.
- Mit den Händen im Schoß den Wirkungen der Übung nachspüren.

11.9.13 Nah-fern-Sehen

Diese und die folgenden zwei Übungen gehören zu den Augenübungen. Das Zusammenwirken von Hals und Augenmuskeln spricht für ein Aufeinanderfolgen der Übungen beider Körperregionen. Augenmuskeln zu trainieren, erscheint vielen Menschen fremd, denen ein Training anderer Muskelgruppen einleuchtet. Aber auch die Augenmuskeln lassen in ihrer Stärke mit den Jahren nach. Die Altersweitsichtigkeit – der Augenmuskel kann die Pupille nicht mehr in eine kugelrunde Form ziehen – ist bekannt. Augentraining kann die Muskelsituation im Auge verbessern. Bei allen Übungen ist es besser, die Brille abzulegen. Allerdings: eine Starbrille sollte nicht abgelegt werden. Immer sicherstellen, dass die Übungen der Übenden/dem Übenden gut tun. Während des Übens kann der Arm gewechselt werden, wenn ein langes Halten anstrengt (◘ Abb. 11.14).

So ist die Übung vorzumachen:
- Ausgangspunkt: die Sitzhaltung.
- Eine Hand bleibt locker im Schoß abgelegt, die andere wird mit leicht gestrecktem Arm angehoben.
- Der Daumen dieser Hand wird aufgerichtet und befindet sich auf Augenhöhe.
- Gleichmäßig durch die Nase ein- und ausatmen und dabei abwechselnd auf die eigene Nasenspitze, den Daumennagel, einen Gegenstand in mittlerer Reichweite und dann z. B. in die Ferne oder in den Himmel schauen.
- Mehrere Atemzüge lang abwechselnd den Blick von der nahen Nasenspitze weiter weg auf andere Objekte richten (am Ende nicht mehr fokussieren) und mit dem Blick aus der Ferne wieder auf die Nasenspitze zurückkommen.
- Durch die Nase ausatmend den Arm absenken.
- Durch die Nase einatmend die ganze Wirbelsäule strecken.
- Zuletzt mit den Händen im Schoß der Wirkung nachspüren.

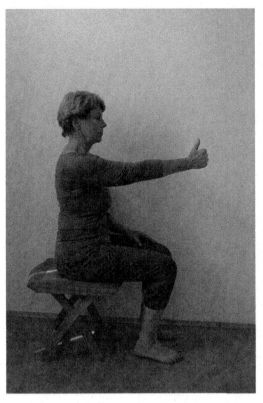

◻ Abb. 11.14   Übung 13: Nah-fern-Sehen. © Ingrid Kollak

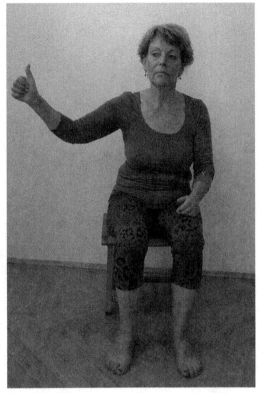

◻ Abb. 11.15   Übung 14: Liegende Acht. © Ingrid Kollak

11.9.14 **Liegende Acht**

Bei dieser Augenübung wird das Gesichtsfeld wahrgenommen. Wie scharf kann ein Objekt (hier: der eigene Daumen) gesehen werden? Menschen mit Makuladegeneration können manchmal seitlich besser sehen als frontal. Insgesamt ist die Übung zur Vorbeugung von Makuladegenerationen gedacht. Wichtig ist, nicht den Kopf, sondern nur die Augen zu bewegen (◻ Abb. 11.15).

So ist die Übung vorzumachen:
— Ausgangspunkt: die Sitzhaltung.
— Eine Hand bleibt locker im Schoß abgelegt, die andere wird mit leicht gestrecktem Arm angehoben.
— Der Daumen dieser Hand wird aufgerichtet und befindet sich auf Augenhöhe.
— Gleichmäßig durch die Nase ein- und ausatmen und dabei den Daumen des gestreckten Arms anschauen und den Kopf fixieren.

— Zuerst den Daumen anheben und mit den Augen hinterhersehen.
— Dann am oberen Gesichtsfeldrand entlang den Daumen zur Seite führen und hinterhersehen.
— Im nächsten Schritt den Daumen am seitlichem Gesichtsfeldrand entlang absenken und hinterhersehen.
— Danach den Daumen am unteren Rand des Gesichtsfelds zur Mitte führen und hinterhersehen.
— Zum Schluss der Übung den Daumen anheben bis auf Augenhöhe und hinterhersehen.
— Durch die Nase ausatmend den Arm ablegen, der Kopf bleibt aufgerichtet, der Blick geht nach vorn.
— Durch die Nase einatmend den anderen Arm auf Augenhöhe anheben und die Übung zur anderen Seite fortsetzen.
— Am Ende der Übung durch die Nase ausatmend den Arm absenken und die Hand in den Schoß legen.

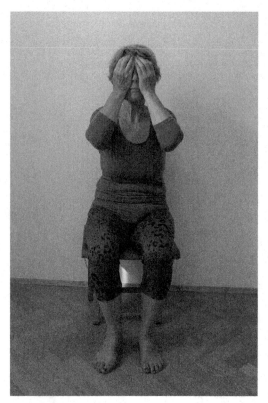

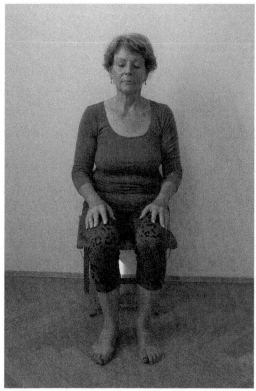

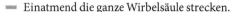

○ Abb. 11.16   Übung 15: Augen entspannen und blinzeln.
© Ingrid Kollak

○ Abb. 11.17   Übung 16: Tönen. © Ingrid Kollak

— Einatmend die ganze Wirbelsäule strecken.
— Zuletzt mit den Händen im Schoß den Wirkungen der Übung nachspüren.

11.9.15 Augen entspannen und blinzeln

Nach den anstrengenden Augenübungen – anstrengend für die Augen und Arme – tut eine Entspannung gut. Folgende Übung geht nur, wenn die Brille abgelegt werden kann. Bei Übenden, die die Brille nicht ablegen können, ist eine Pause mit geschlossenen Augen anzuregen (○ Abb. 11.16).
So ist die Übung vorzumachen:
— Ausgangspunkt: die Sitzhaltung.
— Bei gleichmäßiger Atmung durch die Nase beide Hände aneinanderreiben, bis die Handflächen warm sind.
— Dann die Augenhöhlen mit den Handflächen (Handtellern) abdecken.

— Die Wärme der Handflächen auf den Augen spüren und eine Weile entspannen.
— Dann durch die Nase ausatmend die Hände in den Schoß legen.
— Mit den Händen im Schoß der Übung nachspüren.

11.9.16 Tönen

Diese Übung gehört zu den Meditationsübungen, die sinnvoll die Körperarbeit abschließen. Gefördert werden die Konzentration und das Zurückziehen von der Außenwelt. Dabei kann das Anschauen eines Bilds oder Fotos (z. B. Landschaftsfotos) oder eines Objekts (z. B. eine flackernde Kerze) helfen. Eine vergleichbare Wirkung hat das gemeinsame Tönen (Summen oder Singen) (○ Abb. 11.17).
Die Silbe Om eignet sich hervorragend, weil sie als a – u – m gesungen, von einem tiefen „a" über ein mittleres „u" bis hin zum hohen „m" reicht. Mit

Tab. 11.3 Tabellarische Übersicht von Yoga-Übungen in der Standhaltung		
Standübungen	Übung 1	Aufrechter Stand
	Übung 2	Becken kreisen
	Übung 3	Seitbeuge
	Übung 4	Baumhaltung

etwas Training lassen sich die Töne in Bauch, Brust und Kopf spüren.

Doch andere Silben aus dem Chorsingen (z. B. moa oder düli) sprechen ebenso weiche, tiefe und helle, hohe Töne an.

So ist die Übung vorzumachen:

– Ausgangspunkt: die Sitzhaltung.
– Bei gleichmäßiger Atmung durch die Nase sind beide Hände im Schoß abgelegt (die Hände können auch in Konzentrationsgeste auf den Knien oder ineinander abgelegt sein).
– Mit geschlossenen Augen gemeinsam eine Silbe singen.

11.10 Yoga-Übungen in der Standhaltung

Wenn die Gruppe oder einige Gruppenmitglieder fit genug sind, um im Stehen zu üben, können folgende Übungen in der Standhaltung in den Unterricht integriert oder einzelnen Teilnehmer/-innen angeboten werden. Bei diesen Yoga-Übungen ist die Standhaltung die Ausgangshaltung (**□** Tab. 11.3).

11.10.1 Aufrechter Stand

Der sichere Stand ist das A und O aller folgenden Übungen. Die Übenden können frei stehen, mit dem Rücken gegen die Wand gelehnt üben oder sich an der Stuhllehne eines stabilen und fest stehenden Stuhls festhalten (**□** Abb. 11.18).

So ist die Übung vorzumachen:

– Die Füße sind hüftgelenksbreit voneinander entfernt aufgestellt.
– Die Fußaußenkanten stehen parallel.

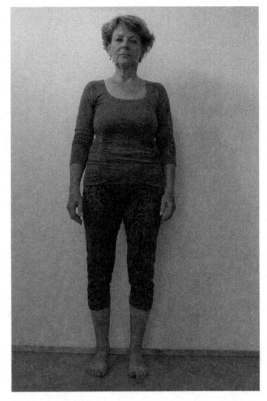

□ Abb. 11.18 Übung 1: Aufrechter Stand. © Ingrid Kollak

– Die Fußkanten außen (unter den kleinen Zehen und Außenseiten der Fersen) und die Fußkanten innen (unter den großen Zehen und Innenseiten der Fersen) sind gleichmäßig belastet.
– Die Knie sind auf gleicher Höhe mit den Fußgelenken, nicht durchgestreckt, sondern ganz leicht gebeugt.
– Das Becken ist aufgerichtet.
– Der Rücken ist aufgerichtet (der Rücken lehnt gerade gegen die Wand oder die Hände ruhen auf der Rückenlehne eines Stuhls, wenn Unterstützung notwendig ist).
– Die Wirbelsäule ist bis zum Nacken hoch gestreckt (das Kinn ist parallel zum Boden).
– Die Schultern sind entspannt.
– Gesicht, Lippen und Zunge sind entspannt.
– Durch die Nase gleichmäßig ein- und ausatmen.

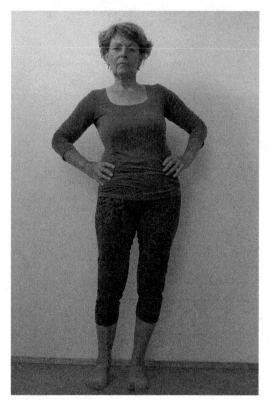

☐ **Abb. 11.19** Übung 2: Becken kreisen. © Ingrid Kollak

11.10.2 Becken kreisen

Diese Übung ist sehr leicht und sehr wirkungsvoll. Die Übung beugt Schmerzen in der unteren Wirbelsäule vor und behebt sie auch. Dazu ist es wichtig, dass die Füße mit der ganzen Sohle am Boden stehen und die Rotationen tatsächlich in der Wirbelsäule erfolgen. Die Wirbelsäule wird zwar vor allem im Lendenwirbelbereich rotiert, aber die Fuß-, Knie- und Hüftgelenke sind direkt mitbeteiligt und je nach Ausführung der Übung wird die ganze Wirbelsäule mobilisiert. Nach etwas Übung lassen sich die Rotationen in einer Weise steuern, dass die einzelnen Beingelenke und Abschnitte der Wirbelsäule (Lenden-, Brust- und Halswirbelsäule) angesprochen werden. Da die Übung bekannt und schonend ist, lohnt sich ein experimenteller Umgang (☐ Abb. 11.19).

So ist die Übung vorzumachen:
- Ausgangspunkt: die Standhaltung.
- Hände seitlich auf den Hüften aufstützen.

- Bei gleichmäßiger Atmung durch die Nase das Becken in eine Richtung kreisen.
- Die Übung in eine Richtung mehrere Atemzüge lang durchführen und dabei den Durchmesser des Kreises vergrößern und wieder verkleinern.
- Dann die Übung in der anderen Richtung wiederholen.
- Mit einer Ausatmung durch die Nase die Hände seitlich neben dem Körper absenken und den Wirkungen der Übung nachspüren.

11.10.3 Seitbeuge

Ältere Menschen gehen oft vorgebeugt. Durch Streckungen wird diese einseitige Belastung ausgeglichen. Ganz vernachlässigt werden oft die Seitbeugen, die im Alltag sehr selten vorkommen. Übungen zu Seite sind darum sehr wichtig. Sie dehnen die Flanken und öffnen die seitlichen Atemräume. Damit beide Wirkungen erzielt werden, ist darauf zu achten, dass die Übung tatsächlich zur Seite erfolgt und die Übenden sich nicht nach vorn beugen (☐ Abb. 11.20).

So ist die Übung vorzumachen:
- Ausgangspunkt: die Standhaltung.
- Durch die Nase einatmend die Arme seitlich anheben und bis über den Kopf strecken.
- Eine Hand fasst das andere Handgelenk.
- Durch die Nase ausatmend zieht die Hand den umfassten Arm zu ihrer Seite.
- Durch die Nase einatmend wieder aufrichten und umgreifen.
- Durch die Nase ausatmend zieht die Hand den umfassten Arm zur anderen Seite.
- Die Übung mehrere Male (sechsmal zu jeder Seite) wiederholen.
- Durch die Nase ausatmend die Arme seitlich neben dem Körper absenken.
- In der Standhaltung den Wirkungen der Übung nachspüren.

11.10.4 Baumhaltung

Die Baumhaltung zählt zu den Gleichgewichtsübungen. Das Gleichgewicht zu trainieren in der Standhaltung oder in der Baumhaltung ist wichtig, um Stürzen vorzubeugen. Damit sicher geübt werden

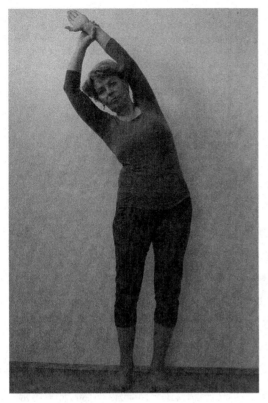

◻ **Abb. 11.20** Übung 3: Seitbeuge. © Ingrid Kollak

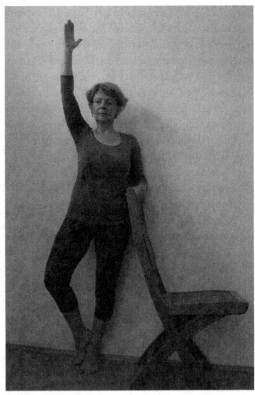

◻ **Abb. 11.21** Übung 4: Baumhaltung. © Ingrid Kollak

kann, ist ein sicherer Stand wichtig. Die Übenden können bei gutem Gleichgewicht frei stehen. Übende können sich mit ihrem Rücken gegen eine Wand lehnen oder an der Stuhllehne eines stabilen und sicher stehenden Stuhls festhalten (◻ Abb. 11.21).

So ist die Übung vorzumachen:
━ Ausgangspunkt: die Standhaltung
━ Dann ein Bein leicht anheben und seitlich nach außen drehen.
━ Den Fuß des nach außen gedrehten Beins mit der Ferse gegen den Innenknöchel des anderen Fußes abstellen, sodass das Gewicht des übenden Beins auf dem vorderen Fuß ruht.
━ Durch die Nase einatmend einen Arm anheben oder beide Arme anheben, wenn die Übenden frei stehen oder an der Wand lehnen.
━ Mehrere Atemzüge (sechs) lang in der Haltung bleiben (den Blick nach vorn auf ein Objekt in Augenhöhe zu richten, unterstützt das Gleichgewicht).

━ Durch die Nase einatmend das übende Bein wieder zurückbewegen und beide Füße nebeneinander abstellen, Arm bzw. Arme absenken.
━ Das Gefühl in beiden Beinen und in beiden Körperhälften wahrnehmen und vergleichen.
━ Dann die Übung zur anderen Seite fortsetzen.
━ Zuletzt in der Standhaltung den Wirkungen der Übung nachspüren.

Weitere Übungen finden sich in dem Buch *Time Out!* (Kollak 2014). Hier werden über 70 Übungen ausführlich vorgestellt, beschrieben und bebildert.

11.11 Yoga zwischendurch und im Alltag

Ganz zu Beginn dieses Kapitels stand, dass Yoga kein einmaliges Ereignis, „special event", sondern tägliche Praxis wie das Zähneputzen sein sollte.

Das ist möglich, wenn häufiger Yoga-Unterricht angeboten wird oder einzelne Yoga-Übungen zwischendurch gemacht werden. Menschen mit einer leichten Demenz können an die Übungen erinnert werden und sie selber durchführen, wenn sie diese „wie im Schlaf" beherrschen. Sonst können kleine Yoga-Übungen aber auch in die Alltagsroutine eingebaut werden. Vor dem Aufstehen einmal recken oder nach dem Fernsehen den Kopf einige Male von rechts nach links drehen.

> Yoga-Übungen zwischendurch sind gut für Menschen mit Demenz und können ohne zusätzlichen Aufwand Teil der täglichen Abläufe werden.

- **Danksagung**

Die Autorin dankt Monika König, die als Model alle Übungen zeigt.

Literatur

Baier K (1998) Yoga auf dem Weg nach Westen. Könighausen & Neumann, Würzburg

Baier K (o.J.) Texte. https://homepage.univie.ac.at/karl.baier/texte. Zugegriffen: 7.8.2015

Becker S, Kaspar R, Kruse A (2011) H.I.L.DE. Heidelberger Instrument zur Erfassung der Lebensqualität demenzkranker Menschen. Huber, Bern

Demenz-Leitlinie (2012) Demenz-Leitlinie: Diagnostik nach ICD-10. Universitätsklinikum Freiburg. http://www.demenz-leitlinie.de/aerzte/Diagnostik/ICD10.html. Zugegriffen: 21.08.2015

Fan JT, Chen KM (2011) Using silver yoga exercises to promote physical and mental health of elders with dementia in long-term care facilities. Int Psychogeriatrics 23(8): 1222–1230. http://dx.doi.org/10.1017/S1041610211000287

Feil N, Sutton E und Johnson F (2014) Trainingsprogramm Validation. Reinhardt, München

Forbes D, Thiessen EJ, Blake CM, Forbes SC, Forbes S (2013) Exercise programs for people with dementia. Cochrane Database Syst Rev 12: CD006489. doi:10.1002/14651858. CD006489.pub3

Functional Assessment Staging Test (FAST) (o.J.) http://www.mccare.com/pdf/fast.pdf. Zugegriffen: 7.8.2015)

Greene G (1980) Doctor Fischer of Geneva or The bomb party. Penguin, London

Koeslin J (2011): Psychiatrie und Psychotherapie für Heilpraktiker, 3. Aufl. Urban & Fischer, München

Kollak I (2008) Burnout und Stress. Anerkannte Verfahren zur Selbstpflege in Gesundheitsfachberufen. Springer, Berlin

Kollak I (2014) Time Out! Übungen zur Selbstsorge und Entspannung für Gesundheitsberufe. Springer, Berlin

Kurz A, Freter H-J, Saxl S, Nickel E (2015) Demenz: Das Wichtigste. Ein kompakter Ratgeber. Deutsche Alzheimer Gesellschaft e.V., Selbsthilfe Demenz, Berlin. https://www.deutsche-alzheimer.de/fileadmin/alz/broschueren/das_wichtigste_ueber_alzheimer_und_demenzen.pdf. Zugegriffen: 03.11.2015

McCaffrey R, Park J, Newman D, Hagen D (2014) The effect of chair yoga in older adults with moderate and severe Alzheimer's disease. Res Gerontol Nurs 7(4): 171–177. doi:10.3928/19404921-20140218-01. Epub 2014 Feb 26

Michelis E de (2004) A history of modern yoga. Continuum, London

Rogers, CR (1996) Die klientenzentrierte Gesprächspsychotherapie. Client-Centered Therapy. Fischer, Frankfurt am Main

Singleton (2010) Yoga body. The origins of modern posture practice. Oxford Press, Oxford

Serviceteil

© Springer-Verlag Berlin Heidelberg 2016
I. Kollak (Hrsg.), *Menschen mit Demenz durch Kunst und Kreativität aktivieren*,
DOI 10.1007/978-3-662-48825-6

A   Anhang: Literatur-, Website- und Filmempfehlungen der Autorinnen und Autoren

An dieser Übersicht haben Anna Herzog, Steven Kranz, Aylin Quack und Stefan Schmidt, Lehrbeauftragte und Mitarbeitende der Alice Salomon Hochschule Berlin, mitgearbeitet. In dieser Liste sind die Referenzen der Aufsätze sowie die Literatur-, Webseiten- und Filmempfehlungen der Autorinnen und Autoren aufgenommen.

A.1   Studien und Fachartikel über spezifische psychosoziale Interventionen

- Erinnern/Erzählen/Schreiben
- Akanuma K, Meguro K, Meguro M, Sasaki E, Chiba K, Ishii H, Tanaka N (2011) Improved social interaction and increased anterior cingulate metabolism after group reminiscence with reality orientation approach for vascular dementia. Psychiatry Res 192(3): 183–187. doi: 10.1016/j.pscychresns.2010.11.012
- Berendonk C, Stanek S, Schönit M, Kaspar R, Bär M, Kruse A (2014) Biographiearbeit in der stationären Langzeitpflege von Menschen mit Demenz: Potenziale des DEMIAN-Pflegekonzepts. Z Gerontol Geriatr 44(1): 13–18
- Brewin CR, Lennard H (1999) Effects of mode of writing on emotional narratives. J Trauma Stress 12: 355–361. doi: 10.1023/A:1024736828322
- Chochinov HM (2005) A novel psychotherapeutic intervention for patients near end of life. J Clin Oncol 23(4): 5520–5525. doi: 10.1200/JCO.2005.08.391
- Chochinov HM, Cann B, Cullihall K et al. (2012) Dignity therapy: A feasibility study of elders in long-terms care. Palliat Support Care 10(1): 3–15. doi: 10.1017/S1478951511000538
- Eichler KD (2010) Wilhelm Schapps narrative Ontologie. Eine Problematisierung seiner Geschichtenphilosophie. In: Joisten K (Hrsg) Das Denken Wilhelm Schapps. Perspektiven für unsere Zeit. Alber, Freiburg im Breisgau, S 102–125
- Haas S (2010) Keine Erzählung ohne Verstrickung. Mit Schapp im Gepäck bei literarisch Mitverstrickten. In: Joisten K (Hrsg) Das Denken Wilhelm Schapps. Perspektiven für unsere Zeit. Alber, Freiburg im Breisgau, S 86–101
- Houser WS, George DR, Chinchilli VM (2014) Impact of TimeSlips creative expression program on behavioral symptoms and psychotropic medication use in persons with dementia in long-term care: a cluster-randomized pilot study. Am J Geriatr Psychiatry 22(4): 337–340. doi: 10.1016/j.jagp.2012.12.005
- Orange JB, Colton-Hudson A (1998) Enhancing communication in dementia of the Alzheimer's type. Topics Geriatr Rehab 14(2): 56–75. doi: 10.1097/00013614-199812000-00007
- O'Shea E, Devane D, Cooney A et al. (2014) The impact of reminiscence on the quality of life of residents with dementia in long-stay care. Int J Geriatr Psychiatry 29(10): 1062–1070. doi: 10.1002/gps.4099
- Page S, Keady J (2010) Sharing stories: a meta-ethnographic analysis of 12 autobiographies written by people with dementia between 1989 and 2007. Ageing and Society 30(3): 511–526. doi:10.1017/S0144686X09990365
- Pennebaker JW, Hughes CF, O'Heeron RC (1987) The psycho-physiology of confession. Linking inhibitory and psychosomatic process. J Personality Social Psychol 52(4): 781–793. doi: 10.1037/0022-3514.52.4.781
- Phillips LJ, Reid-Arndt SA, Pak Y (2010) Effects of a creative expression intervention on emotions, communication, and quality of life in persons with dementia. Nurs Res 59: 417–425. doi: 10.1097/NNR.0b013e3181faff52
- Ryan EB, Bannister KA, Anas AP (2009) The dementia narrative: Writing to reclaim social

identity. J Aging Studies 23(3): 145–157. doi: 0.1016/j.jaging.2007.12.018

■ Wickel HH (2011) Biografiearbeit mit dementiell erkrankten Menschen. In: Hölzle C Jansen In (Hrsg) Ressourcenorientierte Biografiearbeit. Grundlagen – Zielgruppen – Kreative Methoden. Verlag für Sozialwissenschaften, Wiesbaden, S 254–264

■ Young L, Howard J, Keetch K (2013) Once you start writing, you remember more. J Dementia Care 21(2): 20–22

■ Zimmermann M (2011) Dementia in life writing: our health care system in the words of the sufferer. Neurol Sci 32(6): 1233–1238. doi: 10.1007/s10072-010-0459-2

■ **Kunsttherapie**

■ Camic PM, Tischler V, Pearman CH (2013) Viewing and making art together: a multi-session art-gallery-based intervention for people with dementia and their carer. Aging Ment Health 18(2): 161–168. doi: 10.1080/13607863.2013.818101

■ Ekelaar C (2011) Art gallery-based intervention in dementia care. D. Clin. Psych. thesis, Canterbury Christ Church University

■ Roberts S, Camic PM, Springham N (2011) New roles for art galleries: Art-viewing as a community for family carers of people with mental health problems. Arts & Health 3(2): 146–159. doi: 10.1080/17533015.2010.551716

■ Rusted J, Sheppart L, Waller D (2006) A multi-centre randomized control group trial on the use of art therapy for older people with dementia. Group Analysis 39(4): 517–536. doi: 10.1177/0533316406071447

■ **Musik- und Tanztherapie**

■ Boso M, Politi P, Barale F, Enzo E (2006) Neurophysiology and neurobiology of the musical experience. Functional Neurol 21(4): 187–191

■ Brotons M (2000) An overview to the music therapy literature related to elderly people. In: Aldridge D (ed): Music therapy in dementia care. Kingsley, London, pp 33–62

■ Bruer RA, Spitznagel E, Cloninger CR (2007) The temporal limits of cognitive change from music therapy in elderly persons with dementia

or dementia-like cognitive impairment: a randomized controlled trial. J Music Ther 44(4): 308–328. doi: 10.1093/jmt/44.4.308

■ Clair AA (2000) The importance of singing with elderly patients. In: Aldridge D (ed) Music therapy in dementia care. Kingsley, London, pp 81–101

■ Clark ME, Lipe AW, Bilbrey M (1998) Use of music to decrease aggressive behaviours. J Gerontol Nurs 24(7): 10–17

■ Ferrero-Arias J, Goñi-Imízcoz M, González-Bernal J, Lara-Ortega F, da Silva- González A, Diez-Lopez M (2011) The efficacy of nonpharmacological treatment for dementia-related apathy. Alzheimer Dis Assoc Disord 25: 213–219. doi: 10.1097/ WAD.0b013e3182087dbc

■ Fischer-Terworth C, Probst P (2011) Evaluation of a TEACCH- and music therapy-based psychological intervention in mild to moderate dementia: a controlled trial. Geropsych: J Gerontopsychol Geriatr Psychiatry 24(2): 93–101. doi: 10.1024/1662-9647/ a000037

■ Fischer-Terworth C, Probst P (2012) Effekte einer psychologischen Gruppenintervention auf neuropsychiatrische Symptome und Kommunikation bei Alzheimer-Demenz. Z Gerontol Geriatr 45(5): 392–399. doi: 10.1007/ s00391-012-0296-4

■ Hammar LM, Emami A, Götell E, Engström G (2011) The impact of caregivers' singing on expressions of emotion and resistance during morning care situations in persons with dementia: an intervention in dementia care: Caregivers' singing in dementia care. J Clin Nurs 20(7–8): 969–978. doi: 10.1111/j.1365-2702.2010.03386.x

■ Hokkanen L, Rantala L, Remes AM, Harkonen B, Viramo P, Winblad I (2008) Dance and movement therapeutic methods in management of dementia: a randomized, controlled study. J Am Geriatr Soc 56(4): 771–772. doi: 10.1111/j.1532-5415.2008.01611.x

■ Holmes C, Knights A, Dean C, Hodkinson S, Hopkins V (2006) Keep music live: music and the alleviation of apathy in dementia subjects.

Int Psychogeriatr 18(4): 623–630. doi: 10.1017/S1041610206003887

Irish M, Cunningham CJ, Walsh JB, Coakley D, Lawlor BA, Robertson IH, Coen RF (2006) Investigating the enhancing effect of music on autobiographical memory in mild Alzheimer's disease. Dementia Geriatr Cogn Disord 22(1):108–120. doi: 10.1159/000093487

Janata P (2005) Brain networks that track musical structure. Ann NY Acad Sci 1060: 111–124. doi: 10.1196/annals.1360.008

Johnson JK, Cotman CW, Tasaki CS, Shaw GL (1998) Enhancement of spatial temporal reasoning after a Mozart listening condition in Alzheimer's disease: a case study. Neurol Res 20(8): 666–672

Ledger AJ, Baker FA (2007) An investigation of long-term effects of group music therapy on agitation levels of people with Alzheimer's disease. Aging Ment Health11(3): 330–338. doi: 10.1080/13607860600963406

Liesk J, Hartogh T, Kalbe E (2015) Kognitive Stimulation und Musikintervention bei stationär versorgten Menschen mit Demenz: Eine Pilotstudie, Probleme und Perspektiven. Z Gerontol Geriatr 48(3): 275–281. doi: 10.1007/s00391-014-0661-6

Presch M, Hartl L, Tucek G, Minnich B, Kullich W, Bernatzky G (2011) Einflüsse von aktiver und rezeptiver Musiktherapie auf Kognition, Verhalten, Schlaf und allgemeine Befindlichkeit von Demenzpatienten – eine Pilotstudie. Schweiz Z Ganzheitsmed 23 (4): 218–223. doi: 10.1159/000330216

Raglio A, Bellelli G, Traficante D et al. (2008) Efficacy of music therapy in the treatment of behavioral and psychiatric symptoms of dementia. Alzheimer Dis Assoc Disord 22(2): 158–162. doi: 10.1097/WAD.0b013e3181630b6 f

Raglio A, Bellelli G, Traficante D et al. (2010) Efficacy of music therapy treatment based on cycles of sessions: A randomised controlled trial. Aging Ment Health 14(8): 900–904. doi: 10.1080/13607861003713158

Raglio A, Bellelli G, Traficante D et al. (2012) Addendum to „Efficacy of music therapy treatment based on cycles of sessions: A randomised controlled trial" (Raglio et al.

2010). Aging Ment Health 16(2): 265–267. doi: 10.1080/13607863.2011.630376

Ravelin T, Isola A, Kylmä J (2013) Dance performance as a method of intervention as experienced by older persons with dementia. Int J Older People Nurs 8: 10–18(1). doi: 10.1111/j.1748-3743.2011.00284.x

Riello R, Frisoni GB (2001) Music therapy in Alzheimer's disease: is an evidence based approach possible? Rec Progr Med 92(5):317–321

Rosenberg F (2009) The MoMA Alzheimer's Project: Programming and resources for making art accessible to people with Alzheimer's disease and their caregivers. Arts & Health 1(1): 93–97. doi: 10.1080/17533010802528108

Sherratt K, Thornton A, Hatton C (2004) Music interventions for people with dementia: a review of the literature. Aging Ment Health 8(1): 3–12. doi: 10.1080/13607860310001613275

Svansdottir HB, Snaedal J (2006) Music therapy in moderate and severe dementia of Alzheimer's type: a case-control study. Int Psychogeriatr 18(4): 613–621. doi: 10.1017/S1041610206003206

Sung HC, Chang SM, Lee W, Lee M (2006) The effect of group music with movement intervention on agitated behaviors of institutionalized elders with dementia in Taiwan. Complem Ther Med 14(2): 113–119. doi: 10.1016/j.ctim.2006.03.002

Sung HC, Chang AM, Lee WL (2010) A preferred music listening intervention to reduce anxiety in older adults with dementia in nursing homes. J Clin Nurs 19(7–8): 1056–1064. doi: 10.1111/j.1365-2702.2009.03016.x

Winkel A van den, Feys H, Weerdt W de, Dom R (2004) Cognitive and behavioural effects of music-based exercises in patients with dementia. Clin Rehab 18(3): 253–260. doi: 10.1191/0269215504cr750oa

■ **Theater/Living Room Theatre**
Van Haeften-van Dijk AM, van Weert JCM, Dröes RM (2015) Implementing living room theatre activities for people with dementia on nursing home wards: a process evaluation

study. Aging Ment Health 19(6): 536–547. doi: 10.1080/13607863.2014.955459

- **Yoga/Bewegung/Fitness**
- Dederich M, Jantzen W, Walthes R (2011) Sinnlichkeit. In: Dederich M, Jantzen W, Walthes R (Hrsg) Sinne, Körper und Bewegung. Enzyklopädisches Handbuch der Behindertenpädagogik. Kohlhammer, Stuttgart, S 41–67
- Fan JT, Chen KM (2011) Using silver yoga exercises to promote physical and mental health of elders with dementia in long-term care facilities. Int Psychogeriatr 23(8): 1222–1230. doi: 10.1017/S1041610211000287
- Forbes D, Thiessen EJ, Blake CM, Forbes SC, Forbes S (2013) Exercise programs for people with dementia. Cochrane Database Syst Rev 12: CD006489. doi: 10.1002/14651858.CD006489. pub
- Lautenschlager NT, Cox KL, Flicker L et al. (2008) Effect of physical activity on cognitive function in older adults at risk for Alzheimer disease: a randomized trial. J Am Med Assoc 300(9): 1027–1037. doi: 10.1001/jama.300.9.1027
- Litchke LG, Hodges JS, Reardon F (2012) Benefits of chair yoga for persons with mild to severe Alzheimer's disease. Activit Adapt Aging 36(4): 317–328. doi: 10.1080/01924788.2012.729185
- McCaffey R, Park J, Newman D, Hagen D (2014) The effect of chair yoga in older adults with moderate and severe Alzheimer's disease. Res Gerontol Nurs 7(4): 171–177. doi: 10.3928/19404921-20140218-01

- **Angebote mit mehreren Komponenten**
- Bharwani G, Parikh PJ, Lawhorne LW, Van Vlymen E, Bharwani M (2012) Individualized behavior management program for Alzheimer's/dementia residents using behavior-based ergonomic therapies. Am J Alzheimers Dis Other Demen 27(3): 188–195. doi: 10.1177/1533317512443869 (Individualisierte verhaltensbasierte Therapie mit Musik, Video, Spielen und Rätseln, Gedächtnishilfen)

- Kang HY, Bae YS, Kim EH, Lee KS, Chae MJ, Ju RA (2010) An integrated dementia intervention for Korean older adults. J Psychosoc Nurs Ment Health Serv 48(12): 42–50. doi: 10.3928/02793695-20100930-01 (Gedächtnistraining, körperliche Übungen, Musik, Kunst und Gartentherapie)
- Schmitt BS (2011) Kreative Therapieansätze 1: Kunst-, Theater- und Tanztherapie. In: Haberstroh J, Pantel J (Hrsg) Demenz psychosozial behandeln. AKA, Heidelberg, S 101–114

A.2   Studien und Fachartikel über Psychotherapien und Forschungsmethoden

- Becker S, Kaspar R, Kruse A (2006) Die Bedeutung unterschiedlicher Referenzgruppen für die Beurteilung der Lebensqualität demenzkranker Menschen: Kompetenzgruppenbestimmung mit HILDE. Z Gerontol Geriatr 39(5): 350–357. doi: 10.1007/s00391-006-0408-0
- Bonder BR (1994) Psychotherapy for individuals with Alzheimer disease. Alzheimer's Dis Assoc Disord 8 (Suppl 3): 75–81
- Drach LM, Adler G (2010) Medikamentöse Alternativen zu Antipsychotika bei Demenzkranken mit Verhaltensstörungen. Psychopharmakotherapie 17(6): 264–273
- Fischer-Terworth C, Probst P, Glanzmann P, Knorr CC (2009) Psychologische Interventionen bei dementiellen Erkrankungen: Eine evaluative Literaturstudie. Z Psychiatr Psychol Psychother 57(3): 195–206. doi: 10.1024/1661-4747.57.3.195
- Fuchs T (2011) Leibliche Sinnimplikate. In: Gondeck HD, Klass T, Tengelyi L (Hrsg) Phänomenologie der Sinnereignisse. Fink, München, S 291–305
- Gauggel S, Böcker M (2004) Neuropsychologische Grundlagenforschung bei dementiellen Erkrankungen anhand ausgewählter Beispiele. In: Z Gerontopsychologie & -psychiatrie 17(2): 67–75. doi: 10.1024/1011-6877.17.2.67
- Gürthler K (2006) Neuropsychotherapie bei Demenzerkrankungen. Psychoneuro 32(2): 87–92. doi: 10.1055/s-2006-934203

- Hirsch RD (2009) Psychotherapie bei Menschen mit Demenz. Psychotherapie 14(2): 317–331
- Kolanowski A, Litaker M (2006) Social inter-action, premorbid personality, and agitation in nursing home residents with dementia. Arch Psychiatr Nurs 20(1): 12–20. doi: 10.1016/j.apnu.2005.08.006
- Livingston G, Johnston K, Katona C, Paton J, Lyketsos CG (2005) Systematic review of psychological approaches to the management of neuropsychiatric symptoms of dementia. Am J Psychiatry 162(11): 1996–2021. doi: 10.1176/appi.ajp.162.11.1996
- Logsdon RG, McCurry SM, Teri L (2007) Evidence-based psychological treatments for disruptive behaviors in individuals with dementia. Psychol Aging 22(1): 28–36. doi: 0.1037/0882-7974.22.1.28
- Muthesius D (2007) Musiktherapie in der Betreuung von Menschen mit Demenz. In: Teising M, Dach LM, Gutzmann H, Haupt M, Kortus R, Wolter DK (Hrsg) Alt und psychisch krank: Diagnostik, Therapie und Versorgungs-strukturen im Spannungsfeld von Ethik und Ressourcen. Schriftenreihe der Deutschen Gesellschaft für Gerontopsychiatrie und – psychotherapie (DGGPP), Bd 6. Kohlhammer, Stuttgart; S 377–382
- Müller S, Wolff C (2012) Demenzdiagnostik bei Menschen mit geistiger Behinderung. Teilhabe 51(4): 154–160
- Plattner A, Ehrhardt T (2002) Psychotherapie bei beginnender Alzheimer-Demenz. In: Maercker A (Hrsg) Alterspsychotherapie und klinische Gerontopsychologie. Springer, Heidelberg, S 229–244
- Probst P, Drachenberg W, Jung F, Knabe A, Tetens J (2007) Programm zur Förderung der sozialen Kommunikation im kombinierten Kleingruppen- und Einzelsetting bei Personen mit Autismus-Spektrum-Störungen: Eine explorative Interventionsstudie. Heilpäd Forsch 33(4): 174–191
- Schramm A, Berthold D, Weber M, Gramm J (2014) Eine psychologische Kurzin-tervention zur Stärkung von Würde am Lebensende. Z Palliativmed 15(3): 99–101. doi: 10.1055/s-0033-1362464
- Woods B (2002) Psychologische Therapie bei fortgeschrittener Demenz. In Maercker A (Hrsg) Alterspsychotherapie und klinische Gerontopsychologie.Springer, Heidelberg, S 341–354

A.3   Fachbücher

- Aldridge D (2000) Music therapy in dementia care. Kingsley, London
- Baier K (1998) Yoga auf dem Weg nach Westen. Könighausen & Neumann, Würzburg
- Basting AD (2012) Das Vergessen vergessen. Besser leben mit Demenz. Huber, Bern
- Beauvoir S de (2004) Das Alter. Rowohlt, Reinbek
- Becker S, Kaspar R, Kruse A (2011) H.I.L.D.E. Huber, Bern
- Bremen K, Greb U (2007) Kunststücke Demenz. Ideen – Konzepte – Erfahrungen. Klartext, Essen
- Bettelheim B (2006) Kinder brauchen Märchen. Deutscher Taschenbuchverlag, München
- Bode S (2005) Die vergessene Generation. Piper, München
- Bode S (2015) Nachkriegskinder. Klett-Cotta, Stuttgart
- Böhm E (2009) Ist heute Montag oder Dezember? Psychiatrie-Verlag, Bonn
- Buchmann KE, Frey-Luxemburger M (2014) Der Ton macht die Musik – der Taschencoach für gelungene Kommunikation. Klett-Cotta, Stuttgart
- Bund Deutscher Allgemeinmediziner (BDA) (2000) Case-Management Demenz. BDA-Manual. BDA, Emsdetten
- Cohn RC (1975) Von der Psychoanalyse zur themenzentrierten Interaktion. Von der Behandlung Einzelner zu einer Pädagogik für alle. Klett-Cotta, Stuttgart
- Dassel A (2012) Die Bremer Stadtmusikanten – eine Märcheninterpretation. Books on Demand, Norderstedt
- Deutsche Gesellschaft für Psychiatrie, Psychotherapie und Nervenheilkunde (2010): Demenz: Diagnose- und Behandlungsleitlinie. Heidelberg (Springer)

- Dirksen W, Matip EM, Schulz C (1999) Wege aus dem Labyrinth der Demenz. Projekte zur Beratung und Unterstützung von Familien mit Demenzkranken. Ein Praxishandbuch für Profis. Alexianer, Münster
- Engel S (2007) Belastungserleben bei Angehörigen Demenzkranker aufgrund von Kommunikationsstörungen. Erlanger Beiträge zur Gerontologie. Lit-Verlag, Berlin
- Engel S (2006) Alzheimer und Demenzen – Unterstützung für Angehörige. Trias, Stuttgart
- Feil N (2010) Validation in Anwendung und Beispielen. Reinhardt, München
- Feil N, Sutton E, Johnson F (2014) Trainings- programm Validation. Reinhardt, München
- Fischer-Terworth C (2013) Evidenzbasiderte Demenztherapie: Wissenschaftlich fundierte neuropsychiatrisch-psychologische Interven- tionen für den ambulanten und stationären Bereich. Pabst, Lengerich
- Fornefeld B (2013) mehr¬Sinn® Geschichten. Erzählen – Erleben – Verstehen. Konzeptband. Selbstbestimmtes Leben, Düsseldorf
- Fornefeld B (2013) mehr¬Sinn® Geschichten erzählen. Handbuch zur mehr¬ Sinn® Erzähl-Kiste. Selbstbestimmtes Leben, Düsseldorf
- Frank W, Conta B (2005) Kognitives Training bei Demenzen und anderen Störungen mit kognitiven Defiziten (Schriftenreihe Health Technology Assessment, Bd 26). Deutsche Agentur für Health Technology Assessment des Deutschen Instituts für Medizinische Dokumentation und Information (DAHTA@ DIMDI), Köln
- Fröhlich A (1997) Basale Stimulation. Selbstbe- stimmtes Leben, Düsseldorf
- Ganß M (2009) Demenz-Kunst und Kunstthe- rapie. Mabuse, Frankfurt am Main
- Ganß M, Narr B (2010) Alt und Jung im Pflegeheim. Intergenerative Projekt mit Malen, Werken und Theater. Mabuse, Frankfurt am Main
- Gatz S, Schäfer L (2008) Themenorientierte Gruppenarbeit mit Demenzkranken: 24 aktivierende Stundenprogramme. Beltz-Ju- venta, Weinheim
- Haberstroh J, Pantel J (2011) Demenz psycho- sozial behandeln. AKA, Heidelberg
- Haberstroh J, Neumeyer K, Pantel J (2011) Kommunikation bei Demenz. Springer, Berlin
- Harris TA (1975) Ich bin o.k. Du bist o.k. Eine Einführung in die Transaktionsanalyse. Rowohlt, Reinbek
- Hentschel U (2010) Theaterspielen als ästhe- tische Bildung. Über einen Beitrag produktiven künstlerischen Gestaltens zur Selbstbildung. Schibri, Berlin
- Hilliger D (2006) Theaterpädagogische Inszenierung. Beispiele, Reflexionen, Analysen. Schibri, Berlin
- Höhn J (2015) Theaterpädagogik, Grundlagen, Zielgruppen, Übungen. Henschel, Leipzig
- Hüther G (2011) Was wir sind und was wir sein könnten. Ein neuro-biologischer Mutmacher. Fischer, Frankfurt am Main
- Hummel K (2009) Gute Nacht, Liebster: Demenz. Ein berührender Bericht über Liebe und Vergessen. Lübbe, München
- Johnstone K (2010) Improvisation und Theater. Alexander, Berlin
- Klare J (2012) Als meine Mutter ihre Küche nicht mehr fand: Vom Wert des Lebens mit Demenz. Suhrkamp, Berlin
- Koch HH, Keßler N (2002) Ein Buch muss die Axt sein … Schreiben und Lesen als Selbstthe- rapie. Königsfurt, Kiel
- Kollak I (2008) Burnout und Stress. Anerkannte Verfahren zur Selbstpflege in Gesundheitsfachberufen. Springer, Berlin
- Kollak I (2014) Time Out! Übungen zur Selbst- sorge und Entspannung für Gesundheitsberufe. Springer, Berli
- Kollak I, Schmitt E (1998) Pflege verwirrter alter Menschen. Thieme, Stuttgart
- Lange U (2005) Musik & Märchen: kreativ-the- rapeutische Beiträge zur Begleitung von Menschen mit Demenz. Kuratorium Deutsche Altershilfe, Köln
- Laux L, Glanzmann P, Schaffner P, Spielberger CD (1981) Das State-Trait-Angstinventar (STAI): Theoretische Grundlagen und Handan- weisung. Beltz, Weinheim
- Lehr U (2003) Psychologie des Alterns. Quelle und Meyer, Wiebelsheim
- Liessmann KP (2009) Ästhetische Empfin- dungen. Facultas, Wien

Lubitz H (2014) „Das ist wie Gewitter im Kopf!" – Erleben und Bewältigung demenzieller Prozesse bei geistiger Behinderung. Klinkhardt, Bad Heilbrunn

Lukács G (1988) Briefwechsel 1902-1917, Balázs an Lukács im Mai 1910. J.B. Metzler, Stuttgart

Maerker A, Forstmeier S (2013) Der Lebensrückblick in Therapie und Beratung. Springer, Berlin

Michelis E de (2004) A history of modern yoga. Continuum, London

Mitscherlich M (2010) Die Radikalität des Alters, 7. Aufl. Fischer, Frankfurt am Main

Nebauer F, Groote K de (2012) Auf den Flügeln der Kunst. Ein Handbuch zur künstlerisch-kulturellen Praxis mit Menschen mit Demenz. kopaed, München

Osborne C, Schweitzer P, Trilling A (1997) Erinnern. Eine Anleitung zur Biographiearbeit mit alten Menschen. Lambertus, Freiburg im Breisgau

Osuji W (2013) Die 50 besten Märchenspiele. Don Bosco, München

Pennebaker JW (2010) Heilung durch Schreiben. Huber, Bern

Petzold H, Orths I (2000) Poesie und Therapie. Junfermann, Paderborn

Piechotta-Henze G, Josties E, Jakob R, Ganß M (2011) Ein Zaun kennt viele Farben. Plädoyer für eine kreative Kultur der Begegnung mit Menschen mit Demenz. Mabuse, Frankfurt am Main

Pöge-Alder K (2011) Märchenforschung. Theorie, Methoden, Interpretation. Narr, Tübingen

Reddemann L (2015) Kriegskinder und Kriegsenkel. Folgen der NS-Zeit und des Zweiten Weltkriegs erkennen und bearbeiten – Eine Annäherung. Klett-Cotta, Stuttgart

Rico GL (1999) Von der Seele schreiben. Im Prozess des Schreibens den Zugang zu tiefverborgenen Gefühlen finden. Junfermann, Paderborn

Ricœur P (2007) Zeit und Erzählung. Zeit und historische Erzählung, Bd 1. Fink, München

Rölleke H, Schindehütte A (2011) Es war einmal … Die wahren Märchen der Brüder Grimm und wer sie ihnen erzählte. Eichborn, Frankfurt am Main

Rogers CR (1996) Die klientenzentrierte Gesprächspsychotherapie. Client-Centered Therapy. Fischer, Frankfurt am Main

Rogers R (1999) Die nicht-direktive Beratung. Fischer, Frankfurt am Main

Schapp W (2012) In Geschichten verstrickt. Zum Sein von Ding und Mensch. Klostermann, Frankfurt/M

Schützendorf E, Wallrafen-Dreisow H (2012) In Ruhe verrückt werden dürfen: Für ein anderes Denken in der Altenpflege. Fischer, Frankfurt am Main

Schulz von Thun F (1981) Miteinander reden 1 – Störungen und Klärungen. Allgemeine Psychologie der Kommunikation. Rowohlt, Reinbek

Schweitzer P, Bruce E (2010) Das Reminiszenz-Buch. Praxisleitfaden zur Biografie- und Erinnerungsarbeit mit alten Menschen. Huber, Bern

Sieveking D (2013) Vergiss mein nicht: Wie meine Mutter ihr Gedächtnis verlor und ich meine Eltern neu entdeckte. Herder, Freiburg

Singleton M (2010) Yoga body. The origins of modern posture practice. Oxford Press, Oxford

Spitzer M (2002) Musik im Kopf: Hören, Musizieren und Erleben im neuronalen Netzwerk. Schattauer. Stuttgart

Spreti F von, Martius P, Förstl H (2012) Kunsttherapie bei psychischen Störungen. Urban & Fischer, München

Steiner J (2010) Sprachtherapie bei Demenz. Aufgabengebiet und ressourcenorientierte Praxis. Reinhardt, München

Suchan C (2014) Biografiearbeit bei Menschen mit Demenz. Grin, Hamburg

Tietjen B (2015) Unter Tränen gelacht. Mein Vater, die Demenz und ich. Piper, München

Waldenfels B (2000) Das leibliche Selbst. Vorlesungen zur Phänomenologie des Leibes. Suhrkamp, Frankfurt/M

Werder L von (1988) Schreiben als Therapie. Pfeiffer, München

Wojnar J (2007) Die Welt der Demenzkranken: Leben im Augenblick. Vincentz, Hannover

- Yalom ID (2010) In die Sonne schauen. Wie man die Angst vor dem Tod überwindet. btb, München
- Zander-Schneider G (2006) Sind Sie meine Tochter? Leben mit meiner Alzheimerkranken Mutter. Rowohlt, Reinbek
- Zeisel J (2011) Ich bin noch hier. Menschen mit Alzheimer-Demenz kreativ begleiten – eine neue Philosophie. Huber, Bern

A.4   Zeitungs- und Zeitschriftenartikel

- Arp A (2011) Wir tanzen wieder – Demenz und Bewegung. ProAlter 11(2): 9–11
- Bohsem G (2015) Märchenstunde im Pflegeheim. SZ.de, 03.09.2015. http://www.sueddeutsche.de/politik/demenz-maerchen-stunde-im-pflegeheim-1.2633441
- Hohmann M (2010) Emotionale Erlebnisse: der Umgang mit Märchen tut demenzkranken Menschen gut. Altenpflege 35(10): 30–31
- Hohle A (2013) Ach, wie gut. Pharmazeutische Zeitung online, Ausgabe 12/2013. http://www.pharmazeutische-zeitung.de/?id=45702
- Hülshoff T (2012) Wenn Menschen mit geistiger Behinderung im Alter an Demenz erkranken – Herausforderungen an die Behindertenhilfe und Pflege. Teilhabe 51(4): 146–147
- Kleinstück S (2009) „Wir tanzen wieder!" Demenzkranke und ihre Angehörigen in einer Tanzschule. Soziale Arbeit: Z soziale sozialverwandte Gebiete 58(11–12): 461–464
- Kleinstück S (2010) „Wir tanzen wieder!" Ein Projekt in Köln lockt Menschen mit Demenz und ihre Angehörigen aus der sozialen Isolation und rein in die Tanzschule. Pflegen: Demenz 15: 14–17
- Kleinstück S (2011) „Wir tanzen wieder!" – Menschen mit und ohne Demenz in Tanzschulen. In: Gemeinschaft leben: Referate auf dem 6. Kongress der Deutschen Alzheimer Gesellschaft e.V., Selbsthilfe Demenz, Braunschweig 7. bis 9. Oktober 2010. Deutsche Alzheimer Gesellschaft, Berlin, S 167–169

- Kleinstück S (2014) „Wir tanzen wieder!" Tanzen für Menschen mit und ohne Demenz in Tanzschulen. Psychiatr Pflege Heute: Fachz psychiatr Pflege 20(1): 45–48
- Lohre M (2013) Unvergessliche Momente. taz.de, 31.12.2013. http://www.taz.de/!5052221/
- Nikolow R (2014) Was einmal war. Tagesspiegel.de, 03.04.2015. http://www.tagesspiegel.de/weltspiegel/gesundheit/maerchen-und-demenz-was-einmal-war/11572030.html
- Schmitt B, Frölich L (2006) Kreative Therapien bei Demenzen: Mit Tanz und Farbe dem Ich wieder näher kommen. Hausarzt 43(6): 2–3
- vdkZeitung (2014) Es war einmal: Wie märchen die Seele streicheln. vdk-Zeitung, 24.01.2014. http://www.vdk.de/deutschland/pages/presse/vdk-zeitung/66916/es_war_einmal_-_wie_maerchen_die_seele_streicheln
- Werner S (2015) Märchenstunde hilft Demenzkranken. Ärzte Zeitung, 06.05.2015. http://www.aerztezeitung.de/panorama/article/883845/gesundheitsforschung-maerchenstunde-hilft-demenzkranken.html
- Wilken B (2006) Märchen als „Türöffner" zu Menschen mit Demenz. PRoAlter 37(2): 64–67
- Zinner G (1988) Sozialkulturelle Gemeinwesenarbeit. Blätter der freien Wohlfahrtspflege 88(12): 284

A.5   Ratgeber/Broschüren

- Baer U, Schotte-Lange G (2015) Das Herz wird nicht dement: Rat für Pflegende und Angehörige. Beltz, Weinheim
- Hörmann B, Weinbauer B (2006) Musizieren mit dementen Menschen: Ratgeber für Angehörige und Pflegende. Hrsg. vom Bayrischen Staatsministerium für Arbeit und Sozialordnung, Familie und Frauen. Reinhardt, München
- Theater der Erfahrungen (Hrsg) (2013) Schule des Lebens. Broschüre. Theater der Erfahrungen, Berlin
- Theater der Erfahrungen (Hrsg) (2013) Vergissmeinnicht. Broschüre. Theater der Erfahrungen, Berlin

- Theater der Erfahrungen (Hrsg) (2012) Kreative Potentiale des Alters. Broschüre. Theater der Erfahrungen, Berlin
- Theater der Erfahrungen (Hrsg) (2011) Kreative Potentiale. Broschüre. Theater der Erfahrungen, Berlin
- Theater der Erfahrungen (Hrsg) (2010) Theater der Erfahrungen geht an die (Hoch) Schulen. Broschüre. Theater der Erfahrungen, Berlin
- Theater der Erfahrungen (Hrsg) (2003) Erben der Zukunft, Berlin-Lublin. Broschüre. Theater der Erfahrungen, Berlin

A.6   Bücher/Romane/Erzählungen/ Gedichte

- Ahr N (2013) Das Versprechen. Droemer Knaur, München
- Andersen HC (1930) Andersens Märchen. Weichert, Berlin
- Ausländer R (1976) Gesammelte Gedichte. Braun, Leverkusen
- Bernlef (2007) Bis es wieder hell ist. Nagel und Kimche, Zürich
- Bode S (2014) Frieden schließen mit Demenz. Klett-Cotta, Stuttgart
- Draaisma D (2008) Geist auf Abwegen. Eichborn, Berlin
- Foenkinos D (2014) Souvenirs. dtv, München
- Geiger A (2012) Der alte König in seinem Exil. dtv, München
- Genova L (2015) Still Alice: Mein Leben ohne Gestern. Lübbe, Köln
- Gipp A (2010) Tanzen mit Menschen mit Demenz. Books on Demand, Norderstedt
- Grimm J, Grimm W (1910) Grimms ausgewählte Märchen. Bardtenschlager, Reutlingen
- Greene G (1980) Doctor Fischer of Geneva or The bomb party. Penguin, London
- Hacker K (2010) Die Erdbeeren von Antons Mutter. Fischer, Frankfurt am Main
- Jelloun TB (2007) Yemma – Meine Mutter, mein Kind. Berliner, Berlin
- Jens T (2008) Demenz. Abschied von meinem Vater. Gütersloher, Gütersloh
- Jens T (2010) Vatermord. Wider einen Generalverdacht. Gütersloher, Gütersloh
- Laub M (2013) Tagebuch eines Sturzes. Klett-Cotta, Stuttgart
- Leavitt S (2013) Das große Durcheinander. Beltz, Weinheim
- Obermüller K (Hrsg) (2006) Es schneit in meinem Kopf. Geschichten. Nagel und Kimche, Zürich
- Solnit R (2014) Aus der nahen Ferne. Hoffmann & Campe, Hamburg
- Stolze C (2011) Vergiss Alzheimer. Kiepenheuer & Witsch, Köln
- Strätling U (2015) So ein schöner Tag: Vorlesegeschichten für Menschen mit Demenz. Brunnen, Gießen
- Verhulst D (2014) Der Bibliothekar, der lieber dement war als zu Hause bei seiner Frau. Luchterhand, München
- Wajsbrot C (2012) Die Köpfe der Hydra. Matthes & Seitz, Berlin

A.7   Websites zum Thema und zu den im Buch vorgestellten Projekten

- Alice Salomon Hochschule – Forschungsprojekte: http://www.ash-berlin.eu/forschung/ forschungsprojekte/
- ADTV – Tanzen und Demenz: http://www.tanzen.de/tanz_und_gesundheit/ demenz.php
- Allton – Manufaktur und Vertrieb für Musikinstrumente, Klangmöbel, Relaxliegen: http://www.allton.de
- Alzheimer-Gesellschaft Baden-Württemberg: Info-Portal Demenz: http://www.alzheimer-bw.de
- ARTEMIS-Projekt „Kunstbegegnungen im Museum". Förderung der soziokulturellen Teilhabe und Lebensqualität von Menschen mit Demenz und ihren Angehörigen: http://www.allgemeinmedizin.uni-frankfurt. de/forschung7/kunst.html
- ARTZ- Artists for Alzheimer: http://www.imstillhere.org/artz
- Baier, K: Texte: https://homepage.univie.ac.at/karl.baier/
- Bauer-Söllner B (2012) Nachlese zum Vortrag Barbara Romero's Selbsterhaltungstherapie

(SET) für Menschen mit Demenz. In: Alzheimer-Gesellschaft Baden-Württemberg: Info-Portal Demenz http://www.alzheimer-bw.de/fileadmin/AGBW_Medien/Dokumente/Nachlesen/2012/121114-Nachlese-Selbsterhaltungstherapie-Romero.pdf

- Braune S (2010) Vortrag von Prof. Dr. Lore Miedaner über eine intergenerative Pädagogik mit Senioren und Kindern: http://www.generationendialog.de/cms/index.php?option=com_content&task=blogcategory&id=59&Itemid=114
- Bundeswettbewerb „Video der Generationen": http://www.video-der-generationen.de/
- Bundesverband Seniorentanz e.V.: http://www.seniorentanz.de/
- Club Agilando – Tanzen 50+: http://www.tanzen.de/best_ager/single_tanz/club_agilando.php
- Deutsche Alzheimer-Gesellschaft e.V.: Selbsthilfe Demenz: http://www.deutsche-alzheimer.de
- Deutsches Zentrum für Märchenkultur: http://www.märchenland.de
- Erinnerungen wecken mit Kunst (UniReport, Goethe-Universität Frankfurt 2/2015: 7) https://www.uni-frankfurt.de/54939957/Unireport_2-15.pdf
- Functional Assessment Staging Test (FAST): http://www.mccare.com/pdf/fast.pdf
- Glanzmann P: http://www.glanzmann.de
- Hägele B: http://www.birgit-haegele.de
- Hoehn J: http://www.jessica-hoehn.de/
- ICD-10: http://www.demenz-leitlinie.de/aerzte/Diagnostik/ICD10.html
- Initiative „Wir tanzen wieder!": http://www.wir-tanzen-wieder.de
- Interview mit Prof. Dr. Johannes Pantel (Deutsches Ärzteblatt 8/2015: 341) http://www.aerzteblatt.de/pdf/112/8/a341.pdf?ts=16.02.2015+13%3A03%3A05
- Kulturräume (Magazin) Ausgabe 6: Bühnenreif – Theater im Alter:

http://ibk-kubia.de/angebote/publikationen/kulturraeume.-das-kubia-magazin/

- Kurz A (2013) Das Wichtigste über die Alzheimer-Krankheut und andere Demenzformen. Ein kompakter Ratgeber https://www.deutsche-alzheimer.de/fileadmin/alz/broschueren/das_wichtigste_ueber_alzheimer_und_demenzen.pdf
- Landsiedel-Anders S (2003b) Musiktherapie bei Demenzerkrankungen – aktuelle Forschungsergebnisse. Music Therapy Today-[Online], 4(5) http://www.wfmt.info/Musictherapyworld/modules/mmmagazine/issues/20031103132043/20031103133123/Landsiedel_Ger.pdf
- Märchen+Demenz+Studie, wissenschaftliche Begleitstudie zum Modellprojekt „Es war einmal … MÄRCHEN UND DEMENZ": http://www.ash-berlin.eu/forschung/forschungsprojekte/maerchen-demenz/
- Märchenland – Deutsches Zentrum für Märchenkultur: http://www.märchenland.de
- mehr¬Sinn° Geschichten: werden an der Universität zu Köln nach wissenschaftlicher Methode entwickelt: http://www.kubus-ev.de/mehr-sinn/projekt
- Mit Kunst gegen Demenz kämpfen (Frankfurter Neue Presse): http://www.fnp.de/lokales/frankfurt/Mit-Kunst-gegen-Demenz-kaempfen;art675,1133039
- Modellprojekt „Es war einmal … MÄRCHEN UND DEMENZ": http://maerchenland-ev.de/veranstaltungen/maerchen_und_demenz.html
- Perlsacktiere (Tiere aus Nicki und Kunststoff-Kügelchen): http://www.perlsacktier.de
- Theater Demenzionen: http://www.demenzionen.de
- Theater der Erfahrungen: http://www.theater-der-erfahrungen.nbhs.de/
- Theater und Kitas: http://www.TUKI-Berlin.de
- Trägt Kunst zum Wohlbefinden bei? (Seniorenzeitschrift Frankfurt 1/2015: 43-44): http://www.senioren-zeitschrift-frankfurt.de/fileadmin/hefte/jahr2015/heft1/SZ_2015-1-43.pdf

A.8   Filme

- Filme zum Thema Demenz in einer Übersicht bis 2011:
  http://www.demenz-service-nrw.de/tl_files/
  Landesinitiative/Unterstuetzung/Literaturue-
  bersichten/Demenzfilme_2011.pdf
- „Barney's Version" (2010) von Richard J. Lewis mit Paul Giamatti
- „Die Eiserne Lady" (2011) von Phyllida Lloyds mit Meryl Streep
- „Iris" (2001) von Richard Eyre nach dem Buch von John Bayley „Elegy for Iris". Mit Judi Dench und Kate Winslet
- „Honig im Kopf" (2015) von Til Schweiger mit Dieter Hallervorden
- Jung S (2015): Lebenslinien. „Trotz Demenz". Dokumentarfilm über die Demenzaktivistin Helga Rohra
- http://www.br.de/mediathek/video/sendungen/
  lebenslinien/trotz-demenz-100.html
- Lange U (2005): Musik und Märchen: kreativ-therapeutische Beiträge zur Begleitung von Menschen mit Demenz. Kuratorium Deutsche Altershilfe, Köln. Buch und DVD
- Pletscher M (2012): Behütet ins gemeinsame Boot. Theaterferien für Demenzerkrankte. Alzheimervereinigung Kanton Zürich
- Trailer: http://www.alz-zuerich.ch/html/index.
  php?id=136
- „Robot and Frank" (2012) von Jake Schreier mit Frank Langhella
- „Still Alice" (2015) von Richard Glatzer und Wash Westermoreland mit Julianne Moore
- „Vergiss mein nicht" (2012) Dokumentarfilm von David Sieveking über seine Mutter Gretel Sieveking
- Wachendorff B (2012): „Anderland – Eine Reise ohne Ruder". Eine filmische Dokumen-tation von Thorsten Kellermann im Rahmen des Sommerblutkulturfestivals 2012, Köln
  Trailer: http://www.youtube.com/
  watch?v=Y0QvXOVMutw

A.9   Videos zum Thema und zu den im Buch vorgestellten Projekten

- Kaiser J (2014) Altes Eisen – ein Blick hinter die Kulissen. DVD mit englischen und türkischen Untertiteln
- Kaiser J (2010) Rampenlicht statt Rückzug – Ein interkulturelles Altentheater geht an die Schulen. DVD
- mitMenschPreis Projekt 2012 „mehr¬Sinn° Geschichten":
  https://www.youtube.com/
  watch?v=I9kXB4EGhMI
- Hamburger Alzheimer Tage 2013: Der Schau-spieler Serhat Çokgezen hat sich anlässlich der Hamburger Alzheimer Tage 2013 filmisch damit auseinandergesetzt, wie wir mit Demen-zerkrankten umgehen.
  Online unter http://hamburgische-bruecke.de/
  hilfen-bei-demenz/filme-demenz/
- Fernsehinterview mit Professor Erwin Böhm im ORF (08.10.2008):
  https://www.youtube.com/
  watch?v=VkyHR0unagw
- Wie gut Kunst hilft – Projekt mit Demenz-kranken (3sat Kulturzeit, 30.01.2015):
  http://www.3sat.de/
  mediathek/?mode=play&obj=49115
- Kunst gegen Alzheimer (ARTE Journal, 10.03.2015):
  http://info.arte.tv/de/kunst-gegen-alzheimer
- „Artemis"-Projekt – Demenzkranke und Kunst (BR2 Kultur, 10.02.2015):
  http://www.br.de/radio/bayern2/kultur/
  kulturwelt/artemis-staedel-demenz-100.html
- Theater der Erfahrungen (2008) Lieder, die irritieren, schockieren .... Dokumentation über die Theaterarbeit mit Älteren und Studierenden. DVD mit englischen Untertiteln. Theater der Erfahrungen, Berlin
- Trailer zum Theaterstück „Komm mit, wir gehen auf Reise!"
  https://vimeo.com/97538321

Stichwortverzeichnis

Printed in the United States
By Bookmasters